병원에서 알려주지 않는

[우리 아이]
[알레르기]

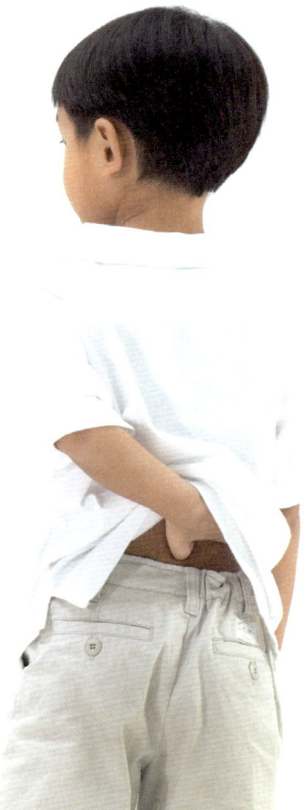

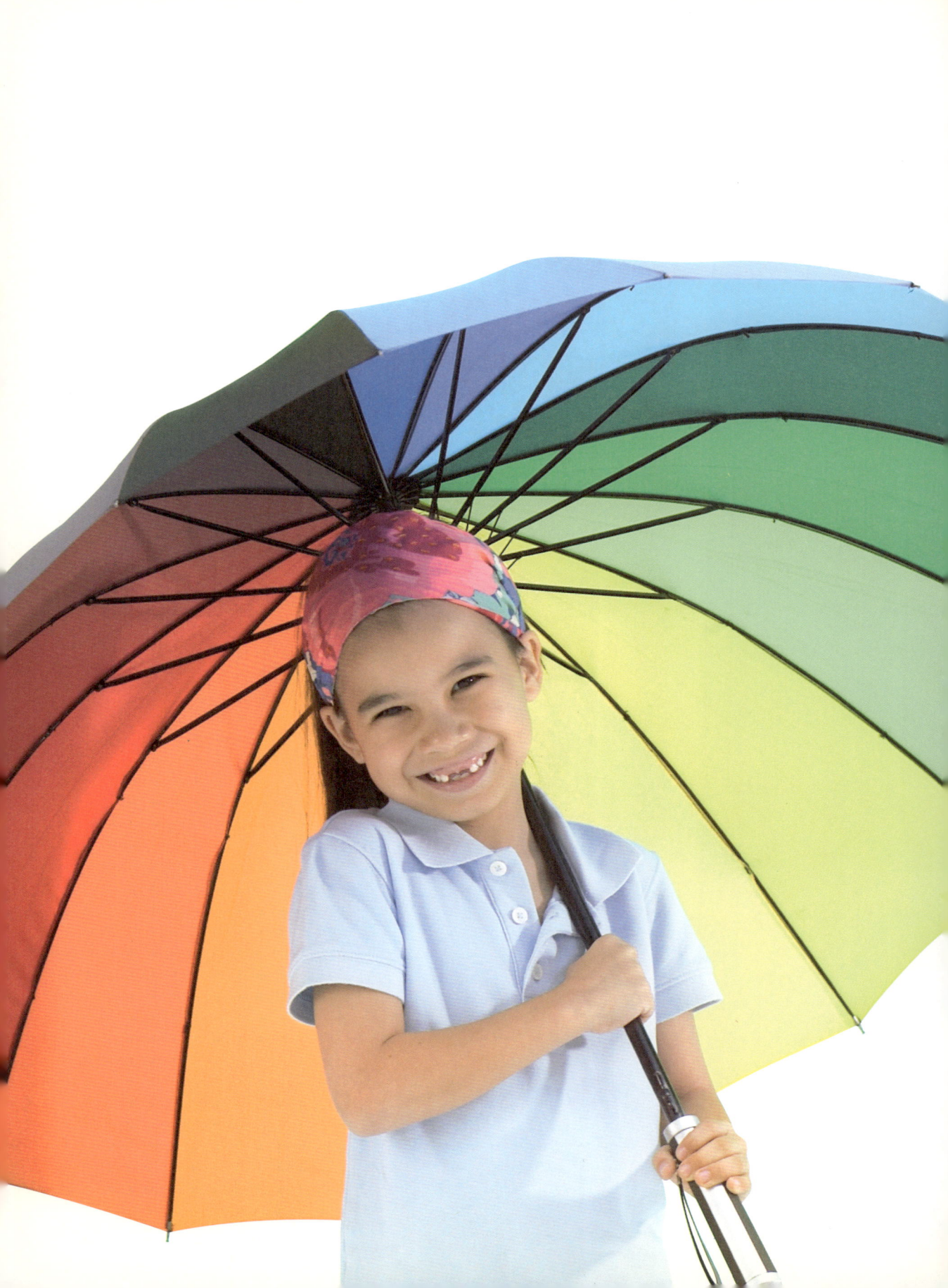

CHILDHOOD ALLERGIES

병원에서 알려주지 않는

[우리 아이]
[알레르기]

던 림 지음

박용민 감수 | 이미소 옮김

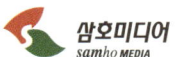

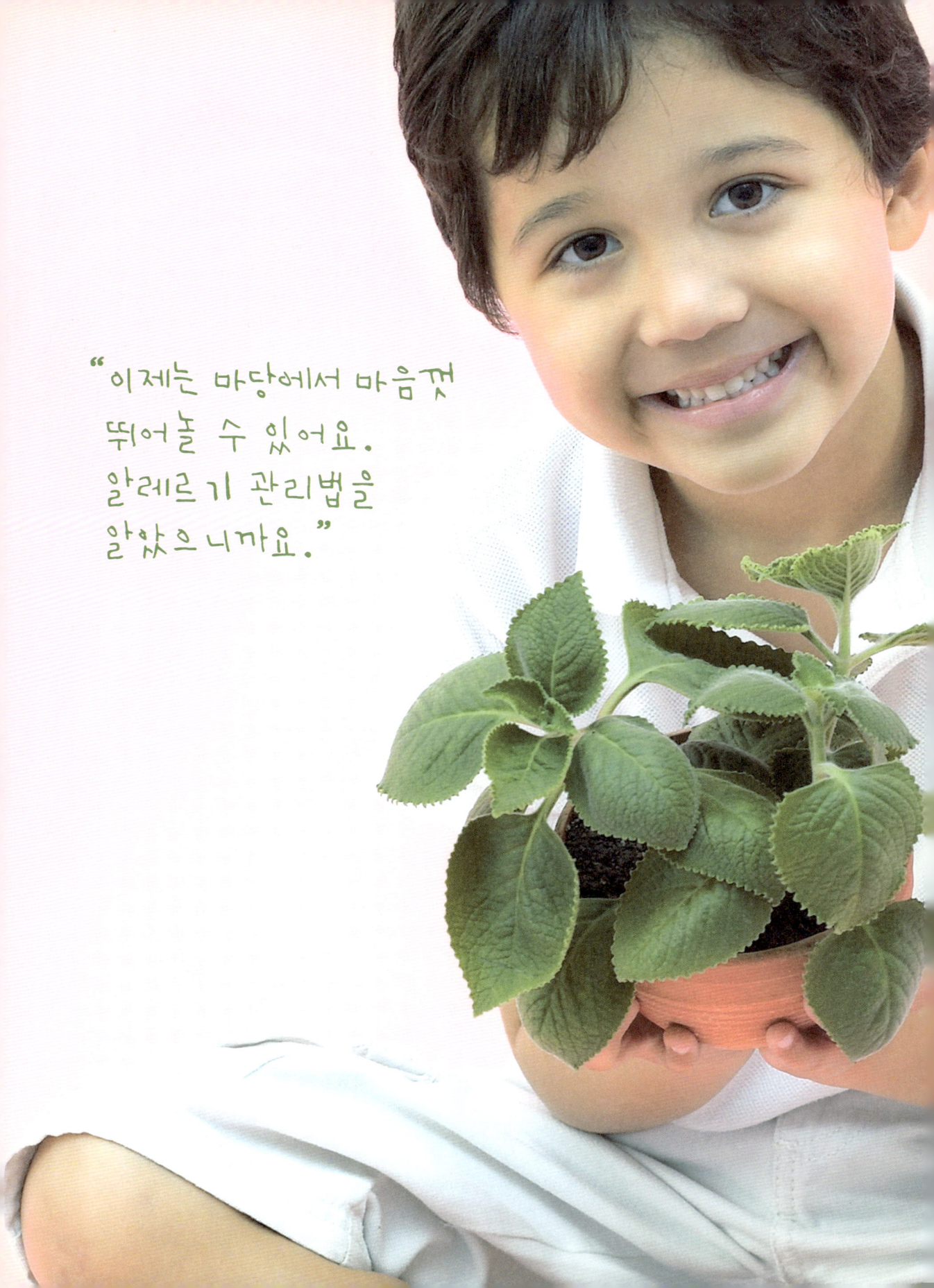

"이제는 마당에서 마음껏
뛰어놀 수 있어요.
알레르기 관리법을
알았으니까요."

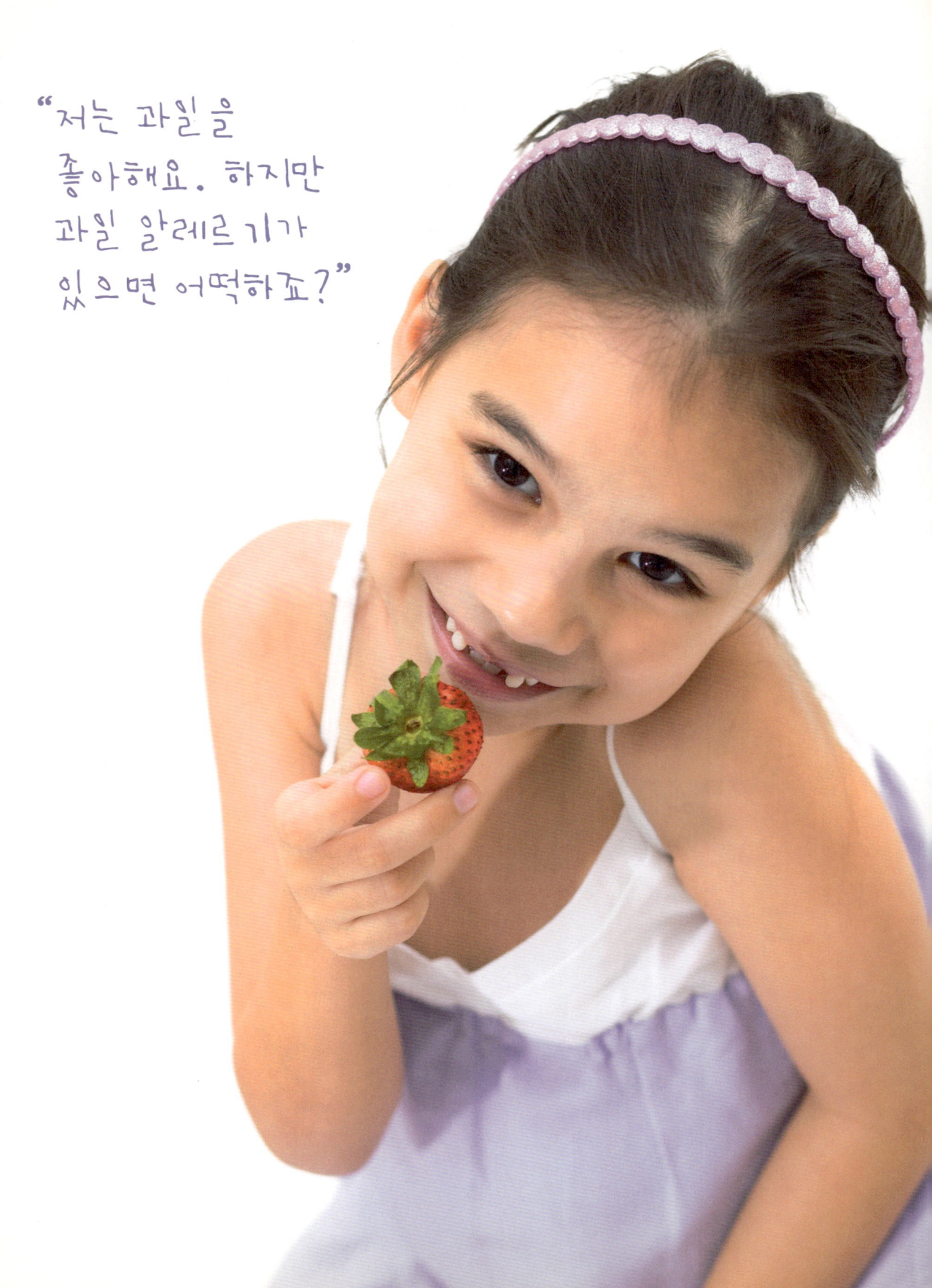

"저는 과일을
좋아해요. 하지만
과일 알레르기가
있으면 어떡하죠?"

먼저 이 책을 위해 자신의 이야기를 들려주고, 귀중한 시간을 내어준 나의 고마운 환자와 그들의 부모에게 감사의 말을 전한다. 그중에서도 특히 클레어, 조슈아, 조엘, 샬럿, 올리비에, 라니아, 야스민, 한나, 벤 탄, 사라, 브라이언, 글로리아, 사만사, 브랜던, 로라, 애런, 루카스, 길리아, 알리사, 바네사, 조엘라, 벤자민, 딜런, 레베카, 제니, 조이, 빅토리아, 카엘린, 프랭크, 사라, 소피아, 마리아에게 고맙다는 말을 전하고 싶다.

그리고 사랑하는 가족과 친구들에게도 나의 마음을 전한다. 그들의 따뜻한 격려와 응원이 없었더라면 이 책은 나오지 못했을 것이다.

던 림 박사

CONTENTS

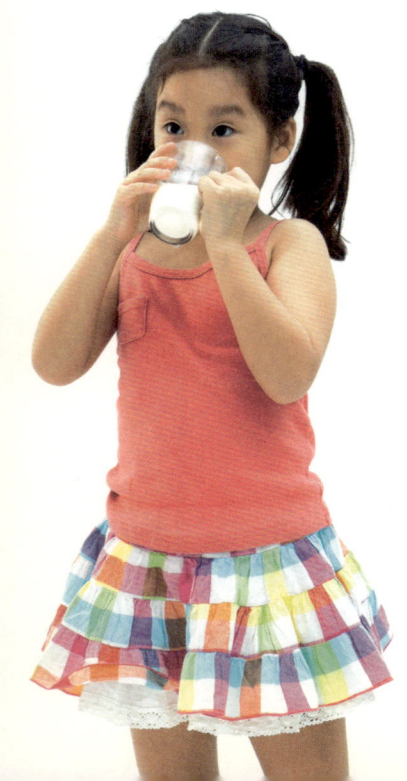

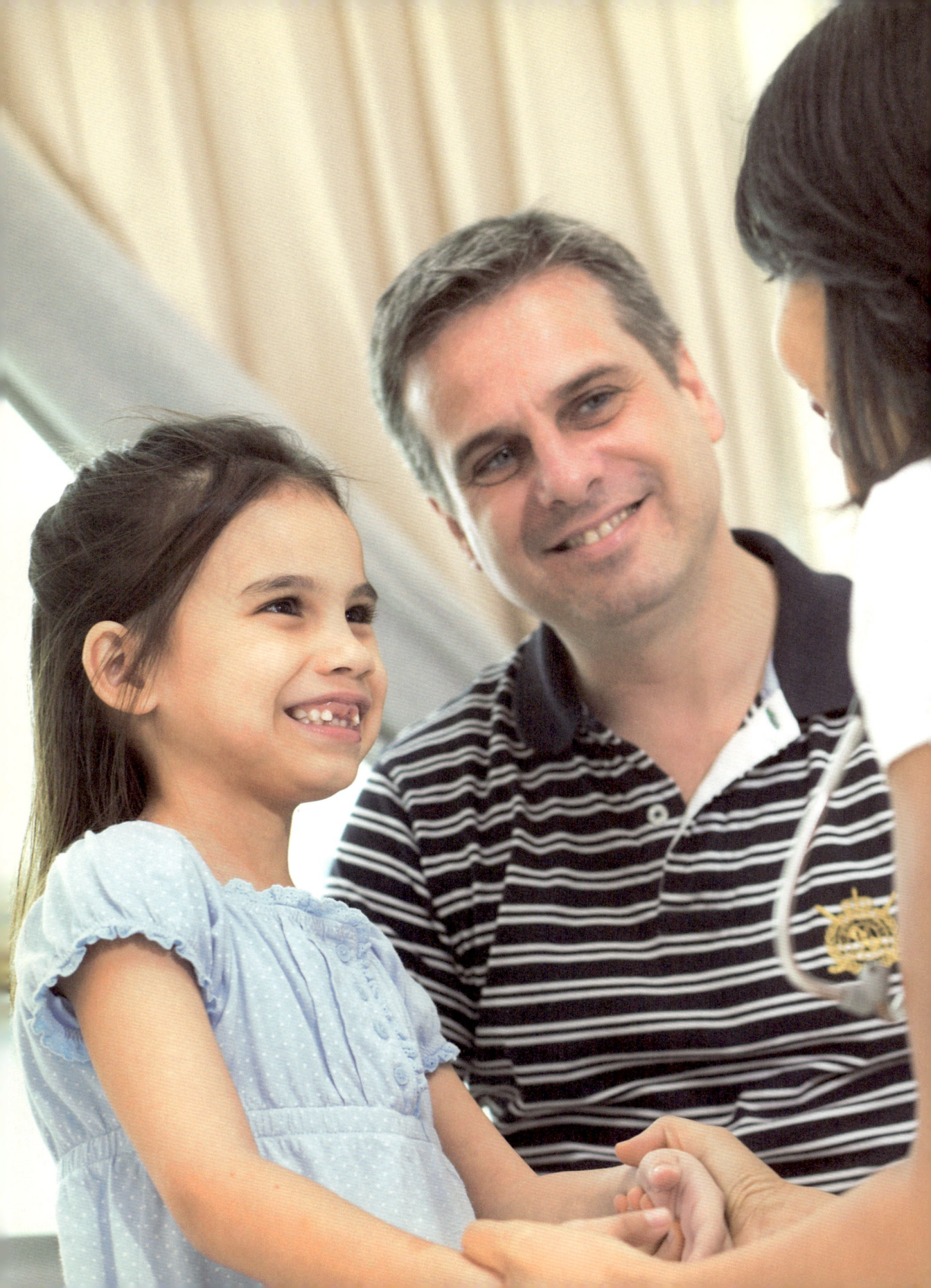

알레르기가 있는 자녀를 둔 부모의 필독서

현재 소아과 전문의로 싱가포르에서 개인 병원을 운영하고 있는 던 림 박사는 1990년대 싱가포르 국립대학병원의 소아의학연구소(Children's Medical Institute)에서 나와 함께 소아알레르기 과정을 함께 수료했다. 림 박사는 항상 열정적으로 최선을 다해 환자를 돌보는 의사로, 그간 알레르기 분야 전문의로서 쌓아온 다양한 경험을 더 많은 환자들과 나누기 위해 이 책을 집필하게 되었다.

이 책을 통해 독자들은 천식, 알레르기 비염, 아토피 피부염, 식품 알레르기 등 다양한 알레르기 질환에 대한 정보를 얻을 수 있다. 이와 같은 알레르기 질환들의 의학적인 지식을 일반인들이 쉽게 이해할 수 있게 쓰인 이 책을 통해 독자들은 알레르기 질환에 대해 이해하고, 병원에서의 진료 과정뿐만 아니라 일상생활에서 이루어지는 다양한 치료방법에 대해 배울 수 있을 것이다. 또한 검증되지 않은 검사 및 치료방법에 대한 부분은 알레르기 증세가 있는 자녀를 둔 부모들이 정식 치료법과 논란의 여지가 있는 치료법을 구분하는 데 도움을 줄 것이다.

지난 수십 년 간 알레르기 질환은 선진국을 중심으로 전 세계에 유행병처럼 번졌다. 이러한 추세와 비교해 지난 30년간 싱가포르와 같은 도시 국가에서 알레르기 질환의 발병률이 급격히 증가했다는 사실은 그리 놀라운 일이 아니다. 따라서 천식 등 만성 알레르기 질환을 효과적으로 관리하기 위해서는 알레르기 환자, 간병인, 그리고 일반 독자에게 알레르기에 대한 정확한 정보를 제공하는 것은 매우 중요하다. 그러한 의미에서 이 책은 알레르기에 대한 정보가 필요한 독자, 그리고 천식을 비롯한 여러 알레르기가 있는 자녀를 둔 부모를 위한 필독서 역할을 할 수 있을 것이다.

소아과 의사, 싱가포르 국립대학(National University of Singapore, NUS) 겸임 교수
리 비 와 박사(Dr. LEE Bee Wah)

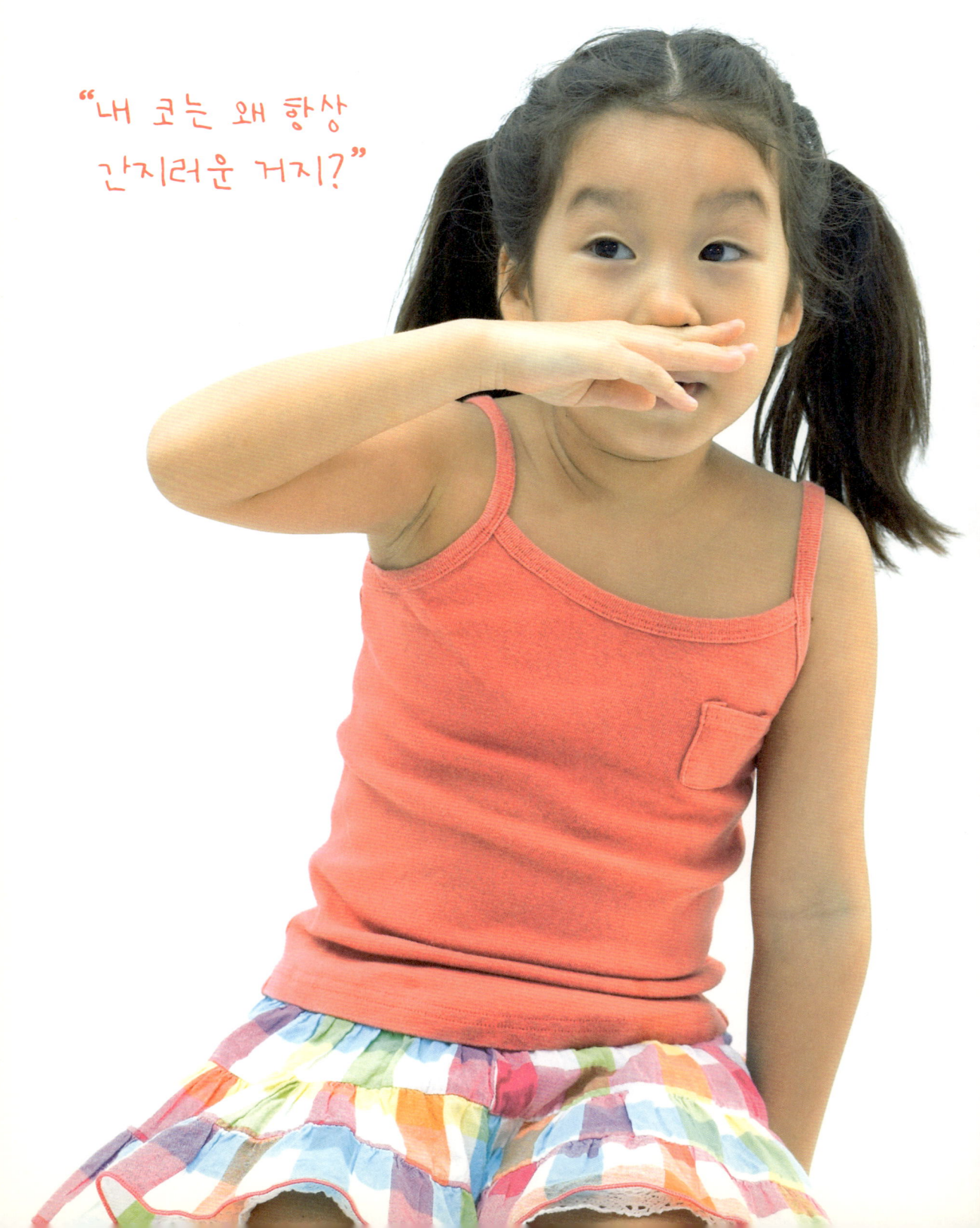

"내 코는 왜 항상
간지러운 거지?"

우리 아이의 알레르기에 대해 정확히 알자

요즘 주변에서 알레르기가 있는 사람을 찾는 일이 그리 어렵지 않을 만큼 알레르기는 오늘날 흔한 질환이 되었다. 미국에서만 알레르기 환자의 치료에 연간 수십억 달러가 쓰일 정도이다.

그중 알레르기로 인해 발생한 천식은 아이들이 결석하거나 체육 과목에 빠지게 되는 가장 흔한 원인 중 하나로, 제대로 관리하지 않으면 생명이 위험해질 수도 있는 질환이다. 수면 장애 등을 유발하는 알레르기 비염과 아토피 피부염은 아이의 삶의 질을 크게 저하시킨다.

식품 알레르기 역시 치명적일 수 있다. 알레르기로 인해 나타나는 여러 문제를 제외한다 해도 가령, 의사가 잘못된 진단을 내렸을 경우 특정 식품의 섭취를 하지 못해 영양소 결핍이 일어날 수도 있기 때문이다. 따라서 알레르기 관리법에 대해 제대로 알기 위해서는 우선, 자녀의 알레르기에 대해 정확히 알아야 한다. 알레르기 질환이 있는 자녀를 둔 부모는 아이가 최대한 일상적인 생활을 하고 모든 신체 활동에 자유롭게 참여할 수 있도록 도와주어야 한다.

알레르기는 일반적으로는 무해한 어떤 물질에 인체가 과민하게 반응하는 증상을 말한다. 아래 그림에서 보듯 알레르기 반응의 주요 원인은 '면역글로불린 E'라고도 불리는 IgE 항체로, 이는 알레르기 질환이 있는 사람의 몸에 다량 분포한다. IgE가 몸 전체의 비만세포에 흡착해 알레르기를 유발하는 물질, 즉 몸속에 들어온 알레르겐(알레르기 항원)과 결합하면 비만세포가 염증을 일으키는 물질을 분비하고 이로 인해 알레르기 반응이 나타나게 되는 것이다.

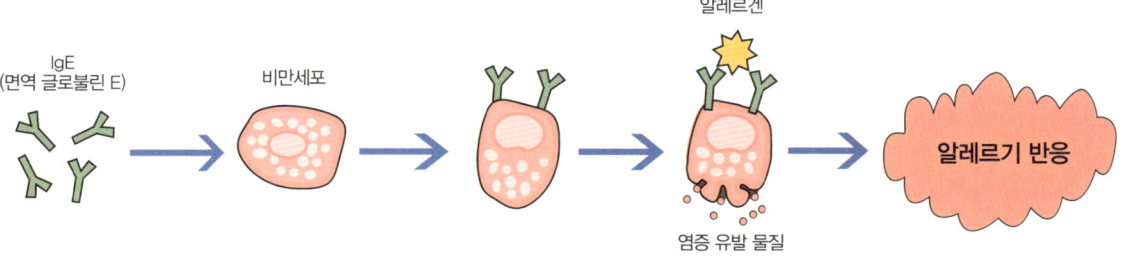

알레르기의 이해

아이들에게 알레르기는 얼마나 흔한 질환일까?

선진국 아이들은

- 약 20%가 천식
- 약 20%가 알레르기 비염
- 약 20%가 아토피 피부염
- 약 2%가 식품 알레르기를 갖고 있다.

알레르기 증상이 나타나는 시기는 언제일까?

아토피 피부염과 식품 알레르기는 주로 영아기에, 천식과 알레르기 비염은 유아기에 발생하는 경향이 있다. 식품 알레르기는 대부분 세 살 정도가 되면 사라지는데, 이 시기는 흡입 알레르겐(꽃가루, 집먼지진드기)으로 인한 알레르기가 발생하는 시점이기도 하다. 이 같은 알레르기의 진행 양상은 아래에 있는 '알레르기의 행진(Allergic March)'에서 살펴볼 수 있다.

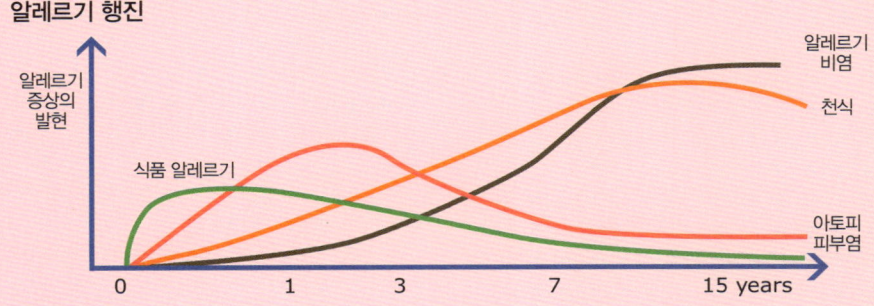

알레르기 행진

여러 알레르기 질환이 동시에 나타날 수도 있을까?

한 가지 알레르기만 있는 아이들도 있지만 안타깝게도 다른 알레르기를 여러 개 갖고 있는 경우도 있다. 이는 알레르기가 다른 알레르기를 유발하는 특징이 있기 때문이다. 예를 들어 영아기 때 알레르기 아토피 피부염과 식품 알레르기가 있었다면 이후 천식에 걸릴 위험 또한 높다.

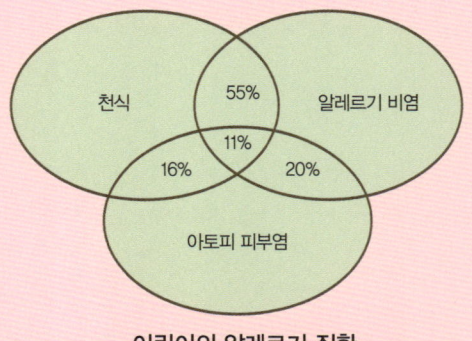

어린이의 알레르기 질환
출처: ISAAC(International Study of Asthma and Allergies in Childhood) 조사, 2001년, 싱가포르

알레르기의 위험 요인은?

알레르기의 위험 요인은 크게 유전적 요인과 환경적 요인 두 가지로 나뉜다. 부모 중 한 명에게 알레르기가 있다면 아이에게 같은 알레르기가 있을 확률은 50%이다. 만약 부모 모두에게 알레르기가 있다면 이 확률은 75%로 높아진다. 흡연이나 공해와 같은 환경적 요인에 노출되는 경우에도 알레르기 발병 위험이 높아진다.

최근 알레르기가 흔해지는 이유는?

'위생가설'을 통해 오늘날 현대 사회에서 알레르기 환자가 늘어나는 이유를 추측해 볼 수 있다. 갓 태어난 아기의 면역 체계는 두 가지 경로 중 하나를 택하게 된다. 하나는 '감염 경로'이고 다른 하나는 '알레르기 경로'이다. 영아기에 감염이 잦았던 아이는 '감염 경로'를 따르게 되며, 반대로 감염이 거의 없었던 아이는 '알레르기 경로'를 따르게 된다. 즉, 위생 상태가 양호하고 백신 접종이 일반화된 선진국 아이들은 영아기 때 감염을 겪는 경우가 상대적으로 드물기 때문에 알레르기가 더 많이 발생한다는 것이다.

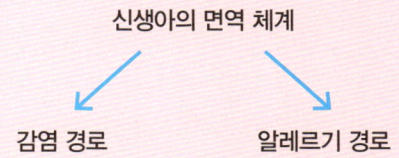

신생아의 면역 체계

감염 경로   알레르기 경로

아이의 알레르기, 예방이 가능할까?

예방이 치료보다 중요하다는 것은 누구나 아는 사실이다. 따라서 알레르기가 있는 자녀를 둔 부모라면 아이의 알레르기를 예방할 방법에 대해 알고 싶을 것이다. 지난 수년 동안 많은 연구자들이 '알레르기 행진'을 예방할 수 있는 방법을 찾기 위해 많은 노력을 기울였다.

다음에 이어지는 쪽에서는 그동안 알레르기 예방과 치료에 시도되었던 방법들이 소개되어 있다. 〈×〉는 잘못된 것으로 밝혀진 방법이며, 〈?〉는 어느 정도 검증된 방법, 〈○〉는 검증을 통해 효과가 있는 것으로 판명된 방법을 뜻한다. 〈○〉표시가 된 방법이라고 해서 모두 100% 확실한 효과가 있는 것은 아니지만 알아두면 자녀의 알레르기 발병 확률을 줄이는 데 도움이 될 것이다.

엄마가 실천하는 알레르기 예방법

✗ 임신 기간 동안 알레르기를 일으키는 식품은 피한다.

임신 기간 동안 우유, 달걀, 땅콩, 해산물 등 알레르기 반응을 일으킬 위험이 있는 식품은 모두 피해야 할까? 과거 많은 사람들은 위의 식품에 태아가 노출되지 않으면 알레르기 역시 예방할 수 있다고 믿었다. 또한 지난 수십 년간 엄마들 사이에는 임신 기간과 수유 기간 중에 알레르기를 유발할 위험이 있는 식품의 섭취를 피해야 한다는 잘못된 통념이 존재했었다. 그러나 최근, 임신부가 특정 식품의 섭취를 피하는 행동이 태어날 아이의 식품 알레르기 및 기타 알레르기 질환의 발병 위험을 낮추지 않는다는 연구 결과가 나왔다. 오히려 이 같은 행동은 산모와 태아가 꼭 필요로 하는 영양소의 결핍으로 이어질 수 있는 것으로 나타났다.

✗ 임신 기간 동안 흡입 알레르겐을 피한다.

위의 이론과 마찬가지로 태아를 외부의 흡입 알레르기 요인으로부터 보호하면 알레르기 발병 위험이 줄어들 것이라는 견해가 있었다. 하지만 이러한 견해는 최근까지 상반된 연구 결과가 존재해 사람들의 혼란을 일으키기도 했다. 일례로 집먼지진드기를 차단한 환경에서 생활한 임신부가 출산한 아이와 그렇지 않은 아이를 비교해 보았을 때 알레르기 발병률에는 큰 차이가 없었다. 그러나 애완동물 알레르겐을 차단한 임신부에게서 태어난 아이들은 실제로 알레르기 발병률이 낮은 것으로 나타났다. 이에 대해서는 여전히 추가적인 연구가 필요하므로, 흡입 알레르겐을 피하는 것이 알레르기 발병률을 낮춘다는 확실한 연구 결과는 아직 나오지 않았다고 보는 것이 옳다.

○ 직접·간접흡연은 모두 피한다.

산모가 흡연자이거나 간접흡연에 노출될 경우 아이의 천식 발병률이 높아지는 것으로 밝혀졌다.

? 산모의 경우, 프로바이오틱스 보충제를 먹는다.

임신 기간 마지막 몇 주 및 수유 기간 동안 프로바이오틱스(Probiotics) 보충제를 섭취한 산모의 아이는 알레르기 발병률이 낮다는 연구 결과도 있었다. 그러나 이 이론에 대해서는 상반되는 결과가 존재하므로 추가적인 연구가 필요하다.

? 가능하면 제왕절개술은 피한다.

제왕절개 수술로 태어난 아이의 알레르기 발병률이 높다는 연구 결과가 있다. 이는 제왕절개로 태어난 아기는 출산 시 자궁을 통과하지 않아 스트레스를 받지 않았기 때문이다. 아기는 태어날 때 엄마의 자궁을 거치며 엄청난 스트레스를 받는데, 이 과정에서 분비되는 특정 스트레스 호르몬이 아이의 면역 체계에 변화를 일으킨다. 뿐만 아니라 제왕절개로 태어난 아이들은 자궁을 거치지 않고 태어나기 때문에 엄마의 자궁 안에 존재하는 박테리아에 노출될 수도 없다. 이 박테리아는 태아의 장내에 침투해 면역 체계의 변화를 일으켜 아이가 '알레르기 경로'를 따르지 않게 하는 역할을 하는 것으로 추정된다. 그러나 이 이론 역시 추가적인 연구가 필요하다.

? 오메가3 지방산이나 어유 보충제를 먹는다.

오메가3 불포화 지방산은 항염 작용을 하며 만성 질환에도 효능이 있는 것으로 알려져 있다. 오메가3 지방산을 섭취하면 신생아의 면역 체계가 변한다는 연구 결과도 있다. 그러므로 산모의 식단에 오메가3 지방산이 함유된 어유를 추가하면 태어날 아이의 알레르기 발병률이 감소할 수도 있다. 그러나 아직까지 이 이론을 뒷받침할 확실한 연구 결과가 나와 있는 것은 아니다.

○ 출산 후 최소 4개월간은 아이에게 모유를 수유한다.

모유 수유는 알레르기를 예방하는 가장 확실한 방법이다. 출산 후 최소 4개월 동안 모유만 수유하게 되면 아토피 피부염, 우유 알레르기, 이른 천명(쌕쌕거림) 등의 발병률이 감소한다. 그러나 모유 수유를 했다고 해서 아이가 성장하는 동안 천식 및 기타 알레르기 질환이 발병할 위험이 낮아지는 것은 아니다. 또한 4개월 이상의 모유 수유는 알레르기 예방에 추가적인 효과가 없는 것으로 알려져 있다.

○ 이유식은 4개월~6개월 사이에 시작한다.

이유식 혹은 유동식은 아이가 태어난 지 4개월에서 6개월 정도 됐을 때 시작해야 한다. 4개월 이전에 이유식을 시작하면 알레르기 발병률이 높아지기 때문이다. 영아의 장은 매우 연약해서 식품이 완전히 소화되지 않은 상태로 흡수된다. 따라서 4개월 이전에 유동식을 먹이면 알레르기 반응이 일어날 위험이 높아진다. 그러나 이유식의 시작을 6개월 이후로 미루는 것이 알레르기 발병률을 낮추는 데 도움이 된다는 확실한 연구 결과는 나와 있지 않다.

아이가 실천하는 알레르기 예방법

✕ **아이가 태어난 뒤 1년 동안은 흔히 알레르기를 일으키는 모든 식품의 섭취를 막는다.**

과거의 의사들은 아이가 돌을 맞기 전까지 우유, 달걀, 해산물, 땅콩 등 알레르기 유발 위험이 높은 식품을 섭취해서는 안 된다고 조언했었다. 하지만 최근 이 같은 소견이 잘못되었다는 사실이 밝혀졌다. 위의 식품 섭취를 피하는 것이 알레르기 발병을 억제하는 효과가 있다고 판단할 수 있는 근거가 충분하지 않기 때문이다. 그렇지만 아이들에게 새로운 음식을 먹일 때는 반드시 천천히, 단계적으로 시작해야 한다. 혹시 있을지 모르는 알레르기 반응에 대비해, 아이에게 새로운 음식을 먹인 뒤 최소 3일의 시간을 두고 음식을 먹어야 한다. 한 가지 기억할 점은 만약 아이에게 특정 식품 알레르기가 있는 것이 밝혀졌다면 반드시 해당 식품의 섭취를 제한해야 한다는 점이다.

◯ **아이는 간접흡연을 피해야 한다.**

간접흡연에 노출된 영·유아는 높은 천식 발병률을 보인다. 이러한 아이들은 아주 어릴 때 천식이 발병할 뿐만 아니라 증상의 정도 역시 심한 것으로 밝혀졌다.

? **규칙적으로 프로바이오틱스 보충제를 섭취한다.**

임신 기간 내 섭취하는 프로바이오틱스(젖산간균과 같은 장내 유산균)와 마찬가지로 신생아의 프로바이오틱스 섭취에 대해서도 상반된 견해가 존재한다. 그러나 프로바이오틱스 보충제를 먹으면 신생아의 알레르기 발병률이 낮아진다는 주장은 앞으로도 충분한 연구가 뒷받침되어야 하는 부분이다.

✕ **오메가3 지방산 및 어유를 섭취한다.**

오메가3 불포화 지방산을 아이가 직접 섭취했을 경우에는 천식이나 기타 알레르기 질환 위험이 낮아지지 않는다.

? **알레르기 예방약을 복용한다.**

아토피 피부염이 있는 아이들이 항히스타민제 같은 약물을 처방받으면 '알레르기 행진'을 막을 수 있으며 차후의 천식 발병 역시 억제할 수 있다는 견해도 있다. 그러나 모든 신생아에게 적용될 수 있는 확실한 연구 결과는 아직 발표되지 않았다.

? 아이를 세균에 노출시킨다.

감염과 알레르기의 관계는 매우 흥미롭다. 앞서 살펴본 '위생가설'을 바탕으로 알레르기 질환 예방을 위해 아이들을 세균에 감염시켜 세균에 대한 저항력을 높이도록 해야 할까? 이 질문에 대한 답을 얻으려면 우선 두 가지 중요한 측면을 고려해야 한다. 첫번째로 적절한 균형점을 찾아야 한다는 것이다. 감염은 신체에 악영향을 미칠 수 있다. 감염으로 장애가 생길 수도 있고, 심한 경우 죽음에 이르기도 한다. 그러므로 부모는 최선을 다해 아이를 감염으로부터 보호해야 하지만, 또한 너무 지나치게 과잉보호해서도 안 된다. 아이들은 다른 아이들과 함께 어울려 놀기도 하고, 맨발로 뛰어다니기도 하며 성장해야 한다. 따라서 부모는 반드시 아이들에게 의사가 권하는 예방 접종을 실시하도록 하며, 식사 전에 반드시 손을 씻게 하는 등 아이들에게 기본적인 위생 교육을 해야 한다. 또한 전염병이 돌고 있는 학교 등 감염의 위험이 높은 곳은 가지 않도록 하는 것이 좋다. 두 번째로 생각해야 할 점은 감염이 알레르기를 악화시키는 경우도 있다는 사실이다. 위생가설대로 아이가 장내 세균 등 해롭지 않은 감염에만 노출된다면 신체에서 보호 반응이 일어나지만, 그 외 유해한 바이러스는 폐 감염 등을 일으켜 이후 천식 발병률을 높이기도 한다. 따라서 적정 수준의 위생을 유지하는 것은 매우 중요하지만 지나치게 위생을 강조해서도 안 된다.

? 면역치료를 시도해본다.

면역치료는 해당 알레르겐에 대한 인체의 민감도를 낮춰준다. 예를 들어 꽃가루 알레르기가 있는 아이는 꽃가루에 대한 민감도를 줄이는 면역치료를 받게 된다. 아이의 알레르기를 조기에 발견해 이에 대한 면역치료를 실시한다면 알레르기가 더 이상 진행되지 않을 수도 있다. 알레르기 비염이 있는 아이들을 대상으로 한 연구에서 이 같은 면역치료가 이후 천식 발병률을 낮춘다는 결과가 나오기도 했다. 그러나 면역치료가 모든 알레르기 환자들에 적용되기 위해서는 더 많은 연구가 이루어져야 한다. 이와 관련된 내용에 대해서는 Part 2에서 자세히 다루고 있다.

알레르기 예방은 모든 알레르기 관련 연구의 중심 사안이기 때문에 계속해서 새롭고 흥미로운 연구 결과가 발표되고 있다. 이는 매우 빠르게 연구가 진행 중인 분야인 만큼 담당 의사에게 가장 최근의 연구 결과를 문의하는 것도 도움이 될 것이다.

자주 발생하는 알레르기

가장 흔한 알레르기

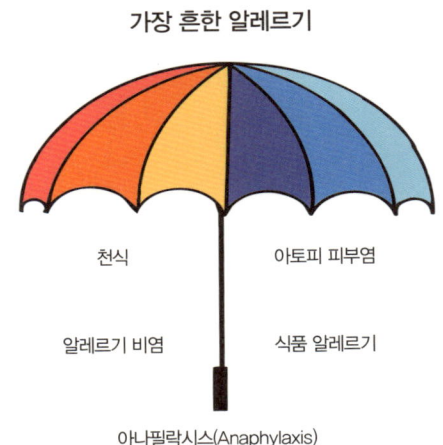

천식   아토피 피부염

알레르기 비염   식품 알레르기

아나필락시스(Anaphylaxis)

천식

천식은 폐에서 일어나는 알레르기이다. 산소가 공급되는 통로인 기도에 염증이 생기고 좁아져 호흡곤란이 일어난다. 현재 미국에서만 약 2,000만 명의 환자가 천식으로 고통 받고 있으며, 선진국의 경우 5명 중 1명의 아이가 천식을 앓고 있다. 또한 오늘날의 천식 은 아이들이 병원을 찾고 학교에 결석하고 체육 활동에 참여하지 못하는 가장 흔한 이유 중 하나이며, 증상이 악화되면 생명을 잃을 수도 있는 질환이다. 하지만 항염 치료법이 도입되면서 이제 천식은 상대적으로 치료가 쉬운 소아 질환이 되었다. 이제 천식이 있는 아이도 적절한 치료를 받는다면 모든 체육 활동에 참여할 수 있으며 일상생활에서도 큰 불편을 느끼지 않을 수 있게 되었다. 이밖의 천식의 원인, 증상, 진단 및 관리 등에 대해서는 '천식' 부분에서 보다 자세히 다룰 것이다.

알레르기 비염

알레르기 비염은 코에서 일어나는 알레르기 반응으로 코 안쪽에서 일어나는 염증을 말한다. 알레르기 비염이 있는 아이는 재채기를 자주 하며 콧물, 가려움증, 코막힘 등의 증상을 보인다. 이러한 증상은 아이 주변에 알레르기 반응을 일으키는 알레르겐이 있을 때 나타난다. 알레르기 비염은 생명을 위협하는 질환은 아니지만 일상생활에 지속적인 불편을 주며 아이의 삶의 질을 크게 저하시킬 수 있다. 또한 알레르기 비염을 앓고 있는 아동은 알레르기 결막염을 함께 앓고 있는 경우가 많다. 알레르기 결막염은 눈 주변이 가렵거나 눈물, 충혈 등의 증상이 나타나는 질환이다. 이 밖의 알레르기 비염의 원인, 증상, 진단 및 치료 등에 대해서는 '알레르기 비염' 부분에서 보다 자세히 다룰 것이다.

아토피 피부염

아토피 피부염은 피부에서 일어나는 알레르기 반응이다. 아토피 피부염이 생기면 피부에 염증이 생겨 해당 부위가 붉어지고 가려워져 일상생활에 상당한 불편을 준다. 계속되는 가려움증 때문에 집중력이 저하되고, 일부 아이들은 수면 장애를 겪기도 한다. 아토피 피부염의 치료를 위해 부모는 아이의 피부에 염증을 일으키는 모든 물질을 파악하고 있어야 하며, 가려움증과 염증을 완화시켜주는 피부 관리 제품 및 약품을 사용해야 한다. 이 밖의 아토피 피부염의 원인, 증상, 진단 및 치료에 대해서는 '아토피 피부염' 부분에서 보다 자세히 다룰 것이다.

식품 알레르기

흔히 알레르기라고 하면 식품 알레르기를 떠올리는 사람들이 많지만 사실 식품 알레르기는 알레르기 중에서 발생 빈도가 가장 낮다. 일반적으로 아이가 특정 식품 혹은 식품 속에 포함된 특정 성분에 알레르기 반응을 보인다면 식품 알레르기가 있다고 볼 수 있다. 식품 알레르기의 증상은 경미한 발진에서부터 아나필락시스(알레르기 쇼크)와 같이 치명적인 상태에 이르는 것까지 매우 다양하다. 식품 알레르기는 종종 잘못 진단되기도 하는데, 아직까지 알레르기검사의 정확도가 높지 않아 아이의 알레르겐을 정확히 짚어내지 못하는 경우가 있기 때문이다. 이때 부모는 아이에게 특정 식품의 섭취를 불필요하게 제한하는데, 이렇게 되면 성장기에 있는 아이들이 꼭 필요한 영양소를 섭취하지 못하게 되어 오히려 아이의 건강 전반에 악영향을 주기도 한다. 반대로 아이에게 식품 알레르기가 있는데 부모가 이를 모를 경우, 아이가 별 생각 없이 문제의 식품을 먹고 심각한 알레르기 반응을 일으키기도 한다. 이 밖의 식품 알레르기의 원인, 증상, 진단 및 치료에 대해서는 '식품 알레르기' 부분에서 보다 자세히 다룰 것이다.

아나필락시스

아나필락시스는 가장 심각한 형태의 알레르기 반응으로 호흡곤란, 혈압 강하 등의 증상을 일으키며 심할 경우 사망에 이르기도 한다. 따라서 아나필락시스 발생 시 부모의 대응은 무엇보다 중요하다. 아나필락시스의 가장 일반적인 원인은 식품이지만, 곤충에 물리거나 라텍스(천연 고무)에 접촉할 때 일어나기도 하며 약물에 의해 발생하기도 한다. 가장 좋은 예방법은 아이가 알레르겐의 접촉을 철저히 피하는 것이다. 또한 부모는 아이가 실수로 알레르겐에 노출되었을 시 취해야 할 조치들을 정확하게 숙지하고 있어야 한다. 이 밖의 아나필락시스의 원인, 증상, 진단 및 치료에 대해서는 '아나필락시스' 부분에서 보다 자세히 다룰 것이다.

알레르기 진단과 치료

알레르기 관리를 위한 네 가지 수칙
- 아이의 알레르기를 정확히 진단받자.
- 아이의 알레르겐이 확인되면 주변에서 해당 알레르겐을 없애거나 아이가 접촉하지 않도록 하자.
- 적절한 약물치료를 받고 응급 상황에 대비한 행동지침을 작성하자.
- 면역치료를 고려하자.

가장 흔한 알레르겐

알레르겐이란 알레르기 반응을 일으키는 모든 물질을 알레르겐이라고 한다. 알레르겐은 크게 식품 알레르겐과 흡입 알레르겐으로 나뉜다. 일반적으로 흔히 볼 수 있는 식품 알레르겐으로는 우유, 콩, 밀, 달걀, 조개류, 어류, 땅콩 및 다양한 견과류 등이 있으며, 흡입 알레르겐에는 집먼지진드기, 바퀴벌레, 동물의 비듬(집에서 기르는 애완동물의 각질과 털), 곰팡이, 그리고 꽃이나 풀에서 생기는 꽃가루 등이 있다. 그 밖에 라텍스(천연 고무), 곤충독 등도 자주 발생하는 알레르기의 원인 물질에 속한다. 왜 이런 물질들이 알레르기를 일으키는지, 피할 수 있는 방법에는 어떤 것들이 있는지 '알레르기 원인 물질' 부분에서 다룰 것이다.

알레르기검사

현재 알레르기 진단을 내리기 위한 수많은 검사 방법이 나와 있지만 사실 신뢰성 및 정확성 측면에서 의학적으로 검증된 방법은 단 세 가지이다. 피부단자시험, 특정 면역글로불린 E 확인을 위한 혈액검사, 그리고 의심되는 알레르겐을 환자에게 접촉시킨 뒤 그 반응을 관찰하는 유발시험이 그것이다. 아이가 위 세 가지 검사 방법이 아닌 다른 검사를 통해 알레르기 판정을 받았다고 하더라도, 보다 확실한 진단을 위해서는 과학적으로 검증된 피부단자시험, 혈액검사, 유발시험 등을 다시 받아보는 것이 좋다. 이 세 가지 검사의 과정 및 특징 등에 대해서는 '알레르기검사' 부분에서 다루게 될 것이다.

면역치료

알레르기 민감소실, 또는 백신 접종법으로도 불리는 면역치료는 알레르기 환자가 알레르겐에 대한 내성을 갖는 것을 목표한다. 알레르기 질환이 있는 아이에게 알레르겐의 양을 조금씩 늘려서 먹게 하거나 접촉하게 하면, 신체의 면역 체계가 그 알레르겐에 대한 내성을 기르는 방향으로 차츰 변화하게 된다. 현재의 면역치료 요법 중에는 피부 내에 알레르겐을 주사하는 '피하면역치료(Subcutaneous Immunotherapy, SCIT)'와 혀 밑에 알레르겐을 두는 '설하면역치료(Sublingual Immunotherapy, SLIT)' 두 가지가 가장 효과적인 것으로 알려져 있다. 이 면역치료는 특정 알레르기의 치료에 있어서 매우 효과적일 수 있다. 면역치료에 대한 더 자세한 내용은 '알레르기 면역치료요법' 부분에서 다룰 것이다.

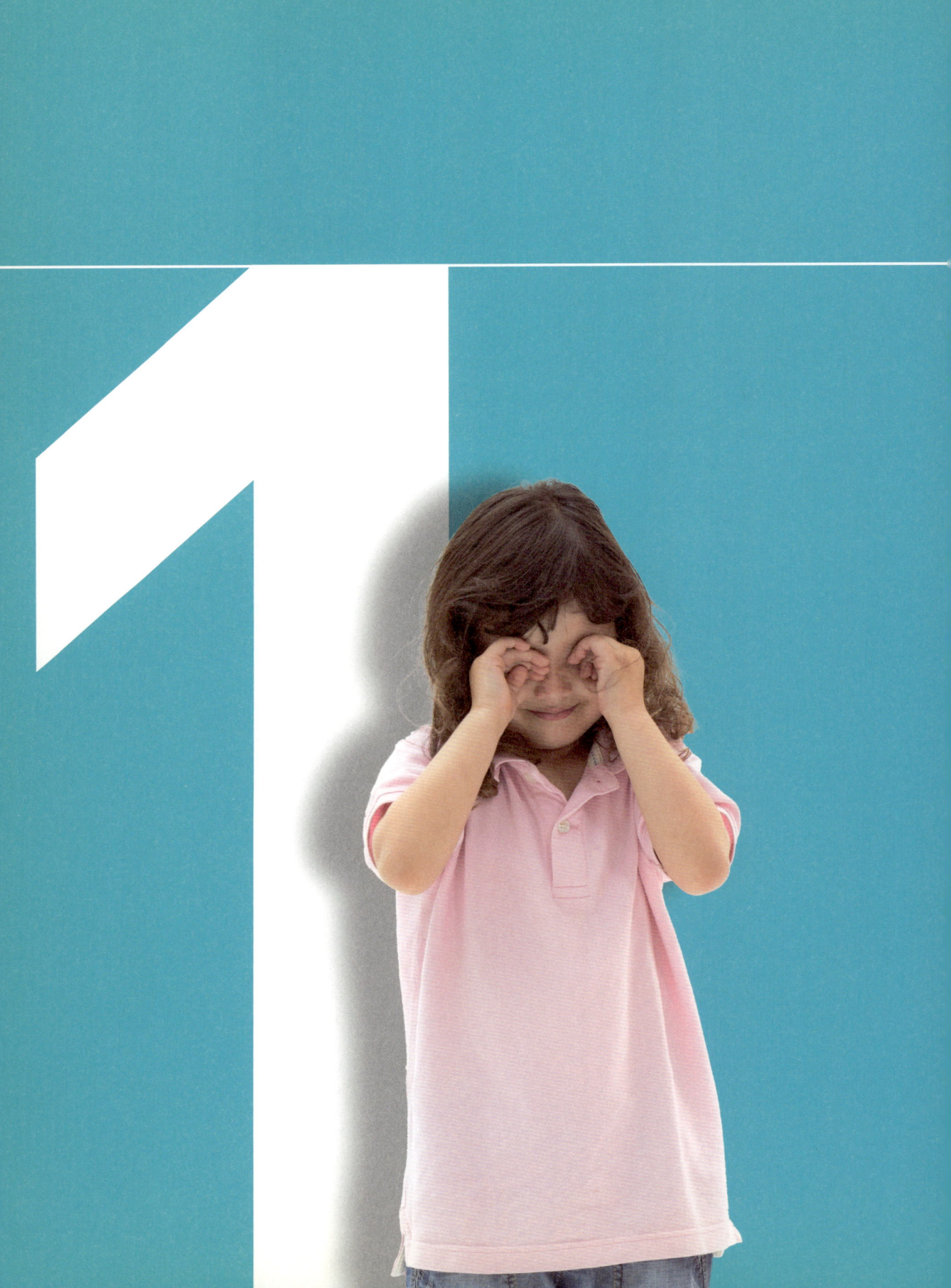

자주 발생하는

알레르기

Chapter 1

천식

천식은 선진국 어린이의 다섯 명 중 한 명이 앓고 있을 정도로 흔하게 발병하는 만성적인 소아 질환입니다. 전체 환자 수 또한 매우 많아서 전 세계적으로 3억 명 이상의 사람들이 천식으로 고통받고 있을 정도입니다. 또한 천식은 아이들이 입원을 하거나 학교 수업 혹은 각종 체육 활동을 하지 못하게 되는 가장 흔한 이유 중 하나이지만 걱정할 필요는 없습니다. 천식은 소아 질환 중에서도 관리가 매우 쉬운 질환이기 때문이지요. 제대로 된 관리가 따른다면 천식이 있는 아이들도 건강한 아이들처럼 평범한 일상생활과 강도 높은 신체 활동을 할 수 있습니다. 실제로 세계적인 운동선수 중 상당수가 천식을 앓고 있는데 이와 같은 사실을 통해 천식을 극복하는 가장 좋은 방법은 적절한 관리라는 사실을 알 수 있습니다.

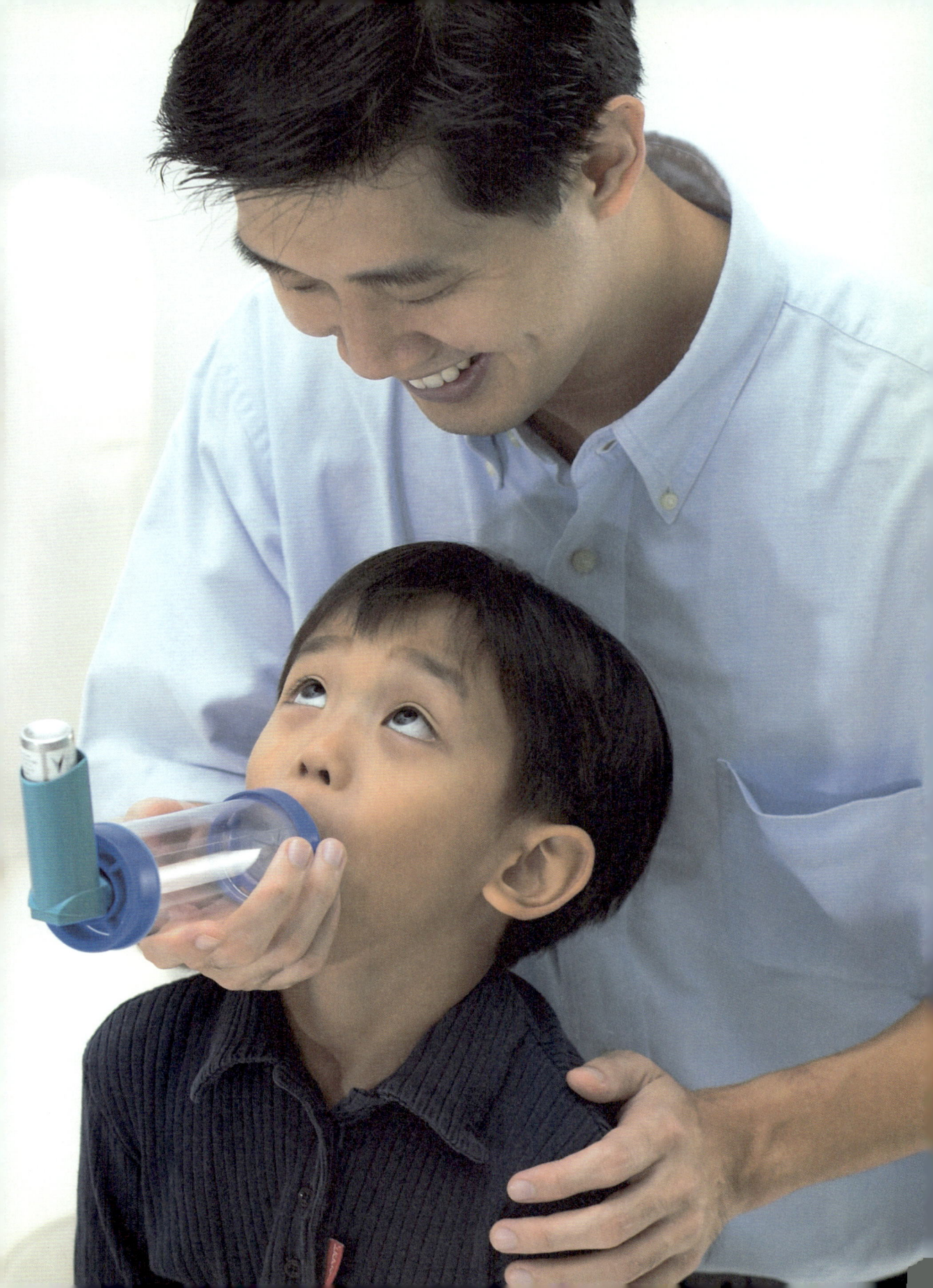

천식이란 무엇일까요?

천식은 기도가 좁아지는 등의 호흡곤란 증상이 반복적으로 나타나는 만성적 폐 질환이다.

>>정상적인 호흡

폐는 들이마신 공기 중 산소는 우리 몸에 공급하고 이산화탄소는 몸 밖으로 배출하는 일을 하는 기관이다. 이 같은 기능을 수행하기 위해 폐는 수백 개의 작은 관으로 이루어져 있는데, 그 중 가장 큰 것이 기관지이며, 기관지가 작은 줄기로 나누어진 것이 세기관지이다. 기관지와 세기관지를 통칭하여 기도라 한다. 기도의 끝에는 작은 스펀지 모양의 폐포들이 있는데, 이곳에서 산소와 이산화탄소의 교환이 이루어진다. 기도의 바깥쪽은 근육, 안쪽은 가래를 분비하는 세포들로 싸여 있다. 외부에서 이물질이 유입되어 기도가 자극을 받으면 이 세포들은 가래를 분비하게 된다.

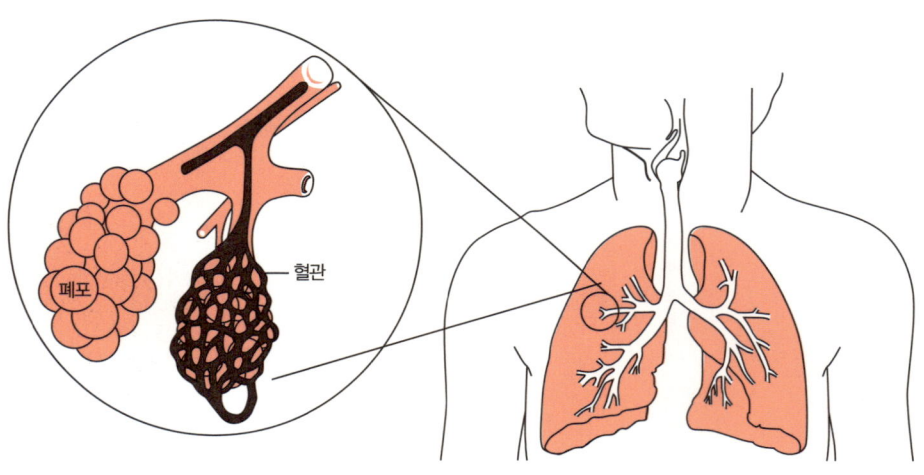

폐포

혈관

정상적인 폐와 기도의 모습이다. 기관지와 세기관지로 이루어진 기도에 공기가 유입되면 폐포에서 산소와 이산화탄소의 교환이 이루어진다. 기도의 안쪽은 가래를 분비하는 세포로, 바깥쪽은 근육으로 이루어져 있다.

>>천식 발병 시 좁아지는 기도

천식 발병 시 기도가 좁아지는 이유는 크게 염증과 기관지 수축이 일어나기 때문이다. 염증과 기관지 수축은 천식의 약물치료 과정을 이해하는 데도 매우 중요하니 꼭 알아두어야 한다.

염증

폐에 염증이 생기면 기도 내부가 붓게 되며, 천식을 유발하는 인자가 유입될 경우에는 다량의 가래가 분비된다. 기도를 자극하는 천식 유발 인자로는 공해 물질, 안개, 담배 연기 등의 자극 인자와 집먼지진드기 등의 알레르겐이 있다. 이러한 물질들이 알레르기 질환이 있는 아이들의 기도로 유입되면 기도 내부의 세포벽을 자극해 기도 안쪽이 붓고 가래가 분비되는 것이다.

천식이 있는 아이들은 모두 기도에 염증이 있지만 증상의 경중에 따라 염증의 정도에도 차이가 있다. 기도 염증이 장기간 지속되면 천식 발작을 일으킬 위험이 높아질 뿐만 아니라 영구적인 폐 손상이 일어날 수도 있다.

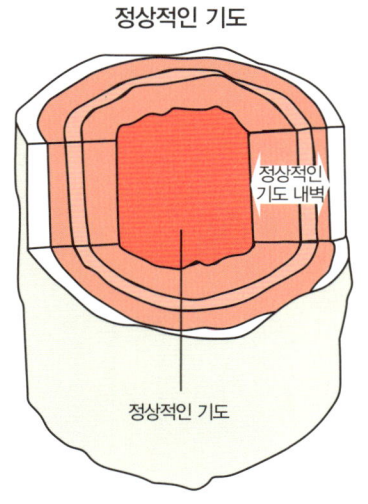

정상적인 기도

정상적인
기도 내벽

정상적인 기도

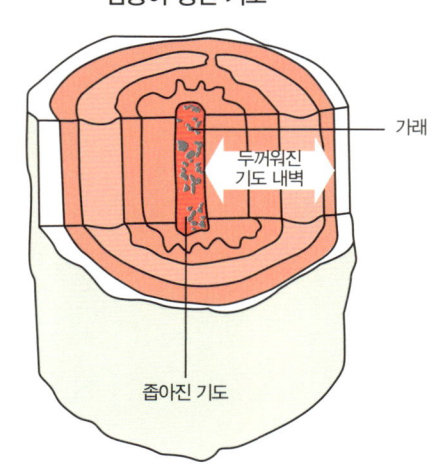

염증이 생긴 기도

가래

두꺼워진
기도 내벽

좁아진 기도

그림에서 보듯 기도에 염증이 생기면 기도의 내벽이
두꺼워지고 가래가 분비되어 기도가 좁아진다.

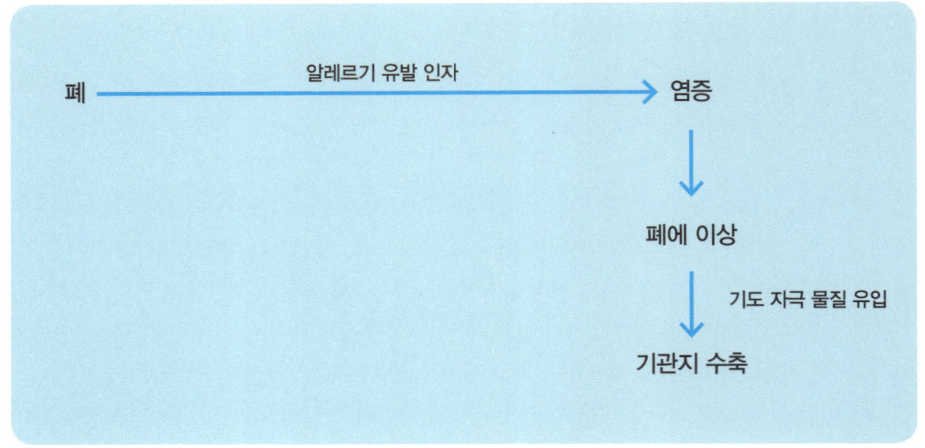

폐 ——————— 알레르기 유발 인자 ——————→ 염증

폐에 이상

↓ 기도 자극 물질 유입

기관지 수축

기관지 수축

기관지 수축은 기도가 좁아지는 증상을 말한다. 기도로 천식 유발 인자가 기도로 들어가면 기도를 둘러싸고 있는 근육이 조여져 수축이 일어나게 되는 것이다. 천식이 있는 아이들의 기도는 외부 자극에 아주 민감하기 때문에 이러한 기관지 수축이 자주 발생한다. 폐 내부로 천식 유발 인자가 유입되면 기관지 바깥쪽의 근육은 매우 빠른 속도로 수축하기 시작해(이러한 반응은 불과 수초에서 수분 내에 일어난다) 기도가 좁아지게 된다. 천식이 있는 아이들의 목에서 쌕쌕거리는 소리(천명)가 나는 것도 바로 이 때문이다. 이로 인해 정상적인 호흡으로 공기를 폐로 보내기 어려워진다.

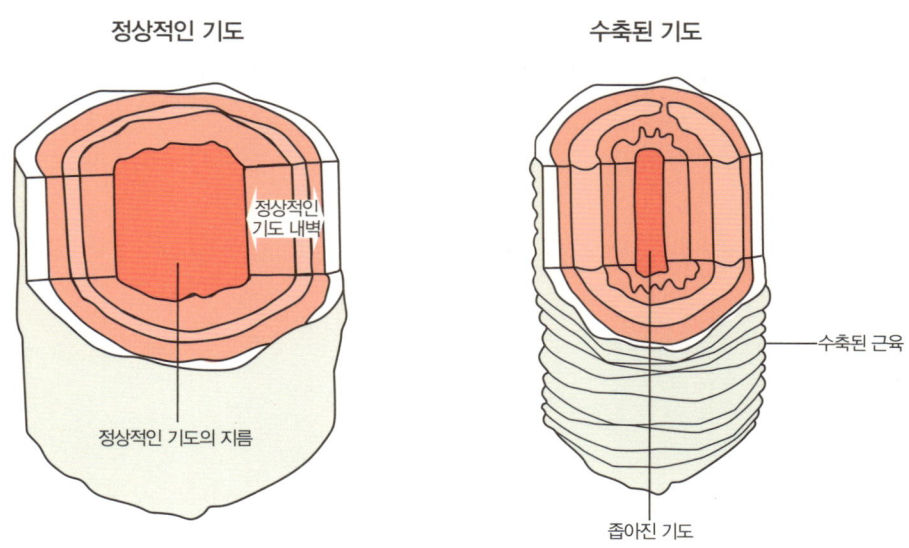

정상적인 기도
정상적인 기도 내벽
정상적인 기도의 지름

수축된 기도
수축된 근육
좁아진 기도

기관지 수축으로 인해 좁아진 기도이다. 천식 발작이 일어나면 기도를 감싼 근육이 수축해 기도가 좁아지게 된다.

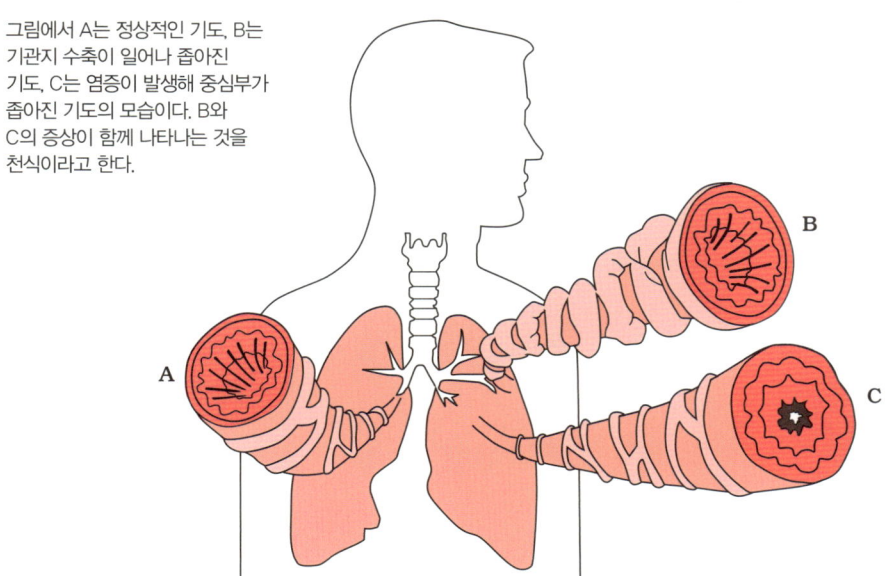

그림에서 A는 정상적인 기도, B는 기관지 수축이 일어나 좁아진 기도, C는 염증이 발생해 중심부가 좁아진 기도의 모습이다. B와 C의 증상이 함께 나타나는 것을 천식이라고 한다.

위의 그림처럼 정상적인 기도(A)의 안쪽은 가래를 분비하는 세포로, 바깥쪽은 근육으로 둘러 싸여 있다. 이 통로를 통해 공기가 몸속으로 유입된다.

천식 발작이 일어나면 기관지 바깥쪽의 근육이 수축해 B와 같이 기도 내부가 좁아지게 된다. 이로 인해 산소를 폐로 보내는 기도가 제 역할을 못하게 되며 아이는 호흡곤란 증상을 겪게 된다. 숨 쉴 때마다 쌕쌕거리는 소리가 나는 천명 증상도 바로 이 때문이다.

동시에 기관지 내부의 세포에 염증이 생겨(C) 가래가 다량 분비되는 동시에 기관지 내부가 붓게 된다. 이로 인해 아이는 기침과 더욱 심한 호흡곤란을 겪는다. 부어오른 내벽으로 인해 기도가 좁아지고, 또한 공기가 유입되는 것을 가래가 방해해 호흡곤란 증상이 나타나는 것이다. 뿐만 아니라 염증이 생긴 기도는 매우 민감해 천식 유발 인자와 닿으면 쉽게 기관지 수축을 일으킨다.

천식 유발 인자와 알레르겐은 같은 것일까?

엄밀히 말해 천식 유발 인자와 알레르겐은 구분된다. 알레르겐이 천식 발작을 일으킬 수는 있지만 모든 천식 유발 인자가 다 알레르겐은 아니다. 알레르겐은 신체의 알레르기 체계를 자극하는 물질이다. 하지만 천식 유발 인자인 공해 물질은 폐를 자극해 천식을 일으키지만 알레르기 체계를 교란시키지는 않으므로 알레르겐이 아니다.

>>만성 질환으로서의 천식

천식이 있는 아이는 가끔씩만 천식 증상 혹은 천식 발작을 보이지만 천식이 만성 질환 혹은 장기 질환으로 분류되는 것에는 이유가 있다. 수년에 걸친 연구 결과를 보면, 기도 내의 염증은 천식 발작이 일어나지 않을 때에도 항상 존재하는 것으로 나타났다. 다시 말해 아이가 천식 증상을 보이지 않는 정상 컨디션일 때도 아이의 기도에는 어느 정도의 염증이 늘 존재한다는 것이다. 천식은 아이가 성장함에 따라 완화되기도 하지만 대부분의 아이들은 성인이 되어서도 폐가 민감해지게 된다.

>>천식 유발 인자

천식은 극도로 민감한 폐에 자극이 가해질 때 나타나는 반응으로 천식 유발 인자는 사람마다 다르다. 그렇기 때문에 담당 의사와의 상담을 통해 우리 아이의 천식 유발 인자가 무엇인지 정확히 알고 이를 피하는 노력은 무엇보다 중요하다. 알레르겐, 바이러스, 공해 물질, 운동, 격한 감정 등이 일반적으로 알려진 천식 유발 인자이다.

흡입 알레르겐

흡입 알레르겐은 우리 주변 환경에 존재하는 알레르겐을 말한다. 이 중 아이의 알레르겐이 호흡을 통해 폐 내로 유입되면 천식 발작이 발생한다. 가장 흔한 흡입 알레르겐으로는 집먼지진드기, 바퀴벌레, 동물의 비듬, 곰팡이, 꽃가루 등이 있다(흡입 알레르겐에 대한 자세한 정보는 170~177쪽 참고). 이와 같은 흡입 알레르겐에 노출되면 알레르기가 있는 사람의 기도는 늘 염증이 있는 상태가 된다.

환경적 자극 인자

공기 중에는 천식이 없는 사람의 기도에도 자극을 주는 물질들이 많다. 일례로 담배 연기로 가득한 방 안에 들어가면 누구나 기침을 하게 된다. 그러나 천식 환자가 담배 연기를 흡입할 경우, 매우 심각한 기침과 천명이 유발되어 천식 발작을 일으킬 수도 있다. 환경적 자극 인자로는 담배 연기, 매연, 화학 물질, 연소된 물질에서 나오는 연기, 강한 향 등이 있다. 갑작스러운 온도 변화 역시 천식의 환경적 자극 인자이다.

호흡기 바이러스

호흡기 바이러스는 코와 폐를 공격하며, 열, 콧물, 기침 등의 증상을 유발한다. 인플루엔자 바이러스, 호흡기 세포융합 바이러스, 라이노 바이러스 등이 일반적인 호흡기 바이러스이다. 아이가 위의 호흡기 바이러스에 감염되었다면 얼마나 자주 천명 증상이 나타나는지 주의 깊게 관찰해야 한다. 호흡기 바이러스는 천식 발작의 가장 흔한 원인이기 때문이다.

운동

아이의 천식이 제대로 관리되지 않았을 경우 운동 역시 천식 발작의 원인이 될 수 있는데 이를 '운동 유발성 천식'이라 한다. 천식이 있는 아이들은 폐에 늘 염증이 있지만 적절한 관리가 따른다면 큰 불편 없이 신체적인 활동을 할 수 있다. 아이가 운동 후에 기침을 하거나 숨이 차 한다면 천식이 제대로 관리되고 있지 않다는 신호이다(운동 유발성 천식에 대한 자세한 정보는 34~35쪽 참고).

격한 감정

심하게 울거나 웃는 것, 공포, 불안, 스트레스 등 격한 감정 상태 역시 천식 발작을 유발할 수 있다.

식품

일반적으로 알려진 것과 달리 식품이 천식 발작의 원인이 되는 경우는 매우 드물다. 그렇지만 식품에 들어 있는 방부제나 식용 염료등이 천명 증상을 유발하기도 하는데, 이는 피부 발진과 함께 나타날 수 있다.

운동 유발성 천식(Exercise-Induced Asthma, EIA)

아이가 운동 뒤에 기침, 천명, 가슴통증 등의 증상을 보이거나 심한 호흡곤란을 호소한다면 운동 유발성 천식일 수 있다.

운동 유발성 천식의 원인

아이의 천식을 제대로 관리하지 않았을 경우, 운동 유발성 천식이 나타날 위험이 높아진다. 일반적으로 숨을 쉴 때 코를 통해 몸속으로 들어간 공기는 오염 물질이 걸러지고 습기가 생겨 따뜻하다. 쉬지 않고 빨리 달리기 등의 운동을 장시간 할 경우, 정상인들은 대부분 코가 아닌 입으로 호흡하게 되는데, 따라서 입으로 유입되는 공기는 상대적으로 차갑고 건조하다. 이처럼 천식 환자의 민감한 기도가 차갑고 건조한 공기에 노출되면 기침, 천명, 호흡곤란 등의 증상이 나타나게 된다.

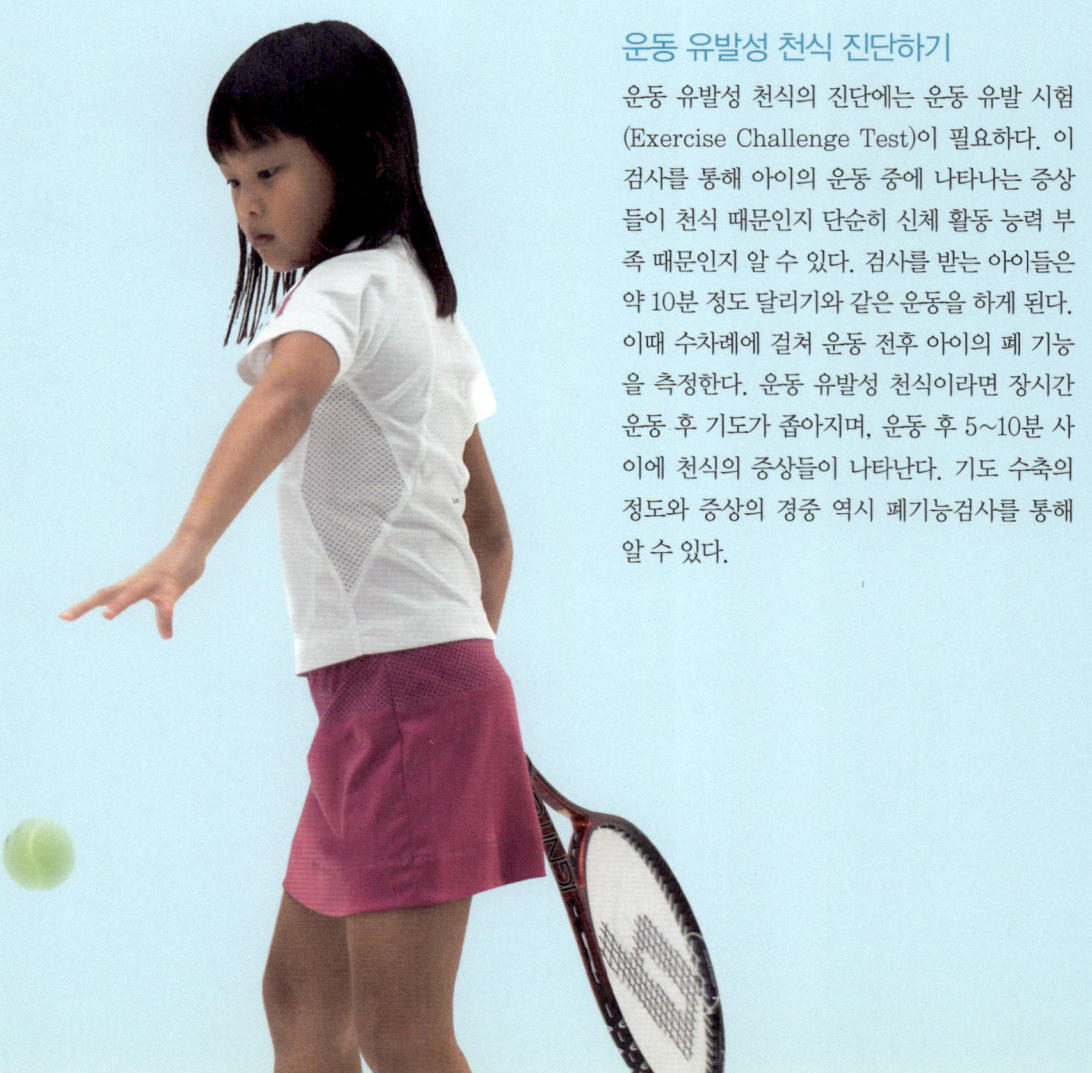

운동 유발성 천식 진단하기

운동 유발성 천식의 진단에는 운동 유발 시험(Exercise Challenge Test)이 필요하다. 이 검사를 통해 아이의 운동 중에 나타나는 증상들이 천식 때문인지 단순히 신체 활동 능력 부족 때문인지 알 수 있다. 검사를 받는 아이들은 약 10분 정도 달리기와 같은 운동을 하게 된다. 이때 수차례에 걸쳐 운동 전후 아이의 폐 기능을 측정한다. 운동 유발성 천식이라면 장시간 운동 후 기도가 좁아지며, 운동 후 5~10분 사이에 천식의 증상들이 나타난다. 기도 수축의 정도와 증상의 경중 역시 폐기능검사를 통해 알 수 있다.

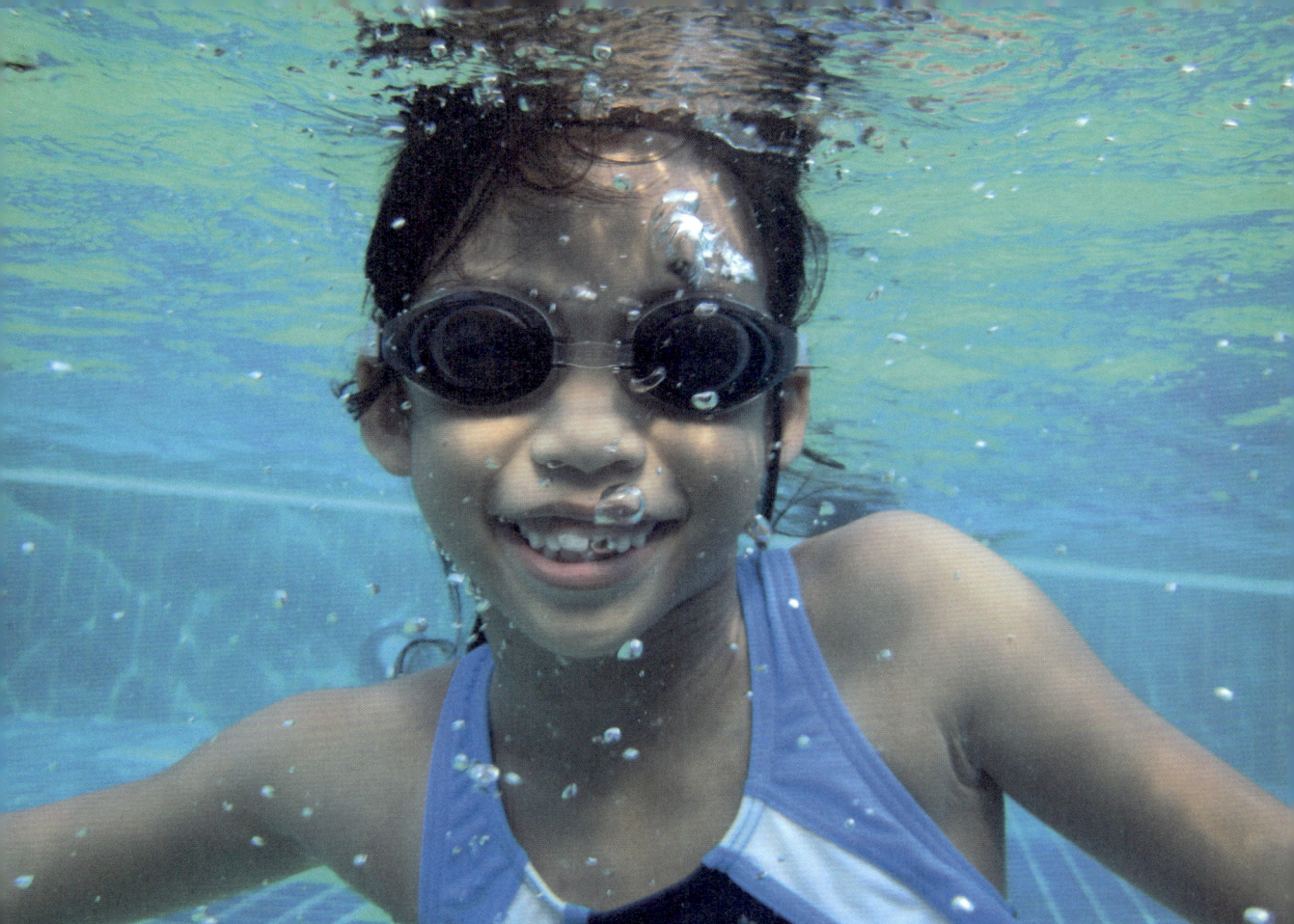

운동 유발성 천식 치료하기

아이가 운동 유발성 천식이라면 운동 전에 충분히 준비운동을 하도록 유도하자. 하지만 아이의 몸 상태가 좋지 않거나 주변 공기가 심하게 오염된 경우라면 운동 자체를 피하는 것이 좋다. 증상이 심하지 않은 아이가 운동 후에 기침을 하거나 숨을 심하게 몰아쉰다면 운동 시작 15분 전에 기관지 확장제의 사용을 권장한다. 담당 의사의 소견에 따라 기관지 염증을 예방하기 위한 약물을 처방받아도 좋다. 이를 통해 기관지의 민감도 및 운동 중 기관지 수축의 위험을 낮출 수 있다.

운동 유발성 천식의 증상을 완화시키는 운동

수영은 천식 아동들에게 가장 좋은 운동이다. 수영을 할 때 들이마시는 공기는 상대적으로 따뜻하고 촉촉하기 때문이다. 반대로 천식 증상이 나타날 수 있는 운동으로는 축구 등 장시간 달리기를 하는 운동이나 스키와 같이 추운 곳에서 하는 운동 등이 있다. 그러나 관리 방법을 잘 따른다면 천식이 있는 아이들도 대부분의 신체 활동을 할 수 있다.

TIP

운동은 아이의 건강에 있어 매우 중요한 활동이다. 그렇기 때문에 운동 유발성 천식이 있더라도 꾸준한 치료와 관리를 통해 정기적으로 운동을 하는 것이 좋다.

천식은 왜 발생할까요?

천식의 정확한 원인은 아직 밝혀지지 않았지만 유전적 요인 및 환경적 요인 모두가 천식 발병에 영향을 주는 것으로 알려져 있다.

>> 유전적 요인

천식은 유전이 된다. 부모 중 한 명에게 천식이 있을 경우 아이가 천식에 걸릴 확률은 20%이다. 부모가 모두 천식 환자라면 확률은 60%로 높아진다. 그렇지만 천식 발병이 오직 유전적인 요인 때문이라면 일란성 쌍둥이는 환경적 요인과 관계없이 동일하게 천식을 앓아야 할 것이다. 하지만 연구 결과에 따르면 천식 발병에는 유전적 요인뿐 아니라 환경적 요인도 상당 부분을 차지하는 것으로 나타났다.

>> 환경적 요인

환경적 요인이 천식을 유발한다는 이론에는 여러 견해가 있다. 천식을 일으키는 정확한 환경적 원인은 아직 정확히 규명되지 않았지만 아래의 요인들이 영향을 주는 것으로 알려져 있다.

위생가설

천식을 일으키는 환경적 요인 중 첫 번째는 위생가설이다. 오늘날 아이들은 매우 위생적인 환경에서 생활하기 때문에 감염이나 먼지, 미생물에 거의 노출되지 않아 오히려 천식이나 알레르기 발병률이 높다는 것이 위생가설이다(19쪽 참고).

담배 연기

태아기 혹은 영아기에 담배 연기에 노출되면 이후 천식이 발병할 위험이 높아진다.

공해 물질

산업화된 국가에서 발생하는 자동차 배기가스, 공장 매연 등도 천식과 연관이 있다.

영·유아기의 바이러스성 기도 감염

태어난 지 일 년 이내에 폐렴을 앓은 아이들은 천식 발병 위험이 높다.

천식의 증상은 무엇일까요?

영화에서 그려지는 천식은 대부분 굉장히 극적이다. 환자는 파랗게 질린 얼굴로 동공이 확장되고 눈이 커지며 숨을 몰아쉬거나 천명 등의 증상을 보인다. 그러나 이는 실제 천식의 증상과는 거리가 멀다. 증상이 있더라도 아주 미미한 경우가 대부분이다. 천식은 영아를 포함한 모든 연령대에서 발생한다. 아래 항목은 천식의 일반적인 증상들이다. 자녀가 장기간 다음과 같은 증상을 보인다면 의사와 상담하는 것이 바람직하다.

〉〉기침

기침은 흉부 염증이나 감기 등 호흡기 감염 질환의 일반적인 증상이다. 그렇다면 어떠한 경우에 기침을 천식으로 의심해야 할까? 만일 기침이 수주 혹은 수개월간 지속된다면 천식을 의심해 보아야 한다. 자주 기침을 하거나 밤에 기침을 하는 경우, 또는 운동 직후 기침을 하는 것도 천식의 징후일 수 있다. 아이에게 다른 질환이 없는 데도 자꾸 기침을 한다면 의사의 진단을 받아보자.

〉〉천명

천명(쌕쌕거림)은 기도가 좁아진 상태에서 호흡할 때 나는 소리로 오직 청진기를 통해서만 들을 수 있다. 그렇다면 아이에게 천명이 있는지 알 수 있는 방법은 무엇일까? 천식이 있으면 기도가 좁아져 호흡곤란을 겪거나, 더 많은 공기를 들이마시기 위해 호흡을 빨리 하게 된다. 숨을 쉴 때 어깨를 들썩이나 윗배가 빠른 속도로 나왔다 들어갔다 한다면 천식일 수 있다.

〉〉호흡곤란

아이가 숨을 빠르게 쉬거나 말을 하는 도중 중간에 숨을 쉬어야 할 정도로 심한 호흡곤란 증세를 보인다면 천식일 수 있다. 영아들은 가슴이 아직 단단하지 않기 때문에 숨 쉴 때 가슴이 안쪽으로 쏙 들어가기도 한다.

〉〉가슴이 답답한 증상이나 통증

아이가 어리다면 가슴이 답답하거나 꽉 죄는 등의 통증에 대해 제대로 설명하지 못할 수도 있다. 하지만 가슴을 문지르거나 두드리는 등의 행동을 통해 아이에게 천식이 있음을 알 수 있다. 좀 더 성장한 아이들은 가슴이 답답하거나 꽉 죄는 등의 증상을 말로 설명하기도 한다. 우선은 아이의 행동을 면밀히 관찰해보자.

천식은 어떻게 진단할까요?

아이에게 천식이 있는 것으로 의심된다면 우선 전문가의 정확한 진단을 받아야 한다.
이때 부모가 병원에서 천식을 진단하기 위해 실시하는 검진 및 검사에 대한 전반적
인 지식이 있으면 필요한 서류와 기록을 준비하기가 훨씬 수월하다. 진단 시 의사가
아이의 증상에 대해 질문하므로 부모는 이에 대한 정확한 정보를 갖고 있는 것이 좋다.

♣ **천식의 진단 과정**
　아이의 증상
　의사의 검진 내용
　알레르기검사 및 폐기능검사

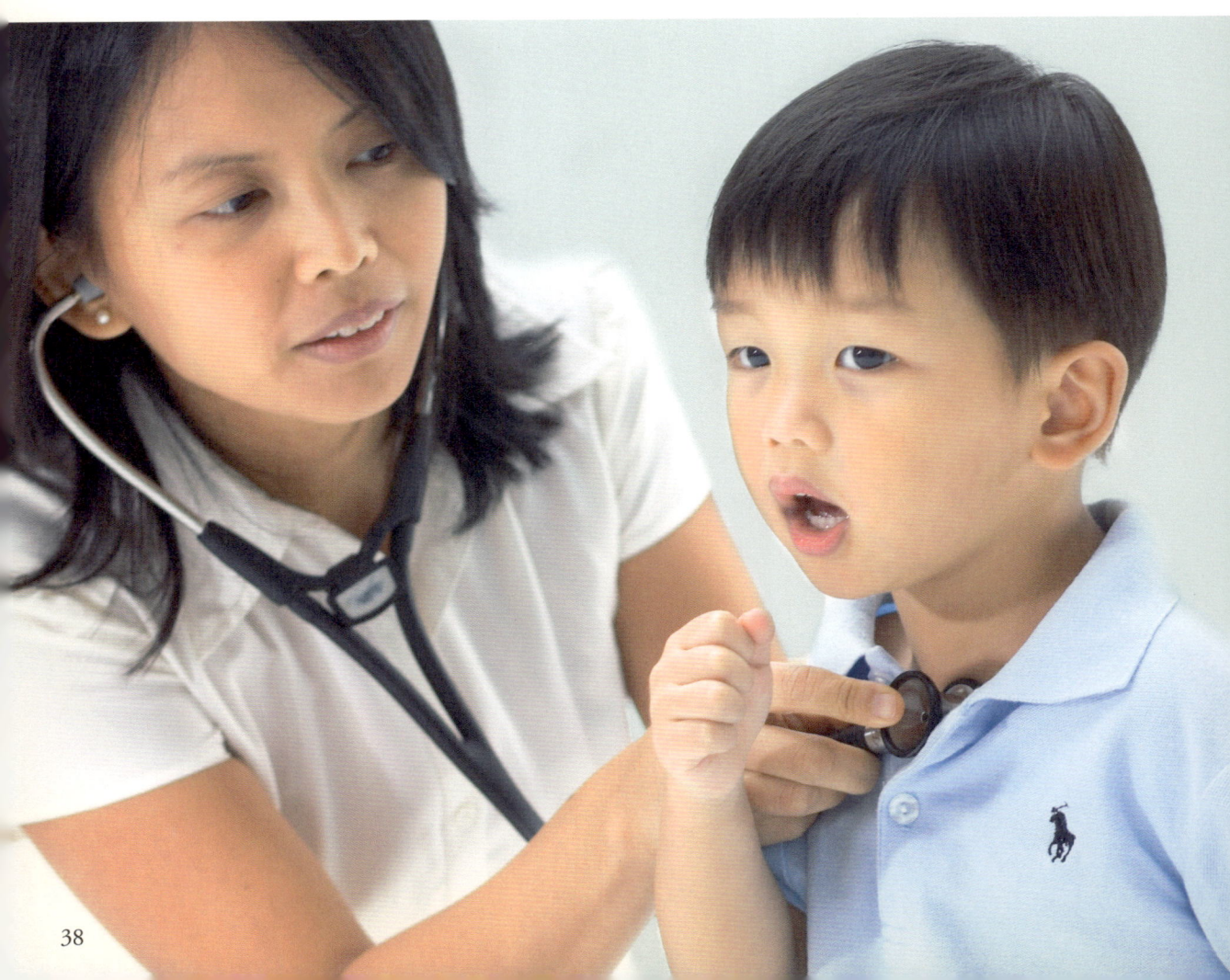

≫아이의 증상

- 아이가 기침, 천명, 호흡곤란과 같은 증상을 자주 호소한다면 의사에게 이를 알려야 한다.
- 의사는 아이의 코가 민감한지(알레르기 비염), 피부가 민감한지(아토피 피부염), 혹은 식품 알레르기 등 기타 알레르기가 있는지 물어볼 것이다. 위 질환들은 천식과의 연관성이 높기 때문에 이 중 하나 이상의 질환을 갖고 있다면 천식이 있을 위험 역시 높아진다.
- 천식은 유전성 질환이니 가족 중 천식이나 다른 알레르기 질환이 있는 사람이 있다면 의사에게 알린다.

아래의 체크리스트는 아이에게 천식이 있는지 확인하는 데 도움이 된다.

쌕쌕거리는 소리를 자주 낸다.	예	아니오
몸에 별 이상이 없을 때도 기침을 자주 한다.	예	아니오
아이가 아플 때 가슴 통증을 호소하거나 기침, 감기 등을 앓고 난 후 회복이 느리다.	예	아니오
뛰거나 큰 소리로 말할 때, 잘 때, 울거나 웃을 때 기침을 하거나 호흡곤란을 호소한다.	예	아니오
아이가 가슴에 압박감이나 꽉 조이는 증상 등을 호소한 적이 있다.	예	아니오
이전에 병원에서 아이의 폐가 민감하다는 진단을 받은 적이 있다.	예	아니오

아이가 아래 요인 중 하나 이상에 해당한다면 특별히 더 주의를 기울여야 한다.

알레르기 비염이나 아토피 피부염이 있다.	예	아니오
식품 알레르기가 있다.	예	아니오
집먼지진드기나 애완동물 등에 대한 알레르기가 있다.	예	아니오
부모나 형제에게 천식이나 다른 알레르기가 있다.	예	아니오

위의 질문 중 하나 이상에 '예' 체크가 되어 있다면 아이에게 천식이 있을 수 있다. 특히 아래쪽 표의 '예'에 체크가 되어 있는 경우라면 위험이 더 높다고 할 수 있다.

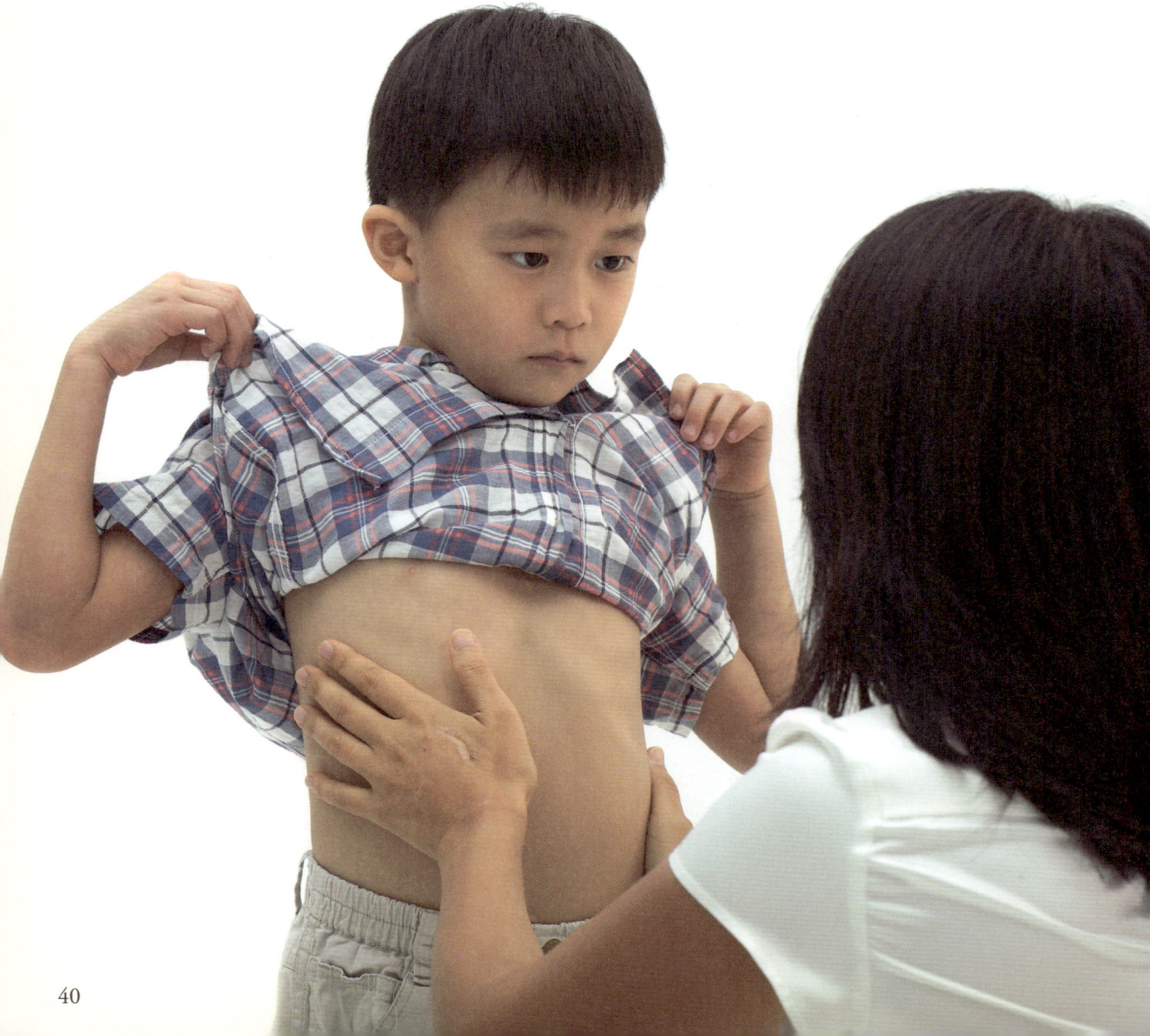

>>의사의 검진 내용

의사는 아이에게 나타나는 천식의 징후를 검진한다. 만일 아이가 급성 천식 발작을 일으켰을 경우 의사는 평소 아이에게 빠른 호흡이나 천명 등의 증상이 있는지 확인할 것이다. 그러나 대부분의 아이들은 천식 발작을 일으키지 않을 때는 어떠한 천식 증상도 보이지 않는다. 하지만 어떤 아이들은 가슴이 불룩 튀어나오거나 아래쪽 갈비뼈가 바깥쪽으로 돌출되어 있기도 하다. 이 밖에도 의사는 다른 알레르기 징후 역시 체크하게 된다. 알레르기 샤이너(Allergic Shiners)가 그중 하나인데, 이 증상이 있는 아이는 눈 밑이 어두워지고 부풀어 올라 마치 다크서클이 생긴 것처럼 보인다. 알레르기 샤이너는 천식과 동반되는 다른 알레르기 질환(알레르기 비염, 아토피 피부염) 등에서도 볼 수 있다. 주요 원인은 알레르기 비염이나 아토피 피부염이기 때문에 의사들은 이 증상이 있는지 주의 깊게 살피게 된다.

알레르기 샤이너는 알레르기 질환이 있는 아이들의 눈 주위가 검어지고 부풀어 오르는 증상이다.

≫ 알레르기검사 및 폐기능검사

천식의 정확한 진단을 위해 의사는 몇 가지 검사를 실시하게 된다. 그중 두 가지 주요 검사가 알레르기검사와 폐기능검사다.

알레르기검사

천식이 있는 아이들 중 상당수는 나중에라도 다른 알레르기가 발병할 위험이 있기 때문에 반드시 알레르기검사를 받아야 한다. 알레르기검사는 두 가지 이유에서 중요하다. 우선 아이의 천식 유발 인자가 무엇인지 정확하게 알 수 있다. 또한 아이에게 천식 외에 다른 잠재 알레르기가 있는지에 대해 알 수 있다. 알레르겐을 찾고 이를 피하는 것이야말로 아이의 천식 관리에 있어 가장 중요한 부분이다. 아이에게 다른 잠재 알레르기가 있는지 아는 것 역시 향후 아이의 천식 치료에 있어 중요한 자료가 된다. 만일 아이에게 다른 알레르기가 있다면 아이의 천식은 알레르기 천식으로, 이는 아이가 성인이 될 때까지 지속적으로 발병하게 된다. 반면 다른 알레르기가 없으며 호흡기 바이러스 감염에 걸렸을 경우에만 천명 등의 증상이 나타난다면 이는 바이러스성 천식으로 분류되며, 아이가 10세 정도가 되면 저절로 사라진다(Part 2 참고).

폐기능검사

검사 이름에서 알 수 있듯이 폐기능검사는 폐가 기능을 제대로 하고 있는지 알아보는 검사이다. 이는 기도 수축 및 염증 여부를 알 수 있다는 점에서 천식 진단에 매우 유용하다. 이 검사를 통해 아이의 천식 증상 정도를 알 수 있다. 그러나 이 검사를 받으려면 대상 아동이 정확한 지시를 따라야 하기 때문에 일반적으로 6세 이상의 아동에게만 실시된다. 폐기능검사는 아이가 숨을 크게 들이마신 뒤 약 6초 동안 최대한 숨을 내뱉는 방식으로 진행된다. 6세 미만의 아동을 대상으로 실시되는 폐기능검사도 있지만 주로 연구 목적으로만 이용된다.

천식은 어떻게 관리할까요?

천식은 어떻게 관리하느냐에 따라 호전되는 정도가 다르므로 아이의 증상에 따른 적절한 관리가 무엇보다 중요하다.

》》알레르겐과 천식 유발 인자 제거

의사의 진찰을 통해 아이의 천식을 유발하는 알레르겐과 유발 인자를 확인하자. 하지만 검증되지 않은 알레르기검사까지 모두 받는 것은 아이의 치료에 도움이 되지 않는다. 아이의 알레르겐과 천식 유발 인자가 무엇인지 확인되면 아이가 이와 접촉하지 않도록 해야 한다. 이 사항을 잘 지켜야 천식 증상이 완화되며 천식 발작의 횟수도 줄일 수 있다. 또한 기본적으로 아이가 오염된 곳이나 매연, 먼지 등이 많은 장소에 가지 않도록 해야 한다. 규칙적으로 운동하고 매년 인플루엔자 예방 접종을 맞는 것도 중요하다.

》》약물치료

천식 치료에 사용되는 약의 종류는 매우 다양하지만 크게 '질병 조절제'와 '증상 완화제'로 나누어 생각하면 이해하기 쉽다. 이 두 가지는 천식 치료에 가장 기본이 되는 주요 약제로, 일단 어떤 약품을 언제 이용하는 것이 옳은지 알고 나면 어렵지 않게 약을 이용할 수 있을 것이다. 의사는 먼저 아이의 상태에 따라 적절한 약제를 선택한 뒤 효과를 극대화할 수 있는 이용법을 결정한다. 천식 치료제는 흡입식, 분무식, 시럽, 알약 등 다양한 방법으로 투약이 가능하다.

흡입보조기구와 함께
사용하는 증상 완화제

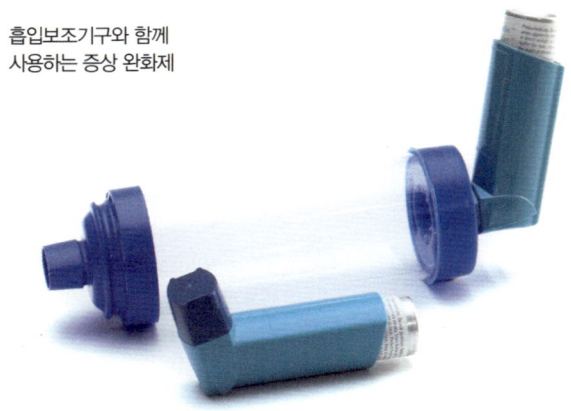

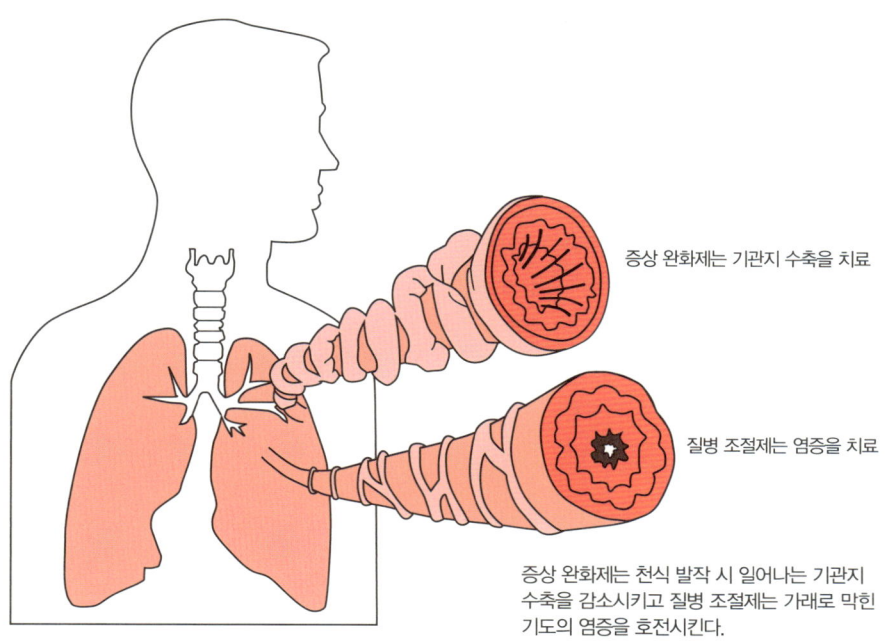

증상 완화제는 기관지 수축을 치료

질병 조절제는 염증을 치료

증상 완화제는 천식 발작 시 일어나는 기관지 수축을 감소시키고 질병 조절제는 가래로 막힌 기도의 염증을 호전시킨다.

질병 조절제

질병 조절제는 기도 내 염증을 치료하며 천식 발작을 막는다. 또한 천식 유발 인자에 노출된 기도를 안정시켜 기관지 수축을 예방한다. 예를 들어 질병 조절제를 이용 중인 아이는 호흡기 바이러스에 감염되더라도 천식 발작을 일으킬 위험이 낮아진다. 질병 조절제의 목적은 천식 발작을 예방하는 것이므로 아이가 천식 발작을 일으키지 않는 정상 컨디션일 때도 투약한다. 종류로는 크게 흡입용 코르티코스테로이드(Inhaled Corticosteroids, ICS)와 류코트리엔 수용체 길항제(Leukotriene Receptor Antagonists, LTRA)가 있다. 두 가지 약제 모두 기도의 염증을 치료한다. ICS는 스테로이드 베이스의 약제로서 호흡을 통해 폐에 직접 들어가 기도 내의 염증을 치료한다. LTRA는 스테로이드 베이스가 아니지만 역시 염증을 치료한다. 류코트리엔(Leukotriene)은 폐에서 분비되는 화학 물질로, 기도 내부의 수용체에 흡착해 염증을 일으킨다. LTRA는 이 류코트리엔이 수용체에 흡착하는 것을 막아 염증이 생기는 것을 방지한다. ICS와 LTRA는 가루약이나 알약 형태로 경구 투여한다.

효과

적절한 질병 조절제를 규칙적으로 투약하면 천식 치료에 상당한 효과를 볼 수 있는 것으로 알려져 있다.

ICS는 가장 효과적인 치료 약물이다. ICS를 규칙적으로 투약하면 아이의 천식 증상이 완화되며, 폐의 민감도 역시 낮아지기 때문에 천식으로 인한 입원이나 응급실 방문이 줄어든다. 무엇보다 ICS는 천식으로 인한 사망 위험을 현저하게 낮춘다.

LTRA는 가벼운 천식에 매우 효과적이지만 소염 작용이 ICS만큼 강력하지는 않다. 그렇기 때문에 전반적으로는 ICS의 약효가 LTRA보다 강하다. LTRA는 심하지 않은 천식이나 운동 유발성 천식, 또는 알레르기 비염과 천식을 둘 다 갖고 있는 경우에 처방된다. 천식이 심한 경우 전반적인 항염 효과를 높이기 위해 ICS와 함께 처방되기도 한다.

안전성

약물을 투약할 때 무엇보다 중요한 것이 안전성이다. 특히 장기간 이용하거나 투약 대상이 아이들이라면 안전에 대한 중요성이 더욱 커진다. 이와 같은 이유로 현재까지 ICS와 LTRA를 대상으로 한 광범위한 연구가 실시되었고, 두 약제 모두 신생아에게 사용해도 될 만큼 안전하다고 판명되었다.

많은 부모들이 아이에게 스테로이드제를 투약한다는 사실에 대해 적잖이 우려한다. 그러나 ICS에 함유된 스테로이드의 양은 아주 적을 뿐 아니라 호흡을 통해 투여되기 때문에 경구 투여에 비해 신체의 다른 부위에 거의 영향을 주지 않는다. 그러므로 ICS는 다른 경구 스테로이드제의 부작용인 비만, 발육 부진, 백내장 등을 일으키지 않는다. 아이가 스테로이드제 때문에 발육 부진을 겪을까 걱정하는 부모가 있다면, 안심해도 좋다는 사실을 기억하자. ICS 처방으로 천식을 잘 관리한 아동이 그렇지 않은 아동에 비해 발육 상태가 좋다는 연구 결과도 있다. 이렇듯 천식 치료제는 안전한 약물이지만 부작용을 최소화하기 위해서는 다음의 절차를 따라야 한다.

- 흡입보조기구를 사용하자. 이 기구는 흡입되는 ICS의 양을 조절해 구강이나 기도 내에 투입되는 스테로이드제의 양을 줄여 스테로이드가 다른 신체 부위에 미칠 영향을 최소화한다.
- 흡입기를 사용한 후에 아이가 입을 헹구도록 교육시키자. 아이의 입속에 남아 있는 ICS가 씻겨 나가 목이 쉬거나 따가워지는 부작용을 예방할 수 있다.
- 정기적으로 검진을 받게 하자. 의사는 아이에게 부작용이 나타났는지 체크해 아이의 천식 치료에 필요한 최소량의 ICS를 처방해줄 것이다. 때문에 정기적으로 병원을 찾는 것은 매우 중요하다.

LTRA 약제를 처방받는 대부분의 아이들에게서는 부작용이 나타나지 않는다. 간혹 복통, 어지럼증, 근육통 등을 호소하는 경우가 있지만 이 역시 매우 드물다. 그러나 다른 약물치료를 할 때와 마찬가지로 아이의 부작용 여부를 주의 깊게 관찰해 의사에게 알리는 것이 중요하다.

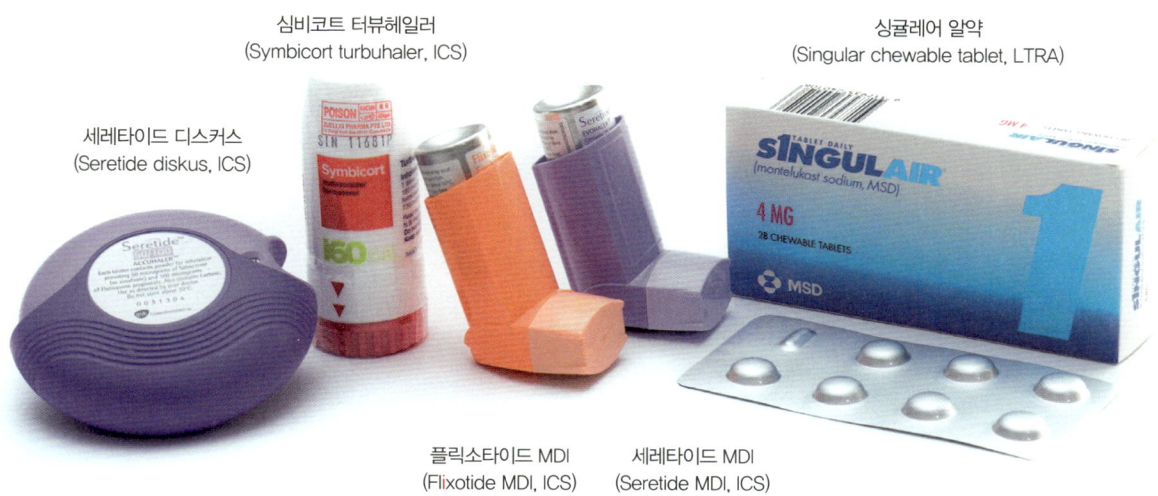

심비코트 터뷰헤일러
(Symbicort turbuhaler, ICS)

싱귤레어 알약
(Singular chewable tablet, LTRA)

세레타이드 디스커스
(Seretide diskus, ICS)

플릭소타이드 MDI
(Flixotide MDI, ICS)

세레타이드 MDI
(Seretide MDI, ICS)

천식의 질병 조절제

증상 완화제

완화제는 아이가 급성 천식 발작을 일으킬 때 근육을 이완시켜 기도 수축을 막는 작용을 한다. 완화제를 사용하면 좁아졌던 기도가 몇 초 안에 넓어져 즉각적으로 천명 증상이 완화된다. 효과가 즉각적인 만큼 약효가 지속되지 않고 금세 사라지는데, 이는 완화제가 기도 염증을 치료하는 약이 아니기 때문이다.

효과

완화제의 약효를 극대화하기 위해서는 반드시 적절한 기구를 사용해 흡입해야 한다(48~51쪽 '천식 약물 투여하기' 참고). 완화제는 천식 발작을 가라앉히기 위한 것인 만큼 매일 사용해서는 안 된다. 아이가 일주일에 1회 이상 완화제를 사용한다면 이는 아이의 천식이 제대로 관리되고 있지 않은 상태로, 이 경우 질병 조절제를 이용해야 할 수도 있다.

안전성

완화제는 적정량을 사용할 경우 매우 안전하다. 시럽이나 알약 등의 경구 투여보다 흡입식이 부작용이 적다. 보조기구를 사용해 흡입하는 것 역시 부작용을 줄이는 데 도움이 된다. 완화제 사용으로 나타나는 부작용은 심박 수 증가, 활동 과다, 손 떨림 등이 있다. 이러한 부작용들은 흔하게 발생하며 몇 분 정도 지속된다. 그러나 부작용이 그 이상 지속되거나 아이가 불편함을 호소하면 반드시 의사와 상의해야 한다.

그 밖의 천식 치료 약물

이외에도 테오필린(Theophylline)이나 크로모글리케이트(Cromoglycate) 같은 약물들이 있지만 흔히 사용되지는 않는데, 이유는 천식 치료 효과가 흡입 스테로이드만큼 뛰어나지 않기 때문이다. 최근에는 항IgE(Anti-IgE) 약물인 오말리주맙(Omalizumab)이 개발되었다. 알레르기 천식이 생기는 것은 알레르겐이 IgE와 흡착해 폐 내부에서 기도 염증과 기관지 수축을 유발하는 화학 물질을 분비하기 때문이다. 항IgE는 말 그대로 IgE를 모두 제거해 염증을 방지하는 작용을 한다. 항IgE는 그 효과가 탁월하지만 아이들이 싫어하는 주사 형태로만 투약이 가능하기 때문에 주로 성인에게 처방된다. 이렇듯 연령에 제약이 따르므로 천식 아동들에게는 처방 전 별도의 검사를 실시해야 한다.

경구 스테로이드

시럽이나 알약 형태로 경구 투여되는 스테로이드제는 주로 심한 천식 발작에 사용한다. 2~3일 정도 짧은 기간 동안만 처방되어야 한다. 이를 어기고 너무 자주 경구 스테로이드 제를 이용한다면 발육 부진, 고혈압, 백내장, 녹내장 등의 심각한 부작용이 발생할 수 있다. 아이의 천식 잘 관리가 제대로 이루어지는 상황에서는 경구 스테로이드제가 거의 필요하지 않으니 천식 관리에 우선의 노력을 기울이도록 하자.

>>면역치료

아이의 천식이 특정 알레르겐 때문이라면 해당 알레르겐에 대한 민감도를 떨어뜨리는 것이 천식 치료에 도움이 될 수도 있다. 이 같은 면역치료가 아이의 천식 증상을 완화시키고 천식 치료제 사용을 줄인다는 연구 결과도 나와 있다.

그러나 모든 아이들이 다 면역치료의 효과를 볼 수 있는 것은 아니다. 아이에게 어떤 알레르기가 있는지, 천식이 얼마나 심한지에 따라 면역치료의 효과가 달라진다. 아이에게 면역치료가 적절한 치료법이라고 판단되면 의사와의 상의를 통해 결정 내리면 된다(면역치료의 자세한 내용은 201~213쪽 참고).

알레르기 비염이 천식을 악화시킬 수도 있다.

적절히 관리되지 않은 알레르기 비염이 아이의 천식을 더욱 악화시킬 수도 있다는 연구 결과가 있다. 천식이 있는 아이들의 60% 정도가 알레르기 비염이 있는 것으로 나타났기 때문에 아이에게 알레르기 비염이 있는지 검사하고 이를 잘 관리하는 것은 매우 중요하다. 알레르기 비염이 아이의 천식 치료를 방해하는 원인일 수도 있다.

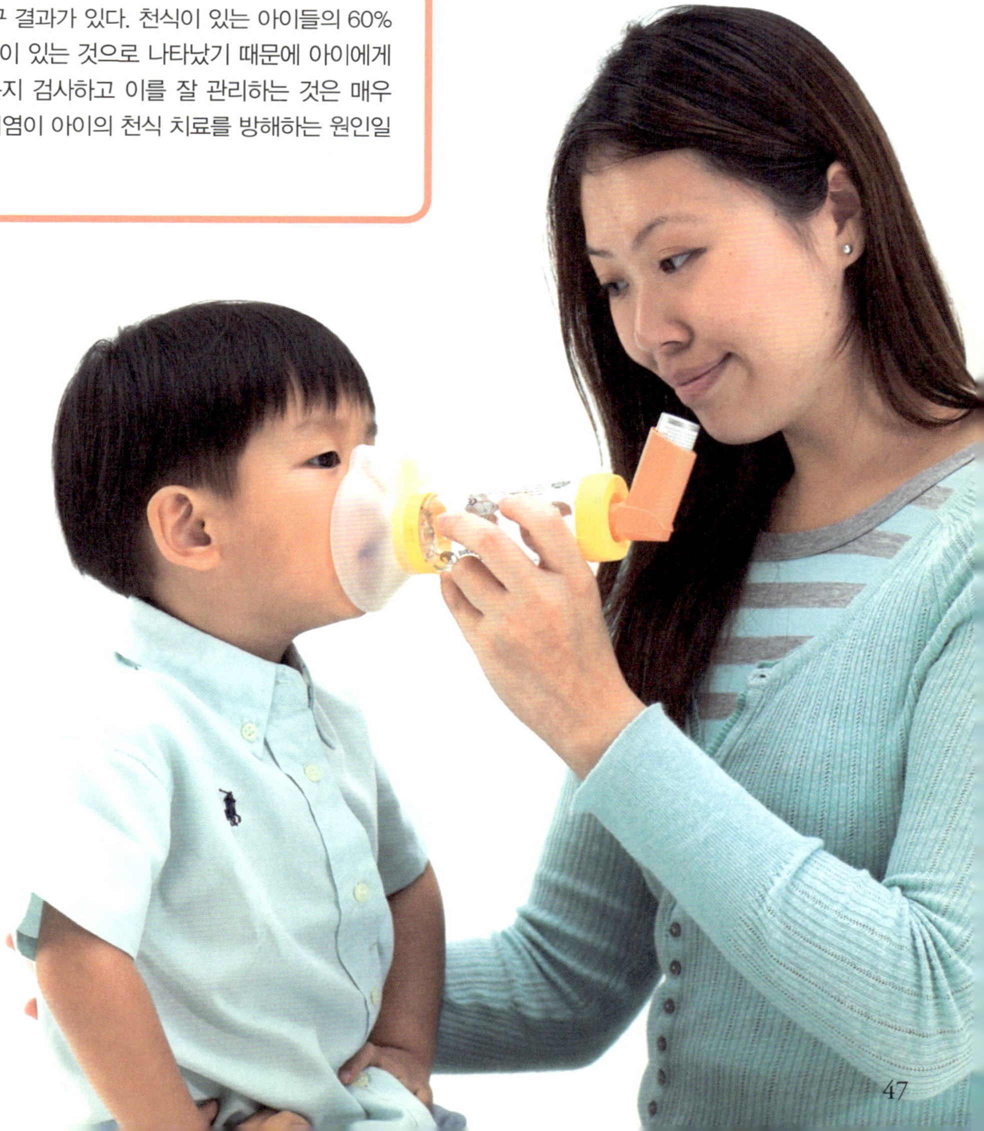

천식 약물 투여하기

천식 치료 약물은 흡입식이 대부분으로 호흡을 통해 폐로 유입된다. 약물이 폐 내부로 바로 투입되기 때문에 천식 치료에 있어 가장 효과적인 방법이다. 이와 같은 흡입식 투약에는 다음의 세 가지 방법이 사용된다.

정량식 흡입기(Metered-Dose Inhaler, MDI)

정량식 흡입기는 흡입식 중에서 가장 흔한 투약기구다. 흡입기 본체를 누르면 의사의 소견에 따라 처방된 정량의 약제가 연무 형태로 공기와 함께 분사된다. 하지만 본체를 누르면서 동시에 약제를 흡입하는 일이 아이에게는 어려울 수 있다. 따라서 정량식 흡입기를 사용하는 아이들에게는 흡입보조기구를 함께 사용할 것을 권한다.

흡입보조기구는 플라스틱 용기로, 흡입 전에 연무 형태의 약제를 미리 담아둘 수 있다. 이렇게 해두면 아이가 서두르지 않고 기구 내에 연기처럼 떠다니는 약제를 천천히 흡입도록 도와준다. 흡입보조기구를 사용하면 분무와 동시에 흡입해야 하는 번거로움이 줄어들고, 약제가 더욱 효과적으로 폐 내부로 투여된다. 또한 구강이나 목에 닿는 약제의 양도 줄일 수 있다. 이렇듯 흡입보조기구의 사용은 약의 효과를 높이는 동시에 부작용을 줄여준다. 에어로챔버(Aerochamber), 볼류매틱 스페이서(Volumatic Spacer), 펀헤일러(Funhaler) 등이 대표적인 흡입보조기구이다.

다양한 흡입식 투약기구

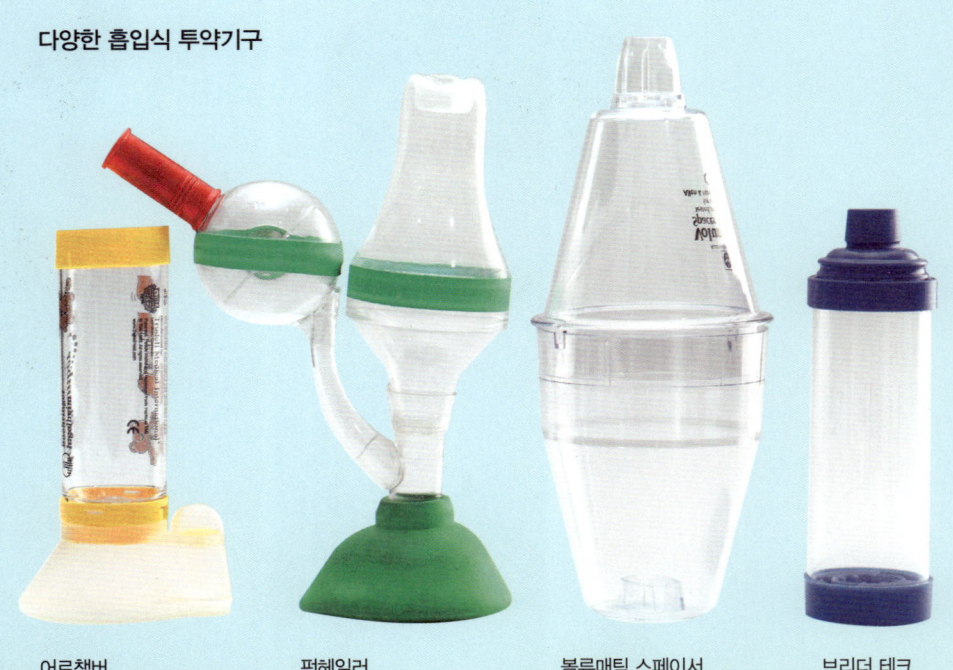

어로챔버
(Aerochamber)

펀헤일러
(Funhaler)

볼류매틱 스페이서
(Volumatic Spacer)

브리더 테크
(Breath-a-tech)

정량식 흡입기의 장점

정량식 흡입기는 작고 휴대가 간편해 책가방이나 핸드백, 주머니 등 어디에나 넣고 다닐 수 있다. 뿐만 아니라 적절한 흡입보조기구만 있다면 아이들도 정량식 흡입기를 쉽게 사용할 수 있으며 영·유아들에게 사용해도 무방하다.

정량식 흡입기의 단점

정량식 흡입기를 사용하려면 흡입보조기구가 필요하다. 그렇기 때문에 상대적으로 부피가 큰 흡입보조기구를 함께 가지고 다녀야 하는 불편이 있다.

정량식 흡입기와 흡입보조기구의 올바른 사용법

1. 마우스피스의 뚜껑을 열고 정량식 흡입기를 흔든다.
2. 마우스피스를 흡입보조기구의 입구에 장착한다.
3. 보조기구에 장착된 마우스피스를 아이의 입에 넣은 뒤 입을 오므려 바람이 새어나가지 않도록 한다. 보조기구에 마스크가 달려 있다면 마스크로 아이의 코와 입을 덮고 지그시 눌러준다.
4. 정량식 흡입기를 한 번 눌러준다. 아이가 심호흡을 천천히 다섯 번 정도 하도록 한다. 정량식 흡입기의 밸브가 아이의 호흡에 따라 열렸다가 닫히는지 확인한다. 잠시 흡입보조기구를 떼고 약 30초 후 위의 과정을 한 번 더 반복해 의사가 처방한 정량을 흡입하도록 한다.

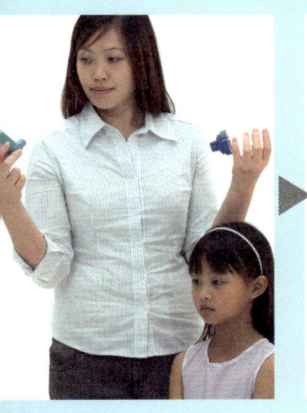 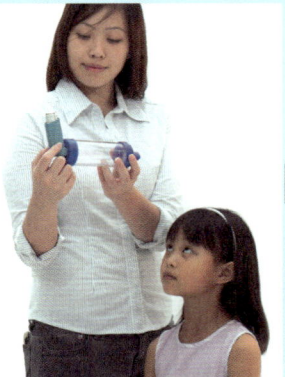 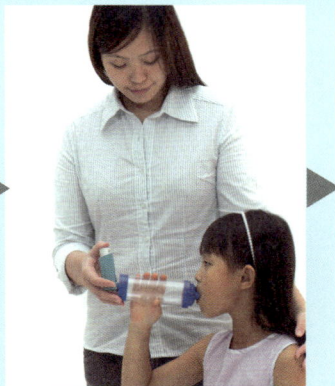 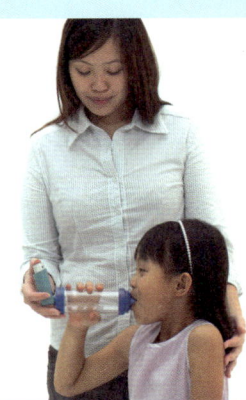

흡입보조기구 세척하기

사용 빈도에 따라 일주일에 한 번, 혹은 한 달에 한 번 정도 기구를 세척하는 것이 일반적이며 각 기구마다 세척법이 다르므로 제조사가 명시한 세척법을 따라야 한다. 다음은 일반적인 세척법이다.

1. 기구를 분리하여 미지근한 비눗물에 헹군다.
2. 깨끗한 온수로 한 번 더 헹군다.
3. 분리된 기구를 건조시킨다. 수건이나 티슈 등으로 기구 내부를 닦으면 정전기가 발생해 약제가 기구 내부에 흡착할 수 있으므로 반드시 자연 건조시킨다.
4. 기구가 건조되면 다시 조립해 건조시키고 시원한 곳에 보관한다.

분말형 흡입기 (Dry Powdered Inhaler, DPI)

분말형 흡입기는 미리 정해진 정량의 분말 약제를 투약하는 소형 기구이다. 호흡을 통해 약제가 흡입되는 방식으로, 아이가 숨을 들이마실 때 분말이 빨려 들어간다.

분말형 흡입기의 장점

호흡을 할 때만 약제가 흡입되기 때문에 정량식 흡입기와 달리 약제 분사에 맞추어 호흡을 할 필요가 없다. 따라서 사용이 비교적 쉽고 크기가 작아서 휴대 또한 편하다. 별도의 보조흡입기구 역시 필요하지 않다.

분말형 흡입기의 단점

효과적인 사용을 위해서는 아이가 빠르고 힘차게 호흡해야 한다. 또한 약 10초간 숨을 멈추어야 하는데, 대부분의 아이들이 이를 어려워한다.

분말형 흡입기의 올바른 사용법

1. 그림처럼 한 손에 분말형 흡입기를 잡고 다른 손의 엄지손가락을 기구의 뚜껑에 둔다.
2. 딸깍 소리가 날 때까지 뚜껑을 눌러 분말형 흡입기를 연다. 여기까지가 분말형 흡입기의 사용 준비 단계이다.
3. 그림처럼 분말형 흡입기를 잡고 딸깍 소리가 날 때까지 뚜껑을 밀면 미리 정해진 용량의 분말 약제가 준비된다.
4. 아이가 분말형 흡입기의 마우스피스를 입에 물면, 가능한 크게 호흡하도록 교육시키자. 이때 지속적으로 입을 통해 호흡하게 해야 한다. 다음으로 기구를 떼고 약 10초간 숨을 참은 뒤 천천히 숨을 내쉬게 한다. 의사가 처방한 용량을 모두 흡입할 때까지 위의 과정을 반복한다. 흡입이 끝나면 뚜껑을 눌러 기구를 닫는다.

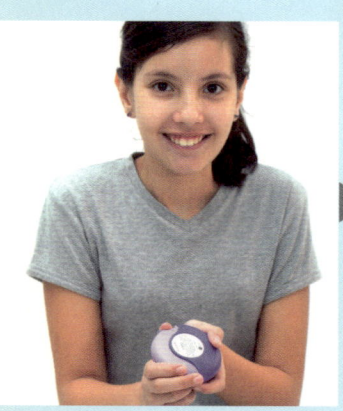 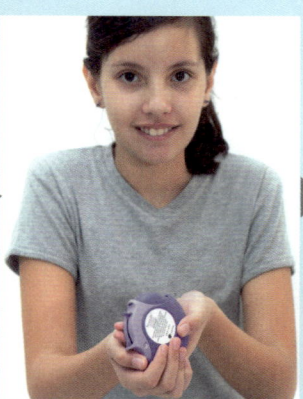 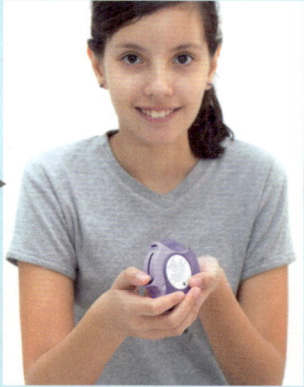 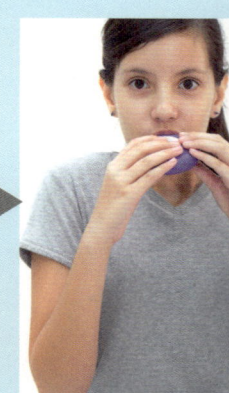

연무기(Nebulisers)

연무기는 약제를 미세한 연무 상태로 만드는 기구다. 연무 상태의 약제는 호흡을 통해 마스크나 마우스피스를 거쳐 폐로 들어간다. 하지만 대부분의 경우 흡입보조기구를 사용하면 매우 효과적으로 정량식 흡입기를 사용할 수 있기 때문에 가정에서 이러한 연무기를 사용하는 일은 거의 없다.

연무기의 장점

연무기는 심각한 천식 발작이 발생했을 경우에 유용하게 사용된다. 응급 상황에서는 호흡곤란이 오거나 피로감이 심해 정량식 흡입기를 사용하기 힘들기 때문이다. 영아의 부모 중 일부는 보조흡입기구가 필요 없는 연무기를 정량식 흡입기보다 더 편하다고 생각하기도 한다.

연무기의 단점

연무기는 가격이 비싸고 부피가 크며 휴대하기 어렵다. 또한 전기로 작동하기 때문에 국가별 전압 차이로 인해 다른 나라에서 사용하지 못할 수도 있다.

천식 행동 지침

모든 천식 아동들은 '천식 행동 지침'을 소지하고 있어야 한다. 이 천식 행동 지침을 보면 급성 천식 발작이 발생했을 때 어떤 조치를 취해야 하는지 한눈에 알 수 있다. 또한 천식 행동 지침을 보면 어떤 약제를 사용해야 하며 언제 추가적인 의학 자문이 필요한지에 대한 정보도 있다. 천식 행동 지침은 한눈에 들어오도록 만들어서 아이의 학교 및 지인들에게 배포해 아이가 천식 발작을 일으켰을 때 즉시 주변의 도움을 받을 수 있도록 해야 한다.

천식 발작이 일어났을 때 취해야 할 행동 지침

- 절대 당황하지 않도록 한다.
- 의사와 함께 작성한 천식 행동 지침을 따르자.
- 확실하지 않은 부분에 대해서는 의사의 조언을 구하자.

※53, 119, 139쪽의 행동 지침 페이지는 잘라서 외출 시 아이가 지참할 수 있도록 만든 페이지입니다. 아이의 상태에 따라 해당 내용을 적도록 하고 있으나 개인정보 유출이 우려된다면 긴급연락번호를 119로 적는 등 간략하게 기록해도 무방합니다.

천식 행동 지침

날짜
_____

이름(환자 정보)
_____

_____

부모 및 보호자 연락처
_____

평상시의 증상	질병 조절제
정상, 기침이나 천명 없음	_____ _____

가벼운 증상	증상 완화제
기침, 감기, 인플루엔자 감염	_____ _____

심각한 천식 증상	추가 약물
호흡곤란	_____ _____

• 위의 지침을 수행했음에도 증상이 완화되지 않을 경우 즉시 병원을 방문해야 합니다.

• 각 단계에서 의문 사항이 생길 시 즉시 병원을 방문해야 합니다.

담당 의사 : _____

진료 소견 : _____

_____

_____

_____

상태가 좋을 때

- 주야간 모두 기침, 천명, 흉통 증상 없음
- 천식 증상 없이 모든 신체 활동 참여 가능
- 증상 완화제 사용이 주 1∼2회 이하

상태가 악화될 때

- 기침, 천명, 흉통 증상
- 증상 완화제 추가 사용 필요
- 신체 활동 참여 불가능

천식 발작이 일어날 때

- 기침, 천명, 흉통이 심해짐. 숨이 참
- 6시간에 한 번 이상 증상 완화제 사용

위험 증상
- 증상이 매우 빠르게 악화된다.
- 증상 완화제를 사용했음에도 천명, 흉통, 숨이 찬 증상이 계속되거나 몇 분 간격으로 반복된다.
- 심하게 숨이 차고 말을 잇기 힘들며 입술이 파래진다.

아이가 위의 위험 증상을 보일 경우 즉시 구급차를 부를 것!

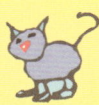 병원에 갈 때에는 본 행동 지침을 꼭 지참하세요.

>>천식 관리의 사례

6살 리사는 벌써 3개월 째 매일 밤마다 기침에 시달리고 있다. 리사의 아빠는 천식이 있고 엄마는 없다. 리사는 어렸을 때 아토피 피부염이 있었지만 성장하면서 없어졌다. 감기에 걸리면 쌕쌕거리는 천명 증상이 나타나곤 한다. 현재 복용 중인 약물은 없으며, 천식 증상이 나타나면 의사는 벤톨린(Ventolin) 연무기 사용을 권했다.

리사의 병력이 천식임을 알려주는 사항

- 오랫동안 지속된 야간 기침
- 일반적인 호흡기 질환으로 인한 잦은 천명 증상
- 다른 알레르기 질환 병력 – 리사의 경우 아토피 피부염
- 천식에 대한 가족력

리사가 천식을 앓고 있는지 진단하기 위해 의사는 천식을 유발할 수 있는 잠재 알레르기 보유 여부를 확인해야 한다. 이를 위해 의사는 폐능력검사와 피부단자검사를 수행했다.
폐능력검사 결과 리사에게 천식이 있음이 확인되었다. 또한 피부단자검사 결과 집먼지진드기에 대한 알레르기가 있으나 식품 알레르기는 없는 것으로 나타났다. 검사 결과를 통해 리사에게 천식 알레르기와 집먼지진드기가 있는 것으로 확인됐다. 또한 매일 밤 기침을 하고 잦은 천명 증상이 나타나는 것으로 미루어 보아 아이의 천식이 제대로 관리되지 않고 있음을 알 수 있다. 이에 따른 의사의 조치는 다음과 같다.

의사의 조치

- 집 안의 집먼지진드기를 제거할 것
- 천식 질병 조절제 사용을 시작할 것
- 아이에게 적합한 흡입보조기구를 선택할 것
- 천식 행동 지침을 작성할 것

리사의 천식 행동 지침

- 정상 컨디션일 때는 질병 조절제인 플릭소타이드(Flixotide) 사용
- 바이러스성 호흡기 질환에 걸리면 증상 완화제인 벤톨린 사용
- 천식 발작이 일어날 것 같거나 호흡이 가빠지면 벤톨린 더 자주 흡입
- 벤톨린으로도 증상이 완화되지 않으면 즉시 병원을 찾을 것

질병 조절제를 사용한 지 두 달이 지나자 리사의 밤 시간대 기침은 잦아들었다. 최근 리사는 인플루엔자에 걸렸고 가끔 가벼운 천명 증상을 보였으나 벤톨린을 흡입보조기구와 함께 사용하자 증상이 금세 사라졌다. 여러 차례 실시한 폐기능검사에서도 아이의 천식 증상이 호전되었다는 결과가 나왔다.

리사의 천식은 질병 조절제로 적절히 관리되었다. 천식 증상이 완화된 것으로 보아 아이의 폐 내부 염증이 잘 관리되고 있는 것으로 추정된다. 아이의 증상이 빠르게 호전되는 것을 확인한 의사는 질병 조절제의 투약 용량을 줄이고, 신체 활동에 참여해도 좋다는 소견을 내놓았다. 의사는 3개월 후에 다시 리사의 천식 상태와 투약 용량 등을 점검할 것이다.

리사의 천식 행동 지침서

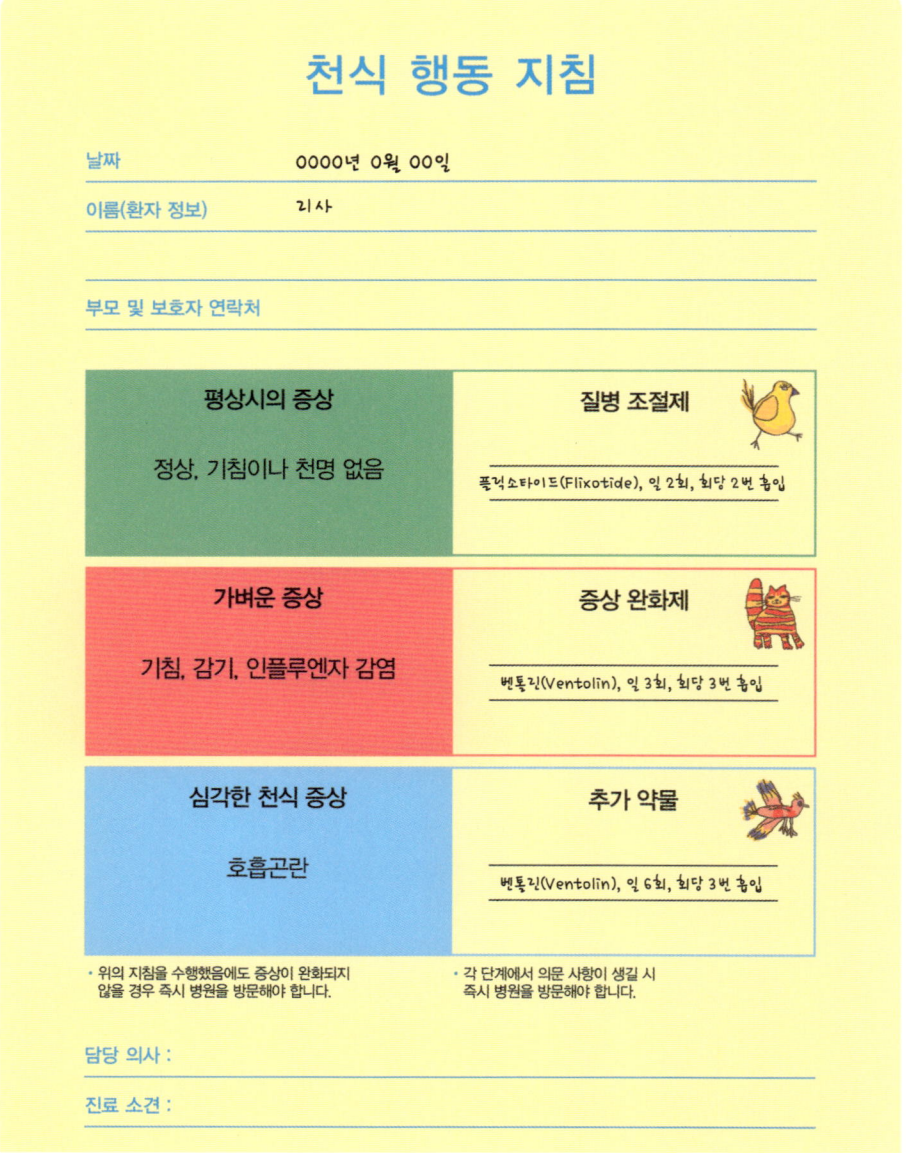

Q&A

Q 천식 치료제에 중독성이 있나요?

A 그렇지 않습니다. 처방되는 천식 치료 약제는 중독성이 전혀 없습니다. 천식은 만성 질환이기 때문에 아이의 천식 관리를 위해 약물 이용 기간이 다소 길 수는 있습니다. 그러나 이것이 아이가 천식 치료제에 중독된 것을 의미하지는 않습니다. 단지 천식 치료를 위해 장기간 약물 사용이 필요한 것뿐입니다.

Q 천식 치료에 효과가 있는 대체 의학이 있나요? 만약 있다면 안전한가요?

A 천식 치료에 이용될 수 있는 대체 의학은 대부분 그 효과 및 안전성에 대한 연구 및 실험이 아직 충분히 이루어지지 않은 상태입니다. 현재 척추 교정 지압요법, 침술, 동종요법, 한방 의학, 뷰테이코(Butyeko)와 같은 호흡 운동 등이 논의되고 있지만 아직까지 이러한 요법의 효과를 입증할 만한 확실한 근거는 없습니다. 위의 대체 의학을 천식 치료에 적용하고 싶다면 반드시 담당 의사와 상의한 뒤에 진행해야 하며, 대체 의학을 이유로 아이가 기존에 받고 있던 치료제 사용을 중단해서는 안 됩니다.

Q 천식 아동은 얼마나 자주 병원에 가야 하며 진단은 어떤 방식으로 이루어지나요?

A 아이가 천식을 앓고 있다면 정기적으로(증상의 경중에 따라 3~12개월 간격) 병원에 방문해 의사의 진찰을 받아야 합니다. 의사는 아이의 천식 증상에 대해 질문하고 이를 통해 아이의 천식이 잘 관리되고 있는지 확인하게 됩니다. 일반적인 진찰 내용은 아래와 같습니다.

- 아이의 천식 치료제 용량을 조절할 필요가 있는지 점검합니다(아이의 상태에 따라 용량을 높이거나 낮춥니다).
- 아이가 약제 사용에 따른 부작용을 겪고 있는지 진찰합니다.
- 아이에게 질문해 흡입기구를 올바로 사용하고 있는지 확인합니다.
- 사용 중인 흡입기구를 점검합니다. 아이가 성장해 현재의 흡입기구가 알맞지 않을 때에는 흡입기를 교체합니다.
- 아이의 천식 행동 지침을 점검하고 필요할 경우 지침의 내용을 변경합니다.
- 6세 이상의 아동이라면 매년 폐기능검사를 실시합니다.

Q&A

Q 아이가 성장하면서 천식이 사라지기도 하나요?

A 이는 몇 가지 요인에 따라 달라집니다. 천식 외에 다른 알레르기가 없는 아이들은 대부분 10세 전후가 되면 천식 증상이 사라집니다. 주로 천식이 심하지 않고 바이러스성 호흡기 감염에 의해 발생한 천식의 경우가 그렇습니다. 하지만 다른 알레르기에 의해 천식 증상을 보이는 아이들은 대부분 성장을 해도 천식이 사라지지 않습니다. 성인이 될 때까지 지속적으로 천식을 앓는 경우도 있고, 청소년기에 증상이 잠시 사라졌다가 이후 다시 발병하는 경우도 있습니다. 드물지만 성장하면서 천식 증상이 완전히 사라지는 경우도 있습니다.
아이가 다음 사항에 해당된다면 성인이 될 때까지 지속적으로 천식 증상을 보이는 것이 일반적입니다.
- 알레르기 비염, 아토피 피부염, 식품 알레르기 등 다른 알레르기가 있는 경우
- 흡입 알레르겐이나 식품 알레르겐에 양성 반응을 보이는 경우
- 부모 중 한 명에게 천식이 있는 경우

Q 아이의 천식이 적절히 관리되고 있는지 어떻게 알 수 있나요?

A 아이의 천식이 잘 관리되고 있다면 다음 항목과 같은 특징이 나타납니다. 아이가 위와 같은 컨디션이 아니라면 의사와의 상담이 지속적으로 필요합니다.
- 일주일에 1~2회 이상 완화제를 사용하지 않는다.
- 주간이나 야간 모두 천식 증상을 보이지 않는다.
- 천식 발작이 거의 일어나지 않거나 매우 드물게 나타난다.
- 모든 신체 활동 및 운동에 빠지지 않고 참여할 수 있다.
- 천식으로 인한 학교 결석이 없다.
- 천식 치료제로 인한 부작용을 겪지 않는다.
- 폐기능검사에서 정상 혹은 정상에 가까운 결과가 나온다.

천식 환자에서 아시안게임 금메달리스트로 성장

이름 벤 탄 박사(Dr. Ben Tan)

스포츠 의학 전문의

창기 스포츠 메디슨 센터 원장 및 수석 고문

싱가포르 스포츠 메디슨 센터 의학 과장 및 수석 고문

• 1994 아시안 게임 금메달리스트

• 1989, 1991, 1993, 1995 동남아시안 게임 금메달리스트

• 올림픽 출전 및 올해의 선수상 3관왕

진단명 천식

나는 초등학교와 중학교 때 줄곧 천식 발작을 앓던 학생이었다. 밤에 천식 발작이 일어나면 숨이 막혀 헐떡거리며 잠에서 깨곤 했다. 다행히도 우리 가족에게는 주치의가 있어 부모님은 내가 발작을 일으키면 의사 선생님에게 전화한 다음 나를 데리고 병원에 가셨다. 병원에 가서 의사 선생님이 주시는 약을 흡입하면 금세 정상 호흡으로 돌아오곤 했다. 부모님은 일 년에 한두 번 정도 내가 심한 천식 발작을 일으킬 때마다 이런 일을 반복하셨다.

천식은 운동을 할 수 없는 질환이라 생각하는 사람들도 있지만 부모님과 의사 선생님 모두 내가 자유롭게 체육 활동을 할 수 있도록 허락해주셨다. 그래서 나는 원하는 만큼 운동을 할 수 있었다. 세일링(보트 타기), 수영, 배드민턴 등 다양한 운동을 했지만 운동 중 천식 발작이 일어났던 적은 한 번도 없었다. 축구를 할 때 전력 질주를 하고 나면 간혹 숨이 차곤 했지만 휴식을 취하고 나면 곧바로 정상으로 돌아왔다.

지금은 천식 증상이 많이 완화되었다. 유황 가스가 자욱한 화산 지역이나 배기가스가 심한 곳을 방문하면 천식 발작을 일으킬 수 있지만, 전반적으로 나는 별다른 제약 없이 내가 하고 싶은 일을 한다. 한밤중에 숨이 막혀 두려움에 질려 잠에서 깨는 것, 또 축구를 하고 난 뒤 숨이 차는 것 등이 불편했지만 그런 것을 제외하면 나는 평범하고도 활동적인 유년 시절을 보냈다.

어떤 인자가 천식 증상을 유발하는지에 대해 충분히 알고 난 후에 강도 높은 운동과 훈련을 할 수 있었다. 따라서 초등학교 때 나는 배드민턴 팀 주장을 지냈고, 마침내 체력 소모가 매우 큰 것으로 알려진 요트 경기의 아시안게임 레이저급에서 금메달을 따는 영광을 함께 할 수 있었다.

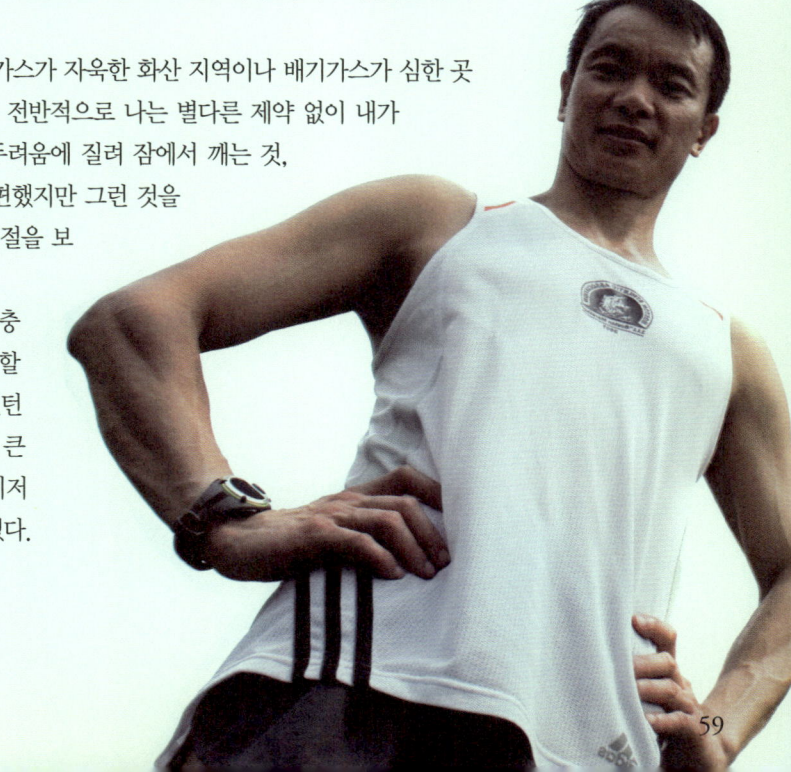

천식을 앓던 소년,
스무 살이 되어 호주 유학을 떠나다

이름　　　루디
진단명　　천식 알레르기

나의 두 아이들은 어렸을 때부터 기침과 감기를 달고 살았다. 그러던 중 둘째 루디가 4살이 되었을 때 천식 진단을 받게 되었다. 그 당시 나는 천식이 무엇인지 잘 알지 못했고 이것이 아이의 삶에 어떤 영향을 미칠지, 혹여 생명에 지장이 있는 것은 아닌지 노심초사했었다.

루디의 천식은 아이가 초등학교에 다닐 때 가장 심했는데, 거의 매달 한 번씩은 한밤중에 응급실을 찾아야 할 정도로 천식 발작이 잦았다. 의사 선생님과 나는 아이의 천식 유발 인자가 무엇인지 알아냈다. 루디의 경우, 먼지와 고양이에 대한 알레르기가 있었고, 이는 스트레스를 받거나 운동을 할 경우 더욱 악화되곤 했다.

루디는 몇 년 동안 천식 예방제로 흡입식 스테로이드제를 처방받았다. 스테로이드제의 장기적 사용이 루디의 몸에 부정적인 영향을 미친다는 사실을 알고 걱정했지만, 의사 선생님은 부작용으로 야기되는 문제는 미미한 반면, 천식 치료로 얻을 수 있는 이점은 매우 크다고 말씀하셨다. 천식 발작은 심한 경우 목숨을 잃을 수도 있고, 심하지 않은 경우라도 잦은 천식 발작이 아이의 전반적인 건강에 악영향을 준다는 것이었다. 또한 천식 때문에 학교에 결석하게 되면 아이도 그에 따른 스트레스를 받기 마련이다. 질병 조절제는 아이에게 천식 발작이 일어나지 않게 했으며, 아이의 폐를 더욱 튼튼하게 만들어주었다.

나는 부모로서 천식에 걸린 루디를 걱정했지만 아이를 과잉보호하지 않기 위해 신중하게 행동했다. 루디의 상태가 괜찮을 때는 다른 아이들과 함께 마음껏 뛰어놀도록 했으며, 학교 체육시간에도 빠지지 않고 참여하도록 했다. 운동은 루디의 성장에 있어 매우 중요한 활동이기 때문이다.

나는 매년 루디의 담임 선생님에게 우리 아이를 체육시간에 쉬게 하지 말아달라는 당부의 편지를 썼다. 많은 선생님들이 혹시 생길지 모르는 응급 상황을 우려하여 천식이 있는 아이들을 체육시간에 열외시키기 때문이었다.

루디의 천식은 중학교에 들어가면서 나아져 이전만큼 천식 발작이 자주 일어나지 않았다. 루디가 군에 입대할 나이가 되자 나는 아이가 강도 높은 훈련을 견딜 수 있을지 걱정이 이만저만이 아니었다. 만약 응급 상황이 생길 경우 징집된 경찰대의 상관들이 이를 이해해주길 바라는 마음에서 입대 전 아이의 상태에 대한 의사 선생님의 소견서를 받도록 했다. 나는 또한 루디에게 신체 활동을 하는 동안 몸에 이상이 있거나 천명 등의 증상이 생기면 주저 말고 즉시 주변에 알리라고 단단히 일러두었다.

유년 시절 내내 천식과의 전쟁을 치른 루디는 이제 스물세 살이 되었고, 천식 증상은 거의 사라졌다. 얼마 전 루디는 호주로 유학을 떠났다. 그러나 혹시 모를 상황에 대비해 출국 전 루디와 함께 병원을 찾아 흡입기 두 개를 받아두었다. 나는 루디에게 몸이 좋지 않을 때는 지체 없이 병원을 찾으라고 언제나처럼 일러두었다. 하지만 이제 내가 옆에 없어도 루디는 자신 스스로 천식을 잘 관리할 수 있는 나이가 되었다.

Chapter 2

알레르기 비염

아이의 코가 자주 막히거나 혹은 아이가 자주 코를 긁나요? 아니면 재채기가 잦거나 콧속에 손을 집어넣나요? 그렇다면 전 세계적으로 가장 흔한 알레르기인 알레르기 비염을 앓고 있을 확률이 높습니다. 흔히 알레르기 비염을 건초열이나 부비동염으로 잘못 알고 있는 경우도 많은데 알레르기 비염은 이들과 다릅니다. 선진국의 경우 전체 어린이 인구의 20~40%가 알레르기 비염이 있는 것으로 알려져 있습니다. 알레르기 비염은 생명을 위협하는 질환은 아니지만 아이의 생활에 큰 불편을 줍니다. 특히 지속적인 코막힘, 콧물, 가려움증은 아이의 수면, 학교생활, 여가 활동을 방해합니다.

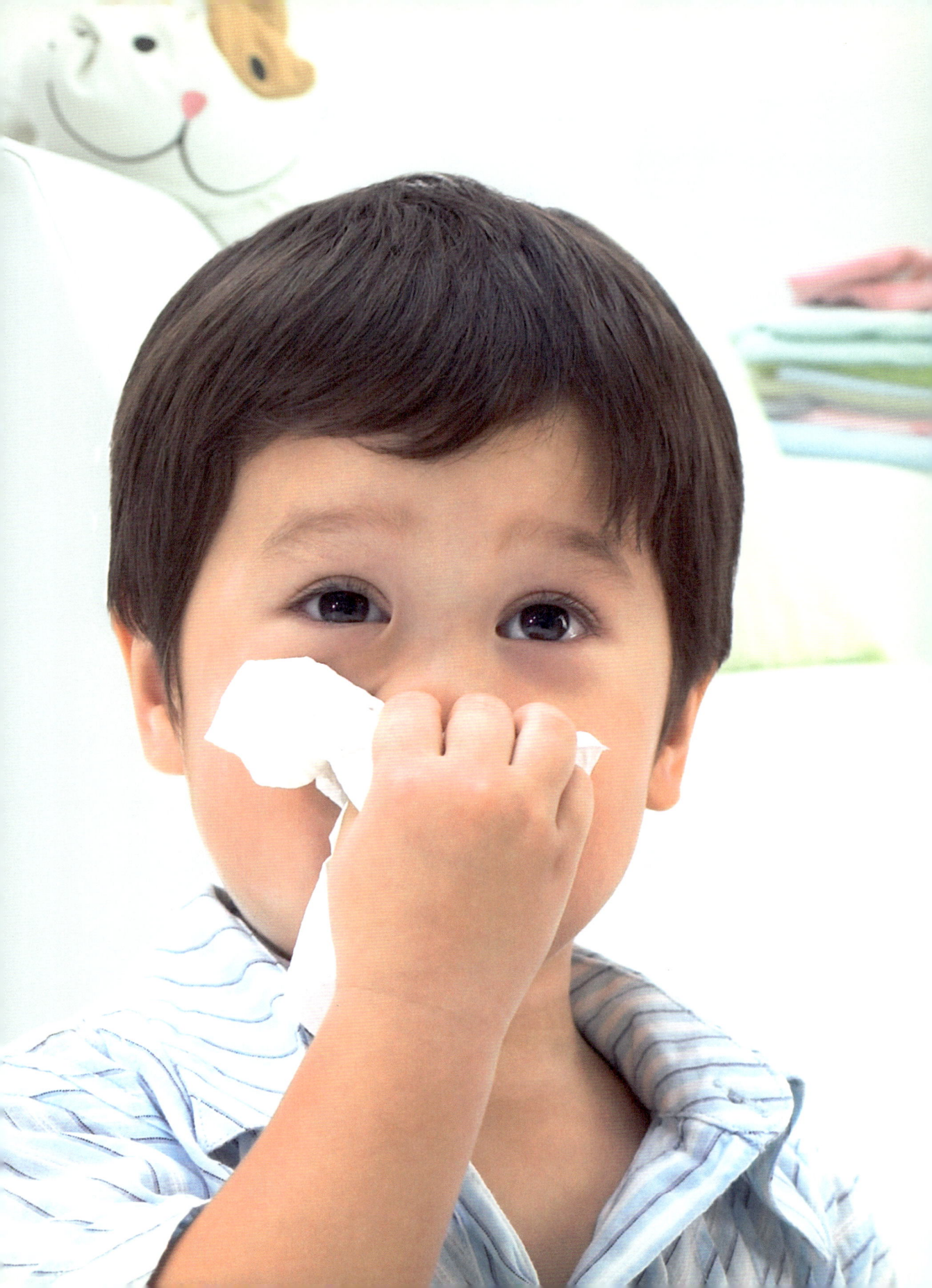

알레르기 비염이란 무엇일까요?

영어로 비염(rhinitis)이라는 말은 코를 뜻하는 그리스어의 rhino와 염증을 뜻하는 –itis의 합성어다. 따라서 비염이란 코에 생기는 염증을 뜻한다.

아이가 알레르기 비염을 앓고 있다면 아이의 코가 알레르겐에 극도로 민감하게 반응한다. 아이가 알레르겐에 노출되면 비강 안의 세포가 염증을 일으키는 물질을 분비하여 코 안쪽이 붉어지고 부풀어 오르며 점액을 잔뜩 분비한다. 이로 인해 가려움증, 코막힘, 콧물, 연속적인 재채기 등의 증상이 발생하는 것이다. 이러한 알레르기 비염을 유발하는 가장 흔한 알레르겐으로는 집먼지진드기, 곰팡이, 풀, 꽃가루, 동물의 비듬 등이 있다. 열대 기후에서는 집먼지진드기와 곰팡이가, 사계절이 뚜렷한 온대 기후에서는 주로 꽃가루와 풀 등이 알레르기 비염을 일으킨다. 식품으로 인해 알레르기 비염이 생기는 경우는 거의 없다.

알레르겐에 노출되면 비강 내에 염증이 생긴다.

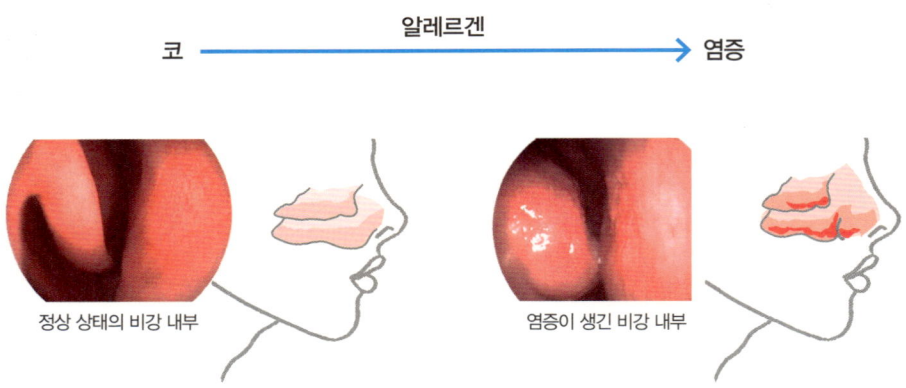

정상 상태의 비강 내부　　　　　염증이 생긴 비강 내부

알레르기 비염은 '통년성 비염'과 '계절성 비염'으로 나뉜다. 아이에게 비염을 유발하는 인자가 늘 공기 중에 떠다닌다면 아이의 비염은 계절과 관계없이 연중 발병하는 통년성이다. 또한 아이의 알레르겐이 집먼지진드기라면 아이의 비염은 통년성으로, 아이는 경미하거나 심각한 알레르기 비염 증상을 거의 매일 겪게 된다. 그러나 아이가 꽃가루에 알레르기 반응을 일으킨다면 아이의 비염은 꽃가루가 많이 생기는 봄철에 주로 발병하는 계절성이다.

알레르기 비염이 있는 아이들은 오염 물질, 향수 등 강한 냄새나 담배 연기 같은 공기 중에 떠다니는 자극 물질에 노출되면 코 가려움증, 콧물, 코막힘 등의 증상이 나타난다. 온도가 급격하게 변하거나 운동을 할 때 역시 알레르기 증상이 나타나기도 한다.

알레르기 비염 그리고 부비동염, 건초열

알레르기 비염과 부비동염(축농증)

부비동(머리뼈에 있는 공기 구멍)은 얼굴 전체에 걸쳐 존재한다. 이곳에서 나온 점액과 체액이 콧속으로 흘러들어 가게 된다. 알레르기 비염에 걸리면 콧속이 부어 부비동의 출구를 막아 점액이 콧속으로 흘러들어가는 것이 방해받는다. 이 때문에 점액과 체액이 부비동 속에 고여 있어 염증이 생기기 쉬운 상태가 되는데, 이것이 바로 부비동염(축농증)인 것이다. 다시 말해 알레르기 비염이 있는 아이들은 부비동염에 걸리기 쉽지만 비염이 있는 아이들이 다 부비동염에 걸리는 것은 아니다.

부비동

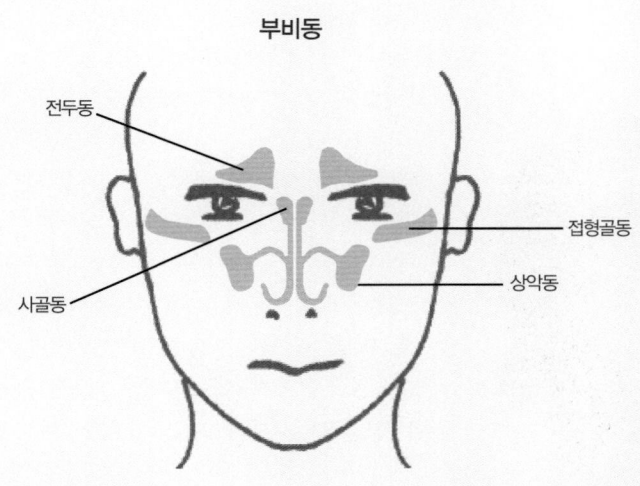

전두동

접형골동

사골동

상악동

부비동은 얼굴 전체에 걸쳐 분포하며 코로 연결된다.

알레르기 비염과 건초열

알레르기 비염을 흔히 건초열로 알고 있는 사람도 있는데, 이는 잘못된 것이다. 건초로 인해 발생하는 알레르기는 많지 않을 뿐더러 열과도 전혀 관련이 없기 때문이다. 이처럼 둘의 이름을 혼돈해 쓰는 사람이 많은 이유는 다음과 같다. 지난 17세기, 의사들은 건초를 수확하는 농부들이 끊임없이 재채기를 하고 코가 가려운 증상을 앓고 있는 것을 발견하고 이와 같은 증상을 건초열이라 부르기 시작했다. 사실 농부들이 건초가 아닌, 곰팡이나 꽃가루에 알레르기 반응을 일으켰을 수도 있지만 그 이후로도 건초 수확을 할 때 나타나는 알레르기를 건초열이라 불렀다. 하지만 건초열은 건초가 알레르겐일 경우에만 건초열이라 부르는 것이 원칙이라는 점을 기억하자.

알레르기 비염은 왜 발생할까요?

알레르기 비염의 발병에는 유전적 요인과 환경적 요인이 복합적으로 작용한다.

부모 중 한 명이 알레르기 비염이나 그 외의 알레르기를 갖고 있다면 아이가 알레르기 비염을 앓을 확률은 높아진다. 부모 모두에게 알레르기가 있는 경우라면 위험은 더욱 높아진다. 이처럼 높은 알레르기 발병 확률을 갖고 태어난 아이는 주변에 흔하게 있는 물질에도 알레르기 반응을 보이기 시작한다.

이렇듯 알레르기 비염에는 유전적 요인이 크게 작용한다. 서로 다른 부모에게서 태어난 두 명의 아이가 같은 지역에서 같은 학교에 다니며 같은 환경에서 살아도 한 아이는 알레르기가 생기는 반면 다른 아이는 그렇지 않은 경우를 종종 볼 수 있는데, 이는 이들이 부모로부터 물려받은 알레르기의 유전 요소가 각기 다르기 때문이다. 같은 지역에서 태어나 같은 환경에서 성장했더라도 알레르기 유전자가 있는 아이는 몇 년이 지나면 아침마다 재채기를 하고 콧물이 나는 등의 비염 증상을 보인다. 하지만 다른 아이에게는 아무런 증상이 나타나지 않을 수도 있다. 이러한 차이가 생기는 이유는 알레르기 발병에 환경적 요인이 아닌 유전적 요인이 작용했기 때문이다. 반대로 부모로부터 같은 알레르기 유전자를 물려받은 일란성 쌍둥이(일란성 쌍둥이는 유전 정보가 동일)의 경우를 보자. 이 둘은 태어남과 동시에 떨어져 서로 다른 환경, 한 명은 곰팡이가 흔한 열대기후에서, 다른 한 명은 꽃가루가 흔한 온대기후에서 성장했다. 하지만 이 둘 모두에게서 알레르기가 발병했다. 다만 열대 기후에서 성장한 아이는 곰팡이 알레르기가, 온대 기후에서 성장한 아이는 꽃가루 알레르기가 나타났다. 다시 말해 같은 유전 인자를 가지고 있다면, 서로 다른 환경적 요인에 노출되더라도 그 지방의 흔한 알레르겐에 대해 알레르기 반응을 일으키는 것이다.

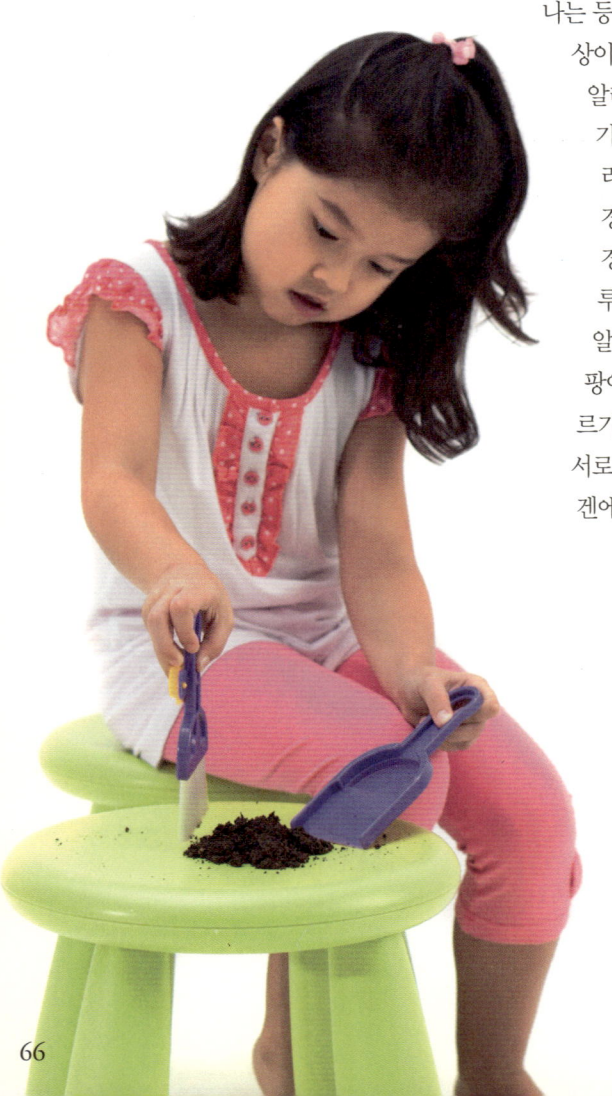

알레르기 비염의 증상은 무엇일까요?

감기에 걸렸을 때를 생각해보자. 늘 콧물이 나고 콧속은 답답하게 꽉 막혀 있다. 머리는 무겁고 무기력하다. 설상가상으로 간밤에는 호흡이 불편해 잠을 제대로 못자서 매우 짜증이 난 상태이다. 이것이 바로 알레르기 비염의 증상이다.

알레르기 비염을 앓는 아이들은 늘 이러한 증상에 시달린다. 그렇기 때문에 알레르기 비염이 있는 아이들이 학교 수업에 제대로 집중하지 못하는 것은 당연하다. 그렇다면 부모들이 주의 깊게 관찰해야 하는 알레르기 비염의 증상에 대해 알아보자.

>>가려운 코, 콧물, 코막힘

아이가 감기나 열병 등에 걸리지 않은 건강한 상태일 때에도 거의 매일 이와 같은 증상을 보인다면 알레르기 비염을 의심해야 한다. 이런 증상들은 주변 환경에 있는 무언가가 아이의 코를 지속적으로 자극하고 있을 때 나타나는 증상이기 때문이다.

>>계속되는 재채기

알레르기 비염이 있는 아이들은 재채기를 연거푸 하곤 한다. 이 증상은 주로 아침에 나타난다. 아이가 먼지가 많은 방에 들어가거나 동물과 접촉했을 때 이러한 증상을 보인다면 이 역시 주의 깊게 보아야 한다. 재채기는 콧속으로 자극 물질이 들어갔을 때 우리 몸이 그것을 내보내려 할 때 나타나는 자연스러운 반응이다. 재채기는 자극 물질을 몸 밖으로 내보내기 위한 과정이므로, 아이가 자주 재채기를 한다는 것은 무언가가 아이의 코를 자극하고 있다는 확실한 신호이다.

>>코골이

코골이는 숨이 들고 나는 통로가 부분적으로 막혔을 때 생기는 증상이다. 이 증상은 편도선이 붓거나 알레르기 비염으로 코가 막혔을 때 나타날 수 있으며, 이 때문에 알레르기 비염이 있는 아이들은 밤에 코를 심하게 골며, 낮 동안에는 피곤을 호소하게 된다.

아이가 코를 심하게 곤다면 혹시 폐쇄성 수면 무호흡증을 앓고 있는 것은 아닌지 진찰을 받아보는 것이 좋다. 폐쇄성 수면 무호흡증은 자는 동안 뇌에 산소가 충분하게 공급되지 않을 때 발생하는데, 이는 입과 코의 산소 통로가 막혔을 때 나타난다. 폐쇄성 수면 무호흡증이 있는 아이들은 수면장애, 낮 동안의 무기력증, 집중력 저하 등의 증상을 보인다.

>>계속되는 기침

알레르기 비염이 있으면 코에서 생긴 점액이 목으로 다시 넘어가 기침이 난다. 아이들이 낮잠을 자거나 밤에 잠을 자려고 누웠을 때 심한 기침을 한다면 이는 알레르기 비염 때문일 확률이 높다. 이 때문에 의사표현이 가능할 만큼 성장한 아이들은 목을 자주 가다듬거나 목이 따가운 증상을 호소하기도 한다.

>>코를 자주 문지르거나 파는 행동

아이가 코를 자주 문지르거나 파는 등의 나쁜 습관을 갖고 있다면, 혼내기 전에 이것이 알레르기 비염의 증상일 수 있다는 사실을 떠올리자. 알레르기 비염에 걸리면 코 안쪽에 염증이 생겨 참을 수 없을 정도로 가려울 수 있다. 이런 이유로 코를 자주 파는 아이들은 종종 코피가 나기도 하며, 코를 자주 문지르는 아이들은 코 위에 가로로 주름이 생기기도 한다.

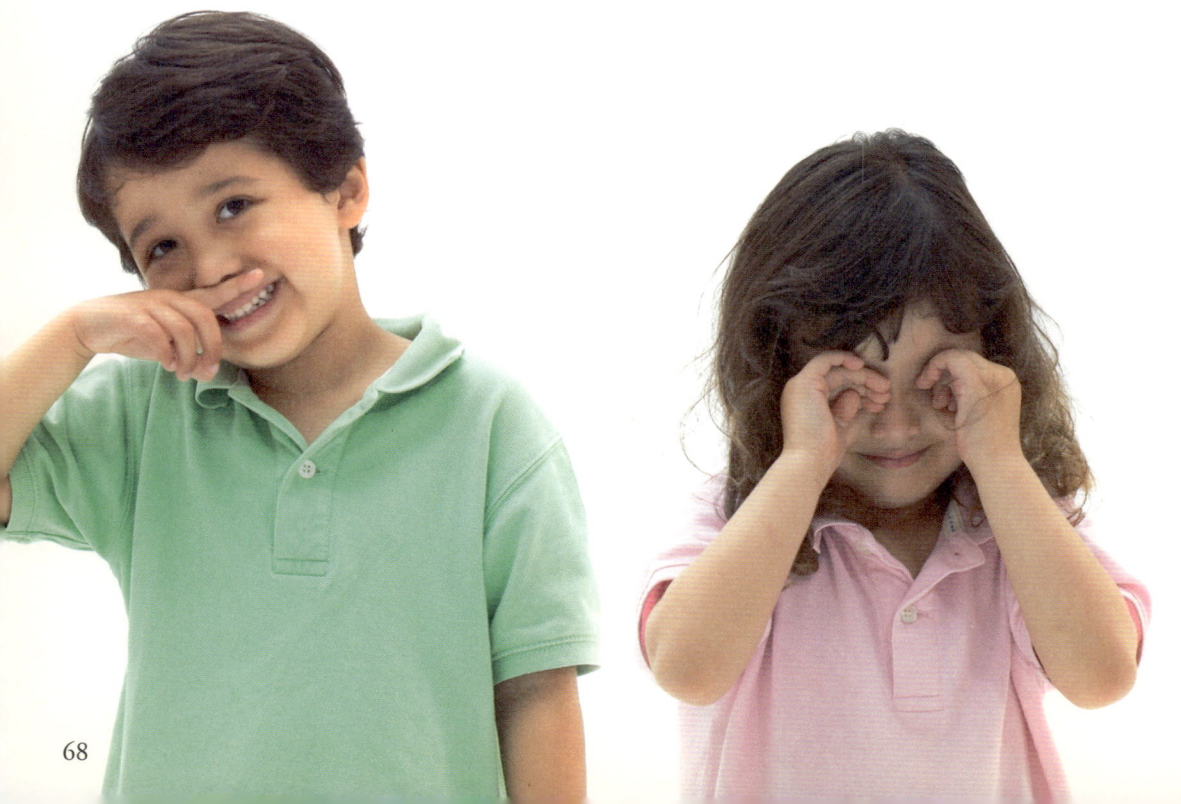

≫코나 얼굴을 찡그리는 행동

아이가 코나 얼굴을 찡그리는 것은 단순히 나쁜 습관을 갖고 있거나 긴장했기 때문이 아닐 수도 있다. 아이들이 코를 자주 만지거나 파는 이유 중 대부분은 사실 코가 가렵기 때문이다.

≫입 벌리고 호흡

알레르기 비염으로 코가 막혔다면 아이는 입을 통해 호흡하게 된다. 이 증상을 보이는 아이들은 자주 입을 벌리고 있을 뿐 아니라 입을 벌리고 있다 종종 침을 흘리기도 한다.

≫눈 자주 비비기

알레르기 비염이 있는 아이들 중에는 알레르기 결막염의 발병이 잦은 경우도 있다. 이로 인해 눈이 따갑거나 충혈되고 눈물이 나는 증상을 보인다.

알레르기 결막염

안구의 바깥쪽을 감싸고 있는 얇은 막인 결막이 알레르겐과 접촉했을 때 충혈, 가려움증, 눈물 등의 증상이 나타나는 것이 알레르기 결막염이다. 알레르기 결막염의 유발 요인은 알레르기 비염과 마찬가지로 집먼지 진드기, 꽃가루 등이다. 치료제로는 항히스타민제나 항염 누액 등이 있다.

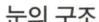

눈의 구조

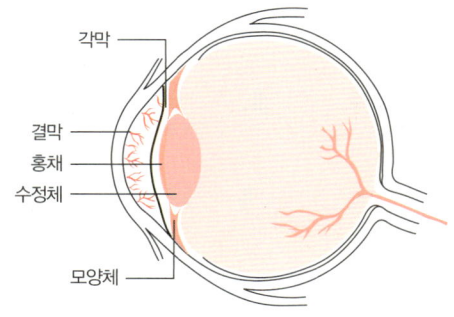

알레르기 결막염에 걸린 눈의 모습

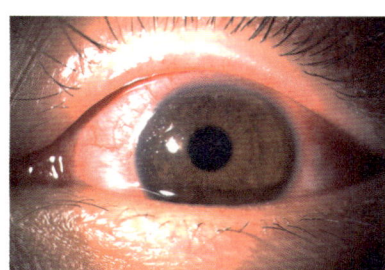

각막
결막
홍채
수정체
모양체

알레르기 비염은 어떻게 진단할까요?

아이에게 알레르기 비염이 있다고 의심되면 병원에 방문해 진찰을 받아보자.

의사가 무엇을 근거로 알레르기 비염 진단을 내리는지, 어떤 정보를 필요로 하는지 부모가 알고 있으면 아이의 상태를 정확히 진단하는 데 도움이 된다.

♣**알레르기 비염의 진단사항**

아이의 증상
의사의 진찰
알레르기검사

〉〉아이의 증상

아이에게 천식, 아토피 피부염, 알레르기 결막염 등의 기타 알레르기 증상이 있을 경우, 의사에게 말한다. 이는 알레르기 비염과 관련이 있을 수 있기 때문이다. 또한 가족 중 누군가에게 알레르기가 있을 경우 역시 의사에게 말해야 한다. 다음은 부모의 관찰을 통해 알 수 있는 아이의 이상 행동이다.

- 코 가려움증, 콧물, 코막힘
- 계속되는 기침
- 코를 자꾸 만지거나 파는 행동
- 입을 벌리고 호흡하는 행동

- 연이은 재채기
- 코골이
- 코와 얼굴을 찡그리는 행동
- 눈을 비비는 행동

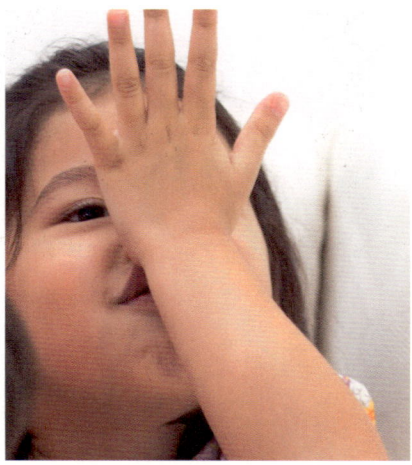

알레르기 살루트

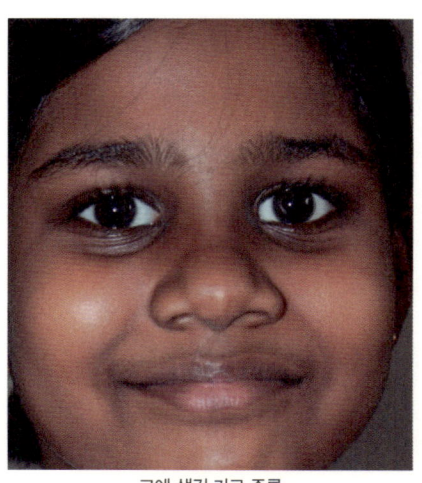

코에 생긴 가로 주름

>>의사의 진찰

의사는 아이가 다음과 같은 특징을 보이는지 진찰한다.

- 알레르기 살루트(allergic salute) 아이가 가려움을 느껴 코를 위에서 아래로 문지르는 행동
- 코에 생긴 가로 주름 알레르기 비염이 있는 아이는 코를 자주 문지르기 때문에 콧등에 주름이 생긴다.
- 알레르기 샤이너(allergic shiner) 이는 잠이 부족한 성인의 눈 밑에 나타나는 다크서클과 비슷한 것으로, 코가 자주 막히는 증상 때문에 나타난다(알레르기 샤이너에 대한 자세한 정보는 40쪽 참고).
- 입으로 호흡 코막힘이 있는 아이들은 코 대신 입으로 호흡하게 된다.
- 부어 있는 비개골 비개골은 코 내부에 있는 둥근 뿔 모양의 뼈다. 알레르기 비염이 있는 아이들은 비개골에 염증이 생겨 부어 있는 경우가 많다. 이를 확인하기 위해 의사가 아이의 콧구멍 속을 살피게 된다.

의사는 다음과 같은 증상을 살핀다.

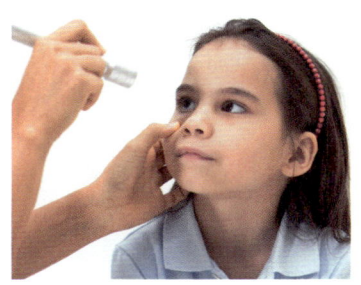
알레르기 결막염

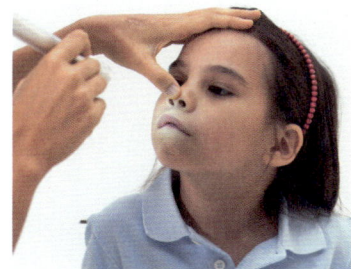
비개골 부종

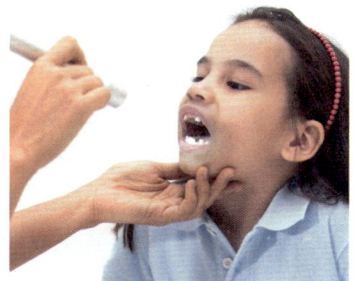
편도 확대

>>알레르기검사

알레르기 비염이 있는 아이들은 의사와 상담하여 반드시 적합한 알레르기검사를 받아야 한다. 정확하지 않은 검사 결과로 인해 불필요하게 특정 물질을 피하게 될 수도 있기 때문이다. 알레르기검사에서 의사는 다음과 같은 사항을 확인한다(알레르기검사에 대한 정보는 187~199쪽 참고).

- 아이를 자극하는 알레르겐을 확인한다. 확인된 알레르겐 대한 노출을 피하는 것이 아이의 알레르기 비염의 증상을 완화시키는 데 장기적으로 도움이 된다.
- 아이에게 천식이 발병할 위험이 높은지 확인한다. 알레르기 비염과 다른 알레르기가 있는 아이는 이후 유년기에 천식이 발병할 위험이 높다.
- 아이에게 면역치료가 적합한지 확인한다(면역치료에 대한 자세한 정보는 201~213쪽 참고).

알레르기 비염은 어떻게 관리할까요?

알레르기 비염이 있는 사람 중 대다수는 불편을 감수하며 살아야 한다고 생각해 병원을 찾지 않는다. 하지만 이는 바람직하지 않다. 생명을 위협하지는 않지만 알레르기 비염은 아이의 삶의 질을 떨어뜨리기 때문에 반드시 치료를 받아야 한다. 알레르기 비염 관리의 주요 전략은 다음과 같다.

≫알레르겐 및 자극 물질 제거

가장 이상적인 방법은 아이의 주변 환경에서 모든 알레르겐과 자극이 될 만한 물질을 제거하는 것이다. 그러나 도시에 살면서 오염 물질을 비롯한 자극 물질을 피하는 것은 불가능한 일이다. 집먼지진드기와 같은 알레르겐을 완전히 박멸하는 일 역시 매우 어렵다. 그렇지만 포기해서는 안 된다. 아이 주변에 존재하는 알레르겐 및 자극 요인을 줄이는 것만으로도 아이의 알레르기 비염을 치료하는 데 상당한 도움이 되기 때문이다. 아이가 어떤 물질에 민감하게 반응하느냐에 따라 피해야 할 알레르겐 역시 달라진다(호흡을 통해 흡입되는 알레르겐에 대한 자세한 정보는 170~176쪽 참고).

≫약물치료

아이의 주변에서 모든 알레르겐과 자극 물질을 제거하는 것은 사실상 거의 불가능하기 때문에 여러 노력에도 아이가 계속 알레르기 비염 증상을 보이게 된다. 아이가 불편 없이 생활하고 숙면을 취하게 하려면 약물치료를 통한 비염 관리가 필요하다. 그러므로 의사가 어떤 약물을 처방하는지, 그 약물이 장·단기적으로 아이의 비염 관리에 어떠한 역할을 하는지 체크하는 것이 중요하다.

알레르기 비염치료에는 스테로이드 비강 스프레이와 경구 항히스타민제 두 가지 약물이 주로 사용된다. 비염이 심한 아이들에게는 증상 완화를 위해 두 가지 약물을 매일 투여하는 경우도 있지만, 가벼운 비염에는 둘 중 한 가지 약물을 가끔씩만 사용하기도 하고 류코트리엔 수용체 길항제(LTRA)를 사용하기도 한다. 이 밖에도 비충혈제거(Decongestant Nasal Drops) 스프레이와 식염수 세비액(Aaline Nasal Washes) 등이 드물게 처방되기도 한다.

스테로이드 비강 스프레이(Steroid Nasal Sprays)로 아이의 콧속에 스테로이드제를 분사액 형태로 주입한다. 이 분사액은 코 내부의 염증을 가라앉히는 역할을 한다. 또한 점액 분비를 줄이고 코막힘을 해소하며 재채기나 가려움증도 잦아들게 해준다. 잘 알려진 제품으로는 플릭소나제(Filxonase), 아바미스(Avamys), 나조넥스(Nasonex), 나소코르트(Nasocort) 등이 있다.

효과

스테로이드 비강 스프레이는 현재 알레르기 비염치료에 있어 가장 효과적인 약물로 알려져 있다. 사용 즉시 비염 증상이 상당 부분 개선되며 매일 규칙적으로 사용할 경우 효과가 극대화된다. 간헐적인 사용으로도 좋은 효과를 보는 아이들도 있다.

안전성

스테로이드는 치료가 필요한 콧속에 직접 주입되기 때문에 다른 신체 부위에는 거의 전달되지 않는다. 전문의의 처방에 따라 적정 용량을 사용한다면 매일 사용해도 안전하다. 2세 이상부터 사용이 가능하며, 장기간 사용해도 아이의 성장을 방해하지 않는다. 부작용으로 이물감, 건조함, 잦은 코피 등 주로 코 부위에 국한된 증상이 있을 수 있다. 비중격(콧속을 좌와 우로 나누는 벽)을 피해 약제를 분사해야 이러한 부작용을 줄일 수 있다.

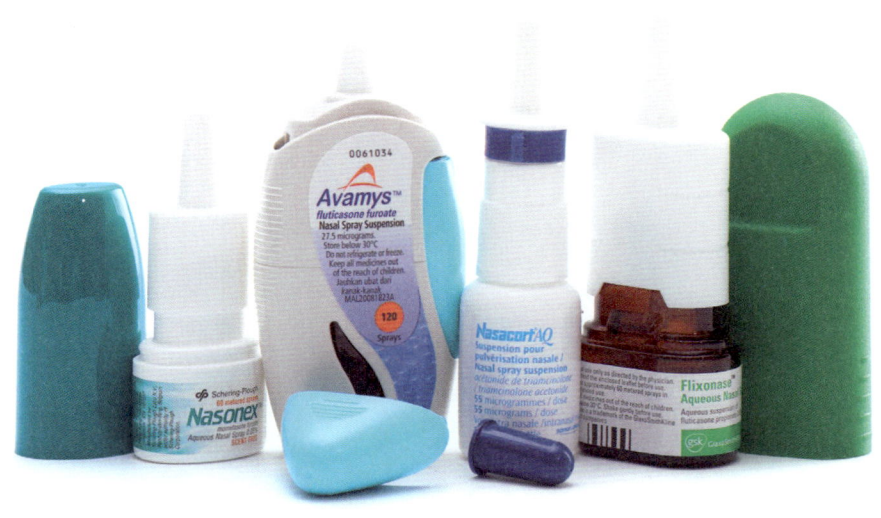

다양한 브랜드의 스테로이드 비강 스프레이

항히스타민제

알레르기 비염에 걸린 아이의 코가 알레르겐에 노출되면 코의 내벽에서 염증을 일으키는 물질이 분비된다. 히스타민은 이러한 염증 유발 물질 중 하나로 항히스타민제를 투약하면 히스타민으로 인해 발생하는 가려움증과 같은 증상이 완화된다. 잘 알려진 제품으로는 지르텍(Zyrtec), 클라리틴(Clarityne), 에리우스(Aerius) 등이 있다.

효과

비염에 걸리면 히스타민 이외에도 염증을 유발하는 물질이 분비되기 때문에 항히스타민제로 증상이 완화될 수는 있지만 완전히 호전되지는 않는다. 항히스타민제는 재채기, 가려움증, 콧물 등의 증상에는 효과적이지만 코막힘 해소에는 효과가 없다. 또한 사용 후 한 시간 이내에 즉각적인 효과가 나타나기는 하나, 투약한 항히스타민제의 종류에 따라 12~24시간 정도가 지나면 효과가 사라진다.

안전성

항히스타민제는 수십 년간 이용되어 왔다. 클로르페니라민(Chlorpheniramine)이나 폴라라민(Polaramine) 등과 같은 1세대 항히스타민제의 부작용으로는 졸리는 증상이 있었다. 이밖에도 구강 건조, 어지러움, 배탈 등이 드물지만 부작용으로 나타나기도 했다. 그러나 클라리틴(Clarityne)이나 에리우스(Aerius)와 같이 최근 출시된 항히스타민제는 졸리는 증상이 없기 때문에 낮 시간에 투약이 필요한 학령기 아이들에게 적합하다. 이전 세대의 항히스타민제의 경우 투약 후 아이들이 졸려 하기 때문에 밤에 사용하는 것이 좋다. 지르텍(Zyrtec)이나 에리우스(Aerius) 등과 같은 약품은 아이가 장기간 사용해도 무해하다는 검사 결과가 나와 있다.

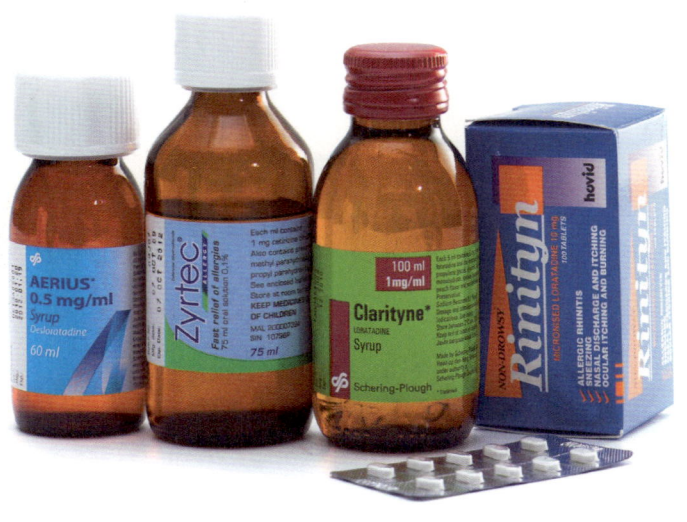

알레르기 비염치료에 사용되는 다양한 항히스타민제

	스테로이드 비강 스프레이	항히스타민제
효과가 있는 증상	가려움증, 재채기, 콧물, 코막힘	가려움증, 재채기, 콧물
투약 방법	비강 스프레이	경구 또는 비강 스프레이
약효의 지속	12~24시간	12~24시간
부작용	이물감, 건조함, 잦은 코피	졸리는 증상

위의 표는 알레르기 비염의 치료에서 가장 많이 쓰이는 약물인 '스테로이드 비강 스프레이'와 '항히스타민제'의 효과와 부작용을 간략하게 보여준다.

류코트리엔 수용체 길항제

히스타민과 달리 류코트리엔은 알레르기 반응 시 생성되는 염증 유발 물질이다. 류코트리엔이 코 안쪽에 염증을 유발해 점액이 생성되고 가렵고 재채기를 하는 등의 증상이 나타나는 것이다. 류코트리엔 수용체 길항제(LTRA)는 이 류코트리엔의 활동을 막아 코 안쪽의 염증을 완화시킨다. 잘 알려진 제품으로는 싱귤레어(Singulair)가 있다.

효과
류코트리엔 수용체 길항제는 스테로이드 비강 스프레이나 항히스타민제만큼 효과적이지는 않다. 다만, 가벼운 비염에는 효과가 있으나 아이의 비염이 심하다면 큰 효과를 볼 수 없을 것이다. 그러나 LTRA는 가벼운 천식 치료에도 사용되기 때문에 아이에게 천식과 비염이 모두 있다면 하나의 약물로 두 개의 질환을 치료할 수 있다는 점에서 유용한 대안일 수 있다.

안전성
류코트리엔 수용체 길항제는 매우 안전해서 신생아부터 생후 6개월까지의 아이들도 사용할 수 있다. 부작용은 거의 없으나 발진, 어지럼증, 복통 등이 있을 수 있다.

비충혈제거 시럽과 스프레이는 코 안쪽의 혈류를 감소시킨다. 이로 인해 코막힘이 완화되고 점액 분비가 줄어든다. 잘 알려진 제품으로는 아프린(Afrin), 오트리빈(Otrivin), 일라딘(Illadin) 등이 있다.

효과
효과는 빠르지만 5일을 연이어 사용해서는 절대 안 된다.

안전성
5일 이상을 사용하면 반동 효과가 생겨 오히려 비강 세포 내 혈류가 증가해 코 안쪽이 더 부풀어 오르고 충혈이 심해지게 된다. 이러한 코 내부의 염증을 약물성 비염이라고 한다.

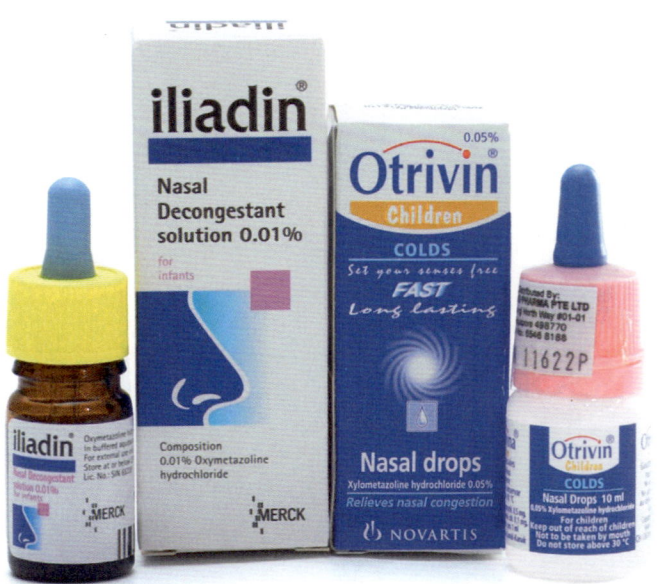

잘 알려진 비충혈제거 물약

식염수나 소독한 소금물로 콧속을 씻으면 코막힘 해소에 도움이 된다는 보고가 있지만 논란의 여지가 많다. 식염수 스프레이를 사용하면 효과적으로 콧속을 세척할 수 있다. 이는 코를 제대로 풀지 못하는 아이들에게도 도움이 된다.

효과

식염수 세비액은 알레르기 비염 증상 완화에 효과적이다. 비강 내 점액을 제거하는 데도 유용하다.

안전성

식염수 세비액은 안전하다. 사용법이 약간 불편할 수 있지만 현재까지 식염수 세비액 사용으로 발생하는 부작용은 알려진 바 없다.

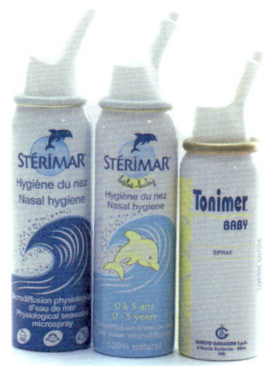

식염수 세비액

〉〉면역치료

면역치료는 우리 몸이 알레르기 비염을 일으키는 알레르겐에 민감하게 반응하지 않게 만드는 치료법이다. 면역치료는 현재 알레르기 비염을 치료할 수 있는 유일한 방법이지만 아이들마다 효과가 다르다. 아이가 다음 사항에 해당한다면 면역치료를 고려해보는 것이 좋다(면역치료의 자세한 내용은 201~213쪽 참고).

• 약물치료로 별다른 효과를 보지 못했다.
• 약물치료로 부작용을 겪고 있다.
• 약물치료를 중단하면 증상이 다시 나타난다.

Q&A

Q 알레르기 비염과 혈관 운동성 비염의 차이는 무엇인가요?

A 혈관 운동성 비염은 온도 변화, 강한 냄새, 오염, 자극적인 음식, 격한 감정 등의 환경 변화에 따라 코가 민감하게 반응하는 질환입니다. 환경 변화에 노출되면 코의 통제 시스템에 문제가 생겨 비정상적으로 많은 양의 점액이 분비됩니다. 혈관 운동성 비염이 있는 아이들은 코가 막히는 증상을 보이지만 가려움증이나 재채기 등의 증상은 보이지 않습니다. 알레르기 비염과 달리 혈관 운동성 비염은 신체의 알레르기 체계 문제로 발생하는 것이 아니기 때문에 알레르기검사와는 무관합니다.

Q 휴가를 가면 왜 아이의 알레르기 증상이 완화되는 걸까요?

A 알레르기는 증상이 나타나는 데 시간이 걸립니다. 장기간 열대 기후에서 생활한 아이는 집먼지진드기 알레르기가 발병할 위험이 높습니다. 그러나 집먼지진드기는 습윤한 지역에 많고 추운 지역에서는 잘 발견되지 않습니다. 그렇기 때문에 집먼지진드기 알레르기가 있는 아이가 온대 지방으로 여행을 가면 증상이 완화되는 것입니다. 그러나 아이의 알레르기 발병이 유전에 따른 것이라면 다른 지역에서 생활한다고 해도 증상 완화가 오래 지속되지는 않습니다. 새로운 환경에 적응을 마치면 아이에게는 그 지역에서 흔한 알레르겐으로 인한 알레르기가 발생하기 때문입니다.

Q 알레르기 비염에 대체요법은 효과가 있나요?

A 알레르기 비염에 효과가 있는 대체요법으로는 침술, 동종요법, 디톡스 식이요법, 비타민 보충제 및 특정 식품 피하기 등이 있습니다. 그러나 현재까지 이러한 대체요법이 알레르기 비염치료에 효과가 있다는 연구 결과는 나와 있지 않습니다. 뿐만 아니라 일부 요법들은 오히려 아이의 건강에 해를 끼치는 경우도 있습니다. 예를 들어 특정 식품의 섭취를 피하면 아이에게 영양실조가 생길 수도 있고, 비타민을 지나치게 섭취하는 것 역시 아이의 건강에 좋지 않은 영향을 줄 수 있습니다.

Q 아이가 자라면서 알레르기 비염이 없어지기도 하나요?

A 비염이 있는 아이들 대부분은 주기적으로 약물치료를 받으면서 아주 정상적인 생활을 합니다. 그러나 알레르기 비염은 성인기까지 지속되는 경향이 있지요. 또한 알레르기 비염이 있는 아이들은 천식이나 기타 알레르기 질환이 발생할 위험이 높습니다.

감기로 오인했던 브라이언의 알레르기 비염

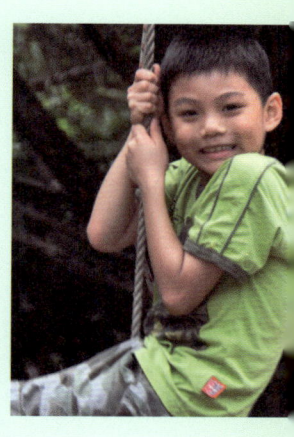

이름   브라이언

진단명   알레르기 비염

나의 아들 브라이언은 아주 건강한 아이였다. 그러나 여섯 살이 되던 해 아이가 기침을 심하게 하기 시작했으며, 이 증상은 시간이 지나도 호전되지 않았다. 우리 가족은 몇 달에 걸쳐 기침 약, 항생제, 천식 스프레이 등 온갖 방법의 치료를 시도했지만 브라이언의 지독한 기침은 낫지 않았다. 얼마 후 브라이언은 코막힘과 재채기 증상도 보이기 시작했다. 뿐만 아니라 거의 습관성 경련 수준으로 계속해서 눈을 찡긋거리는 증상을 보였다. 아이가 이처럼 이상한 증상을 보이자 의사 선생님은 알레르기검사를 통해 정확한 진단을 받을 것을 권하셨다.

알레르기검사는 매우 빠르고 통증도 없었다. 우리는 검사를 통해 브라이언의 문제가 무엇인지 즉시 알 수 있었다. 검사 결과 브라이언에게는 집먼지진드기 알레르기가 있는 것으로 나타났다. 그것도 세 종류의 집먼지진드기에 모두 반응한다고 했다. 알레르기라니! 아이의 알레르기는 오랜 시간에 걸쳐 발병한 것으로 보였으나 단지 그 증상이 지금 나타나고 있는 것뿐이라고 했다. 다행히 아이는 바퀴벌레나 곰팡이 등에는 알레르기가 없었다. 결국 아이의 코와 눈에 나타나는 증상들은 집먼지진드기로 인한 것으로 아이가 기침을 달고 살던 것도 콧물이 목으로 넘어가 기도를 자극했기 때문이었다.

검사를 받은 즉시 나는 브라이언의 방을 청소했다. 아이의 베개와 침구에 집먼지진드기 제거제를 뿌리고, 아이의 이불을 매주 뜨거운 물로 세탁했다. 또 아이에게는 처방받은 항히스타민제와 스테로이드를 투약했다. 일주일이 지나자 아이의 알레르기 증상이 상당히 호전되었다. 눈을 찡긋거리던 증상은 거의 사라졌고, 기침도 멎었다. 6개월이 지난 지금 브라이언은 약을 먹지 않고 있으며 알레르기 증상 역시 보이지 않는다. 나는 언제라도 브라이언의 알레르기가 재발할 수 있다는 것을 알고 있기 때문에 늘 아이의 상태를 주시하고 있다. 현재 브라이언은 아주 건강하게 생활하고 있다.

Chapter 3

아토피 피부염

아이에게 지속적으로 발진이 생기거나 아이가 몸 이곳저곳을 계속 긁는다면 아토피 피부염일 수 있습니다. 아토피 피부염이 있는 아이들은 주기적으로 가려움증, 붉은 발진 등의 증상에 시달리지요. 이러한 발진은 특정 식품이나 발열, 격한 감정 등 여러 유발 요인으로 악화되기도 합니다. 아토피 피부염은 전체 아이들 중 20% 정도에서 나타날 정도로 흔한 질환이며, 특히 신생아에게 많습니다. 아토피 피부염이 있는 아이들은 늘 가려움증을 호소하며 수면장애, 집중력 부족에 시달립니다. 또 땀이 나면 발진이 악화되기 때문에 신체 활동에 제약이 있을 수 있습니다. 이처럼 아토피 피부염을 제대로 관리하지 않으면 아이의 삶의 질은 크게 떨어지게 됩니다.

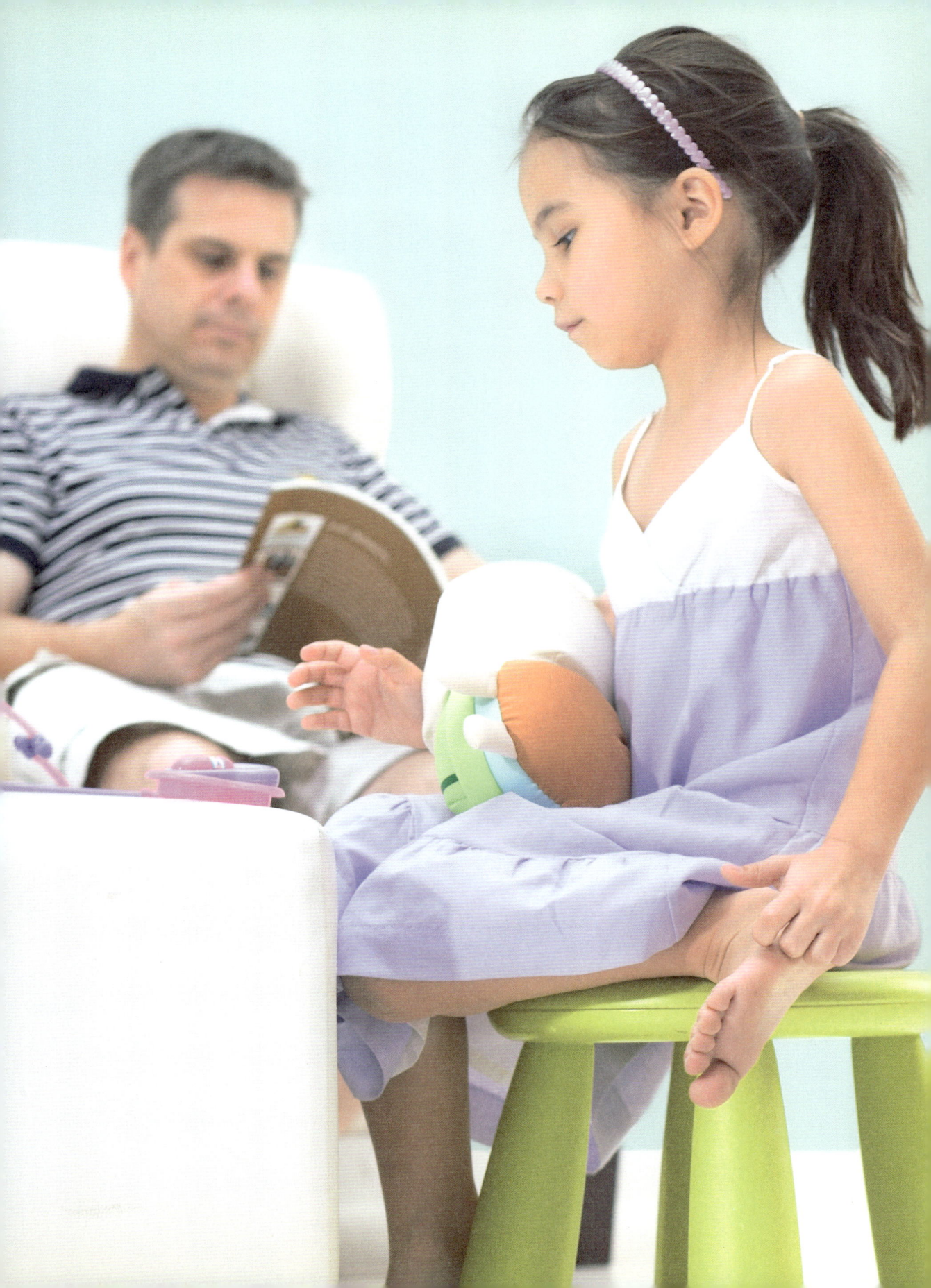

아토피 피부염이란 무엇일까요?

아토피 피부염은 피부에 염증과 가려움이 발생하는 만성적인 질환이다. 아토피는 아이가 알레르기 성향을 갖고 있다는 뜻이며, 피부염은 피부에 생기는 염증을 말한다. 이를 통해 아토피 피부염의 원인이 알레르기라는 사실을 알 수 있다.

아토피 피부염은 생후 몇 주 후부터 증상이 나타나며, 대부분 5세 이전에 발병한다. 아토피 피부염은 만성 질환으로 장기적·주기적으로 나타나며, 때에 따라 그 증상의 정도가 다르다. 이 때문에 어떤 날은 아이의 피부 상태가 깨끗하고 건강해 보이지만 어떤 날은 염증이 심해지는 것이다. 이러한 증상의 악화에는 알레르기성 유발 인자, 혹은 비알레르기 유발 인자가 관여하는데, 이를 통칭하여 아토피 피부염 유발 인자라고 한다. 안타깝게도 아토피 피부염을 앓는 대부분의 아이들은 하나 이상의 유발 인자가 반응한다. 그렇기 때문에 한 가지 유발 인자만 관리할 경우 증상이 어느 정도 완화되기는 하지만 완치로 이어지기는 힘들다.

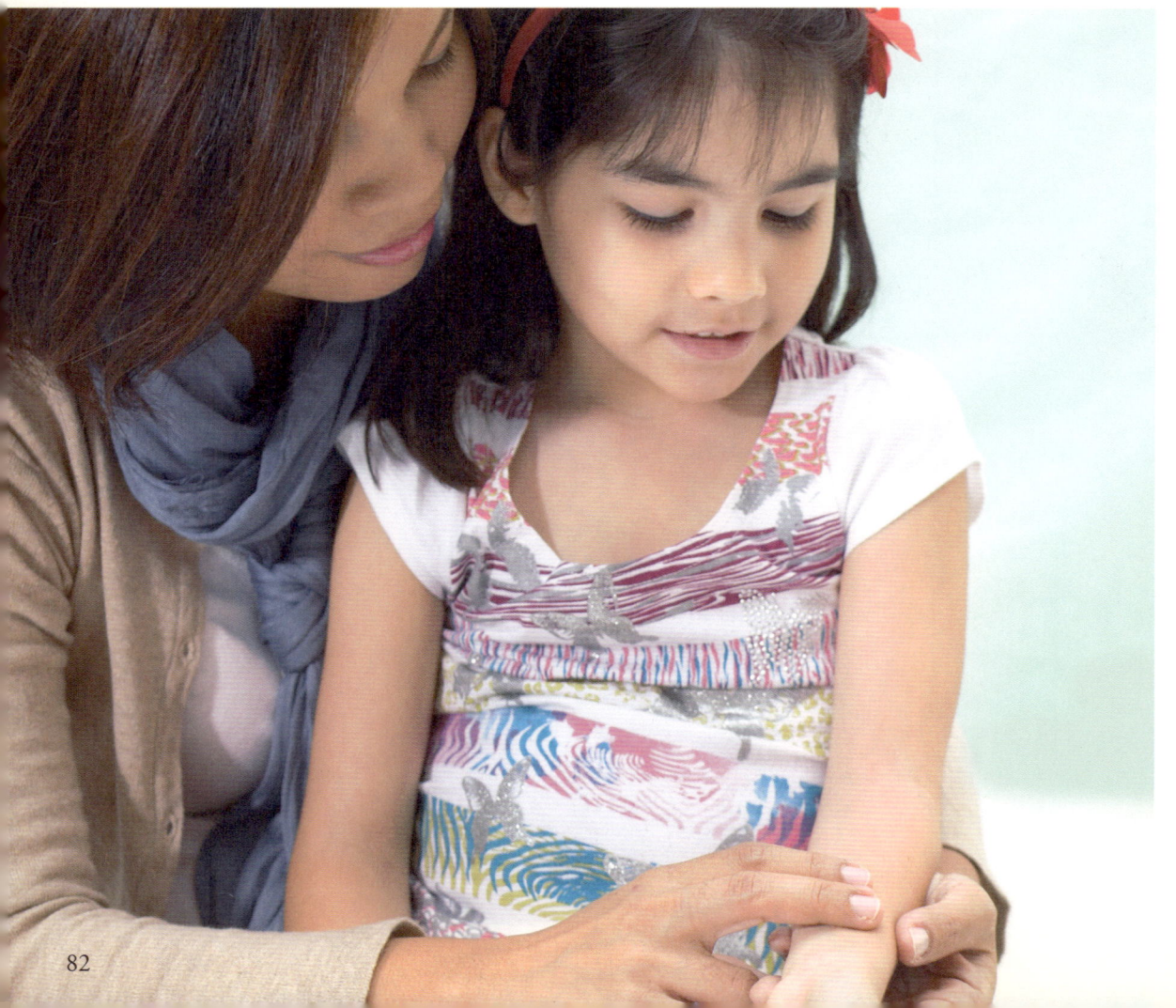

아토피 피부염은 왜 발생할까요?

다른 알레르기와 마찬가지로 아토피 피부염의 발병에는 유전적 요인과 환경적 요인이 함께 작용한다.

연구 결과에 따르면 아토피 피부염에 관여하는 유전적 요인에는 아토피 피부염이 쉽게 발병하는 유전 인자, 피부벽의 기능을 약화시키는 유전 인자, 피부를 건조하게 만드는 유전 인자 등이 있는 것으로 밝혀졌다. 환경적 유발 인자에 대한 반응은 비정상적인 염증으로 이어지고, 이 염증은 발적, 가려움증, 부종 등의 증상을 유발한다. 그러므로 아토피 피부염은 유전적으로 민감한 피부를 가지고 태어난 아이가 환경적 유발 인자에 노출될 때 쉽게 발병한다고 할 수 있다.

>>아토피 피부염 유발 인자

아토피 피부염 유발 인자에는 알레르기성 유발 인자, 비알레르기성 유발 인자가 있다. 비알레르기성 유발 인자는 자극 인자로 불리기도 한다.

알레르기성 유발 인자

유발 인자 앞에 '알레르기성'이라는 말이 붙은 이유는 이러한 유발 인자에 접촉하게 되면 인체 면역 체계의 알레르기 세포가 자극을 받아 알레르기 염증을 일으키는 물질이 분비되기 때문이다. 이로 인해 피부에 염증이 일어나 발적(붉어짐)이나 가려움증 등의 증상이 나타나게 된다. 그러나 아토피 피부염이 있다고 해서 모두 알레르기가 있는 것은 아니며, 아이의 연령에 따라 나타나는 알레르기의 종류도 각기 다르다. 일반적으로 영·유아는 식품 알레르기를, 더 성장한 아이들은 흡입 및 주변의 환경적 요인으로 발병하는 알레르기를 갖고 있다. 아토피 피부염의 정도에 따라 아이에게 다른 알레르기가 있을 위험 역시 달라지는데, 아토피 피부염이 심할수록 다른 알레르기가 있을 위험이 높아진다. 알레르기를 일으키는 식품으로는 우유, 달걀, 콩, 밀, 조개류, 어류, 땅콩, 견과류 등이 있다. 성장한 아이들에게는 식품 알레르기가 거의 발견되지 않지만 대신 집먼지진드기, 바퀴벌레, 동물의 비듬, 곰팡이, 꽃가루 등 흡입 요인으로 인한 알레르기가 흔한 편이다. 그러므로 불필요하게 위에 나열된 모든 알레르겐을 피하기보다는 알레르기검사를 통해 아이가 반응하는 알레르겐이 정확히 어떤 물질인지 확인하는 것이 바람직하다.

비알레르기성 유발 인자

비알레르기성 유발 인자는 자극 인자로도 불린다. 비알레르기성 인자들이 아토피 피부염 환자의 민감한 피부를 자극하기 때문이다. 자극 인자는 피부의 발적, 가려움증 등의 증상을 유발하기도 하지만 엄밀히 말하면 이러한 증상이 있다고 해서 아이가 이 자극 인자에 대해 알레르기가 있다고는 할 수 없다. 이러한 자극 인자가 아이의 면역 체계를 교란하지 않기 때문이다. 그러나 아토피 피부염 환자라면 자극 인자들을 꼭 피해야 한다. 매우 덥거나 습도가 높은 날씨, 매우 춥고 건조한 날씨, 땀, 세정력이 지나치게 좋은 비누, 거친 소재로 만들어진 옷 등이 자극 인자이다. 시험 기간 등 아이의 스트레스 정도가 심해지는 시기에 아토피 피부염도 심해지는 경향이 있다. 이처럼 정신적인 스트레스가 아토피 피부염을 악화시킨다는 것은 잘 알려진 사실이다.

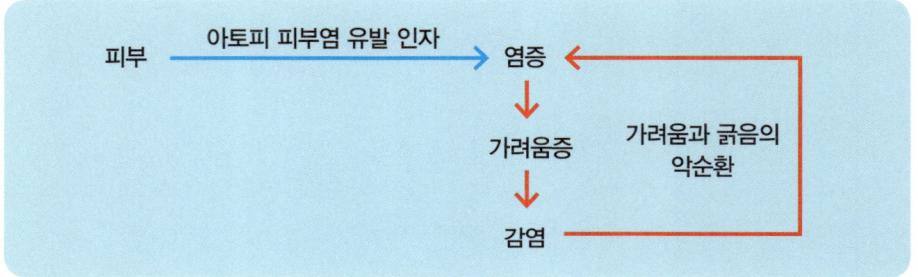

위의 그림은 아토피 피부염 유발 인자가 아이의 민감한 피부에 염증을 일으키는 과정을 보여준다. 염증은 가려움증을 유발하고, 이는 다시 피부 감염으로 이어진다. 가려움을 느껴 해당 부위를 긁는 행위가 반복적으로 일어나는 '가려움과 긁음의 악순환'이다. 이 과정에서 감염과 가려움증이 염증을 더욱 악화시킨다.

'가려운 것은 인간의 감정이지만, 긁는 것은 신의 손길이다.'라는 말이 있다. 아토피 피부염 환자라면 누구나 이 말에 공감할 것이다. 아토피 피부염으로 인한 가려움증은 상상을 초월할 정도이다. 가려운 곳을 긁으면 그야말로 신의 손길처럼 시원하기는 하겠지만 그럴수록 피부는 더 자극을 받는다. 그리고 자극이야말로 가장 피해야 하는 사항이다. 아토피 피부염이 있는 아이의 피부에는 황색포도상구균과 같은 박테리아가 서식하는데, 해당 부위를 긁으면 이 박테리아가 피부 속으로 침투해 자극이 발생한다. '가려움과 긁음의 악순환'이 일어나는 것이 바로 이 때문이다. 해당 부위를 긁으면 박테리아로 인해 감염이 일어나고, 이것이 염증으로 이어져 아이는 더욱 가려움증을 느끼게 된다. 가려움증을 느끼는 아이는 더욱 심하게 긁게 돼 염증 더욱 심해지고, 이렇게 심해진 염증은 아토피 피부염을 악화시켜 전보다 훨씬 가려움이 심해지는 악순환이 발생하는 것이다. 끊임없이 긁고, 그로 인해 감염이 생기면 피부 상태는 더욱 악화된다. 따라서 처음 피부를 자극했던 인자가 사라진 후에도 아토피 피부염이 완화되지 않거나, 심지어 더욱 악화되는 사태가 발생하는 것이다.

아토피 피부염의 증상은 무엇일까요?

단순한 땀띠, 혹은 벌레에 물려 생긴 경미한 피부 염증과 아토피 피부염을 구분해보자.

아토피 피부염이 있는 아이들 대부분은 특정 신체 부위에 특징적인 발진이 나타난다. 이처럼 특정 부위에 발진이 생긴다면 다른 피부염이 아닌 아토피 피부염을 앓고 있을 확률이 높다. 이 경우 검진을 받아 정확한 상태를 확인해야 한다(아토피 피부염의 발생 부위는 86~88쪽 참고). 다음의 사항을 통해 가정에서도 아이가 아토피 피부염인지 아닌지를 확인할 수 있다.

〉〉가려움증과 발적

피부의 염증 때문에 발생하는 증상이다. '염증(Inflammation)'이라는 단어는 라틴어로 '불이 나다'라는 뜻인데, 이는 아토피 피부염 환자가 느끼는 심한 가려움증 및 발적 증상을 잘 나타내고 있다. 염증이 생길 때 분비되는 염증 유발 물질이 아토피 피부염 환자들이 가장 견디기 힘든 증상인 심한 가려움증을 유발한다.

〉〉건조한 피부

아토피 피부염이 있는 아이들은 대부분 피부가 매우 건조한데, 이는 피부에 문제가 생겨서 수분이 쉽게 손실되기 때문이다. 건조한 피부는 더욱 심한 가려움증을 유발해 아토피 피부염을 악화시키는 원인이 될 수 있다.

〉〉피부 감염

피부를 심하게 긁으면 피부가 손상되어 박테리아가 서식하기 쉬운 환경이 조성된다. 그 결과 아토피 피부염 병변이 발생해 피부 발진이 더욱 심해지고, 이로 인해 피부가 갈라져 진물이 나오고 고름이 생기게 된다.

〉〉두꺼워지는 피부

아토피 피부염이 생기고 어느 정도 시간이 지나면 아이의 피부가 마치 가죽이나 나무껍질처럼 두꺼워지고, 그 위로 깊게 패인 주름이 생긴 것을 볼 수 있다. 이를 태선화라고 하는데, 이는 아이가 같은 부위를 오랫동안 긁을 경우 나타나는 증상이다.

일반적인 아토피 피부염 부위

아토피 피부염은 신체의 특정 부위에 주로 생기는데, 이 부위는 아이의 연령에 따라 달라진다. 이는 매우 재미있는 사실이지만 그 원인은 아직 알려지지 않고 있다. 신생아의 경우에는 주로 얼굴 주위, 귀 뒤, 목, 팔꿈치, 무릎 등에 아토피 피부염이 생기며, 성장하면서 눈 주위, 목, 팔꿈치 안쪽, 무릎 뒤, 발목과 손목 주변 등 다른 부위에도 발병하기 시작한다. 아래 그림을 통해 연령에 따라 아토피 피부염이 주로 생기는 부위를 확인할 수 있다. 그러나 이 밖의 다른 부위에도 얼마든지 아토피 피부염이 생길 수 있다. 심한 경우에는 전신에 아토피 피부염이 생기기도 하며, 이 경우 아이는 머리부터 발끝까지 가려움을 느끼게 된다.

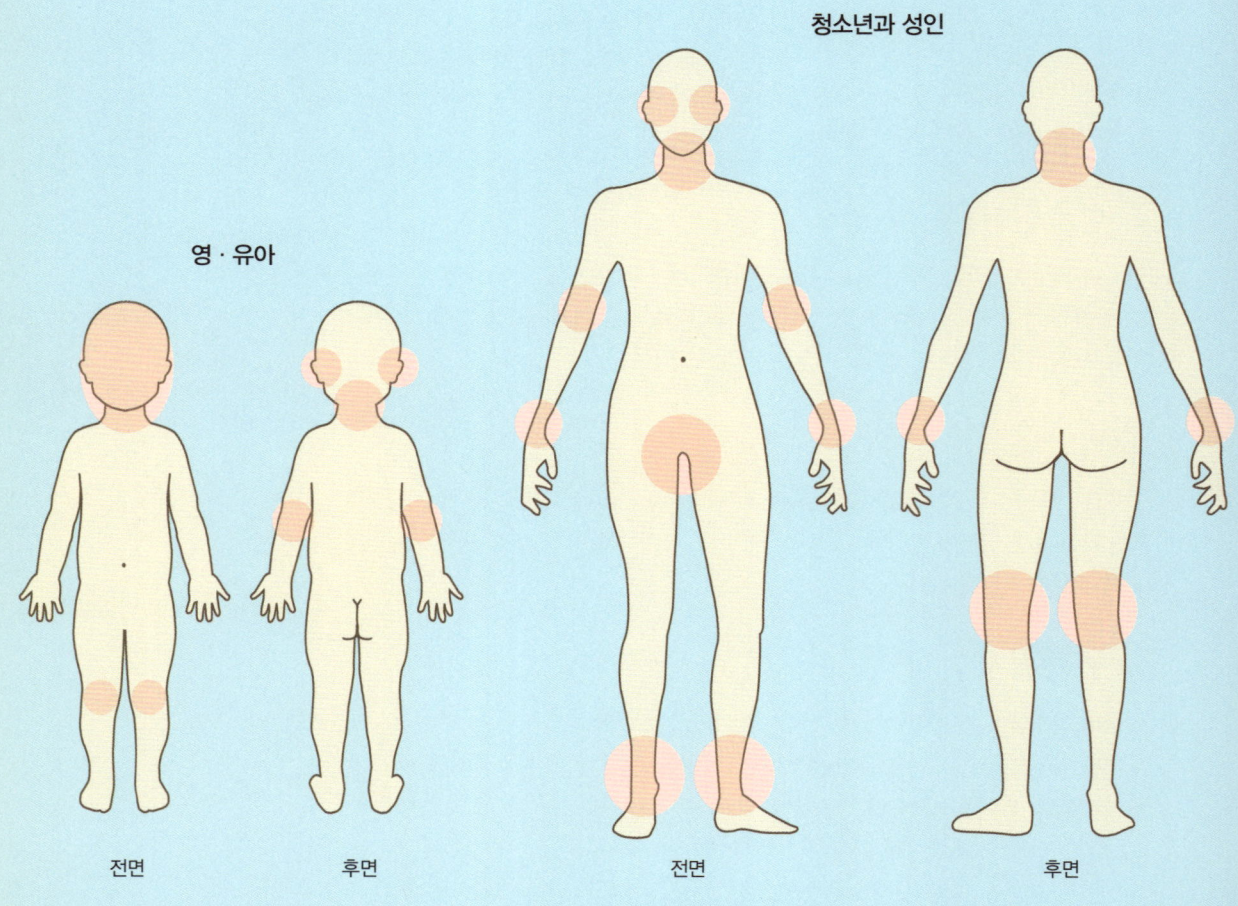

청소년과 성인

영·유아

전면   후면   전면   후면

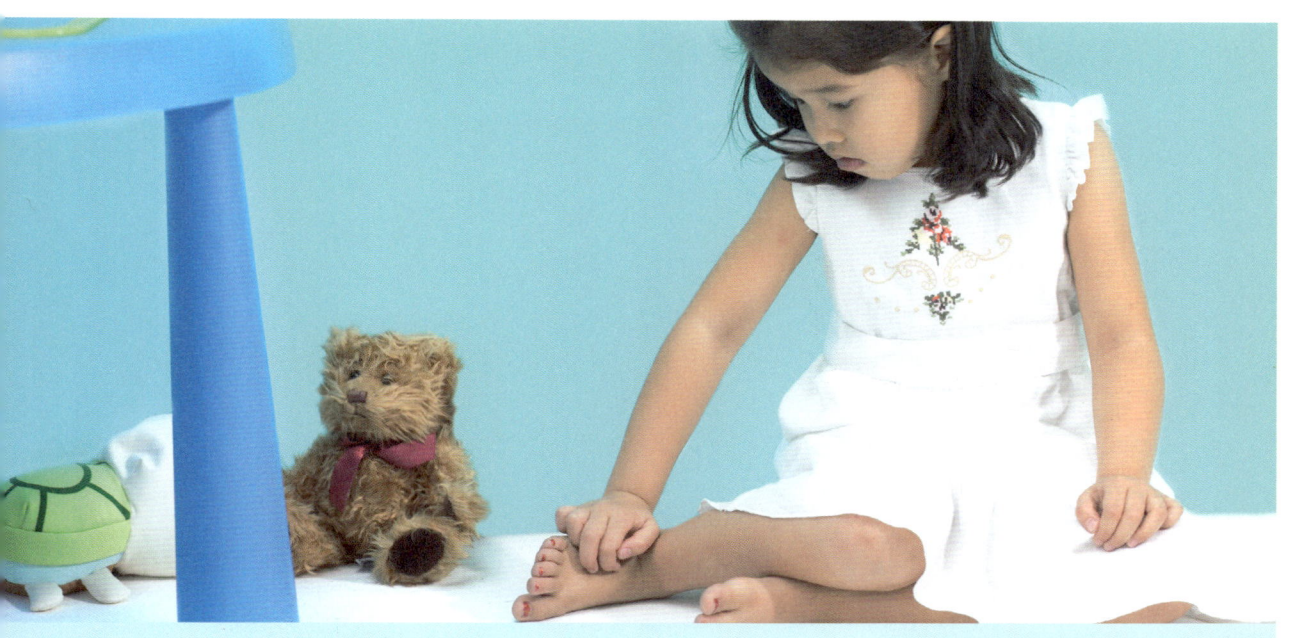

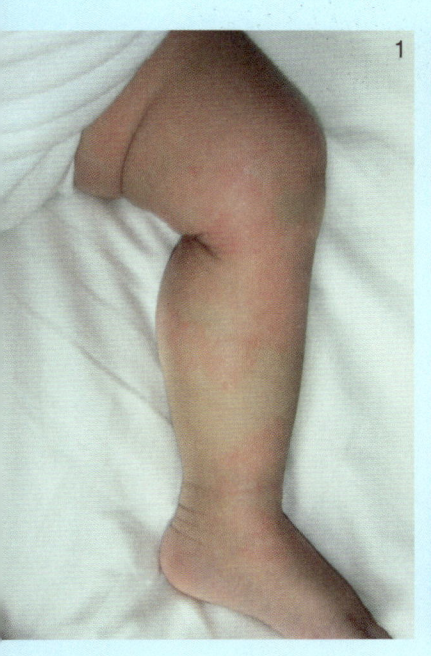

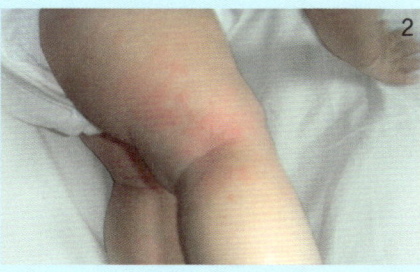

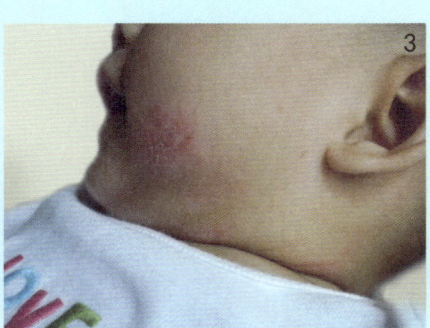

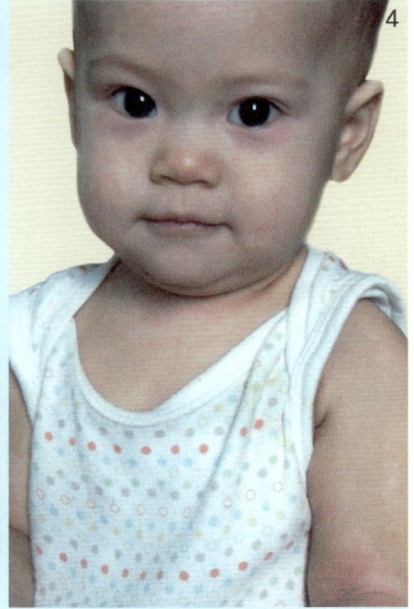

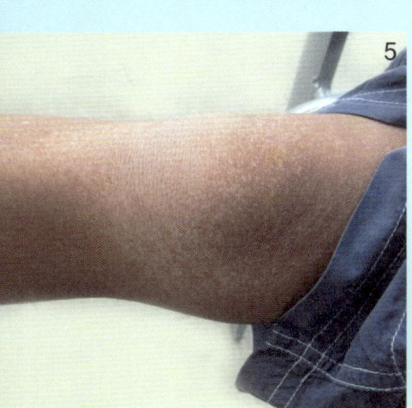

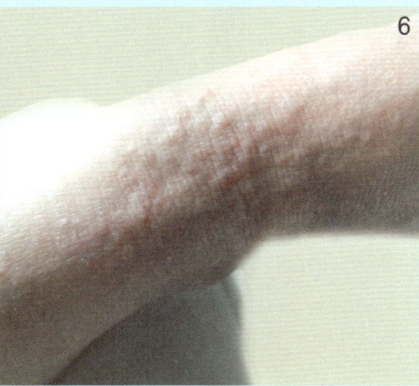

1, 2. 다리에 생긴 아토피 피부염

3. 볼에 생긴 아토피 피부염

4. 얼굴에 생긴 아토피 피부염

5. 건조한 피부

6. 감염된 아토피 피부염

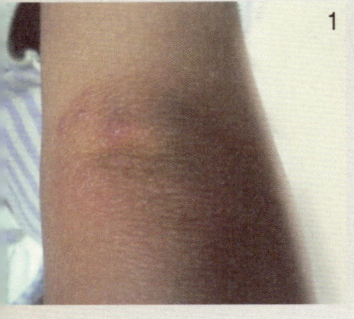

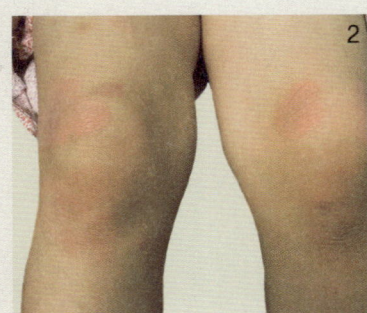

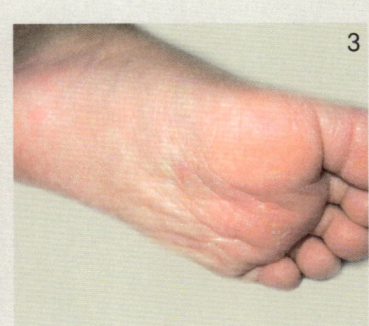

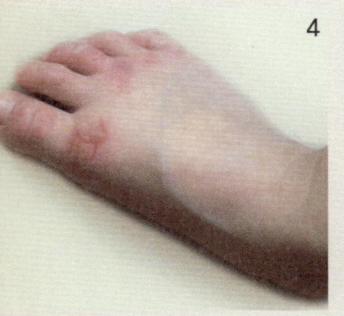

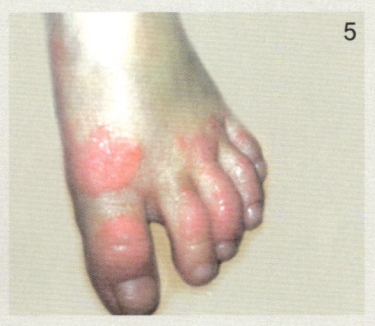

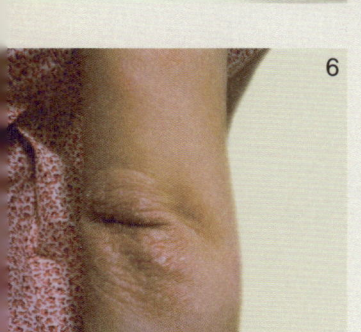

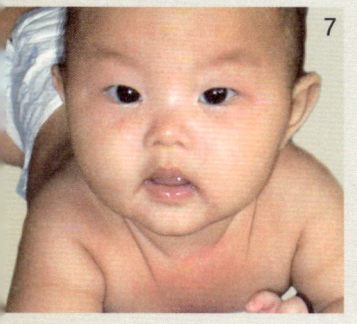

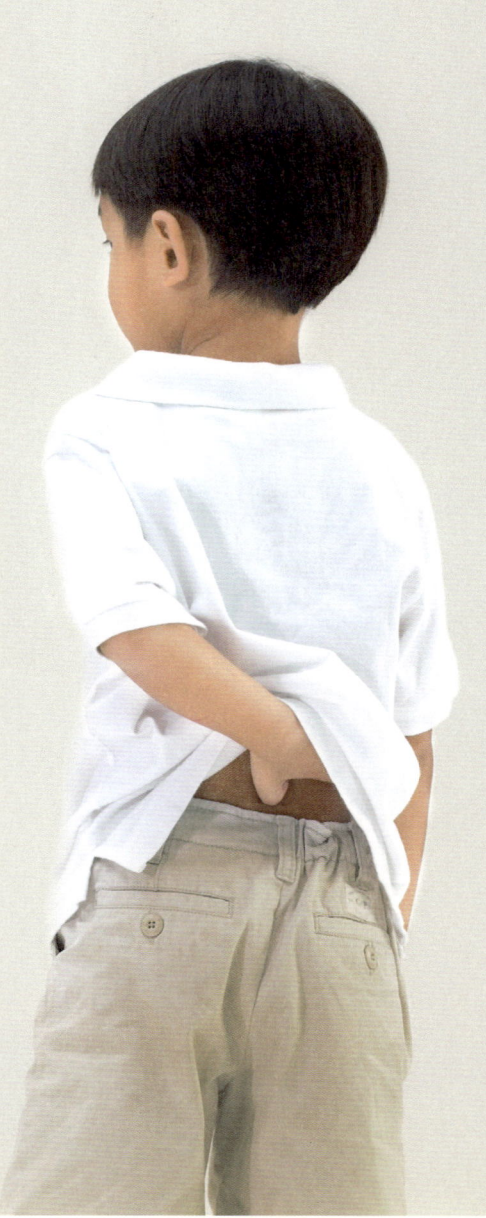

1. 태선화 현상

2. 무릎에 생긴 아토피 피부염

3. 발바닥에 생긴 아토피 피부염

4, 5. 발등에 생긴 아토피 피부염

6. 팔꿈치의 태선화 및 건조화

7. 눈 주변과 가슴에 생긴 아토피 피부염

아토피 피부염은 어떻게 진단할까요?

♣ **아토피 피부염에 대한 진단 사항**

아이의 증상
알레르기검사

>>아이의 증상

아토피 피부염 진단은 주로 특정 신체 부위에서 나타나는 육안으로 확인 가능한 피부 병변(병이 원인이 되어 나타나는 신체의 변화)을 바탕으로 한다. 의사는 일단 눈으로 피부의 상태를 살펴보고 진단을 내린다. 그러나 정확하게 아토피 피부염을 유발하는 요인이 무엇인지 밝혀내는 것은 매우 까다롭다. 그러므로 부모는 의심되는 알레르기성, 혹은 비알레르기성 인자를 모두 의사에게 알리는 것이 좋다. 부모가 알려주는 내용 중에서 아이에게 알레르기를 일으키는 유발 인자를 찾을 가능성이 높기 때문이다.

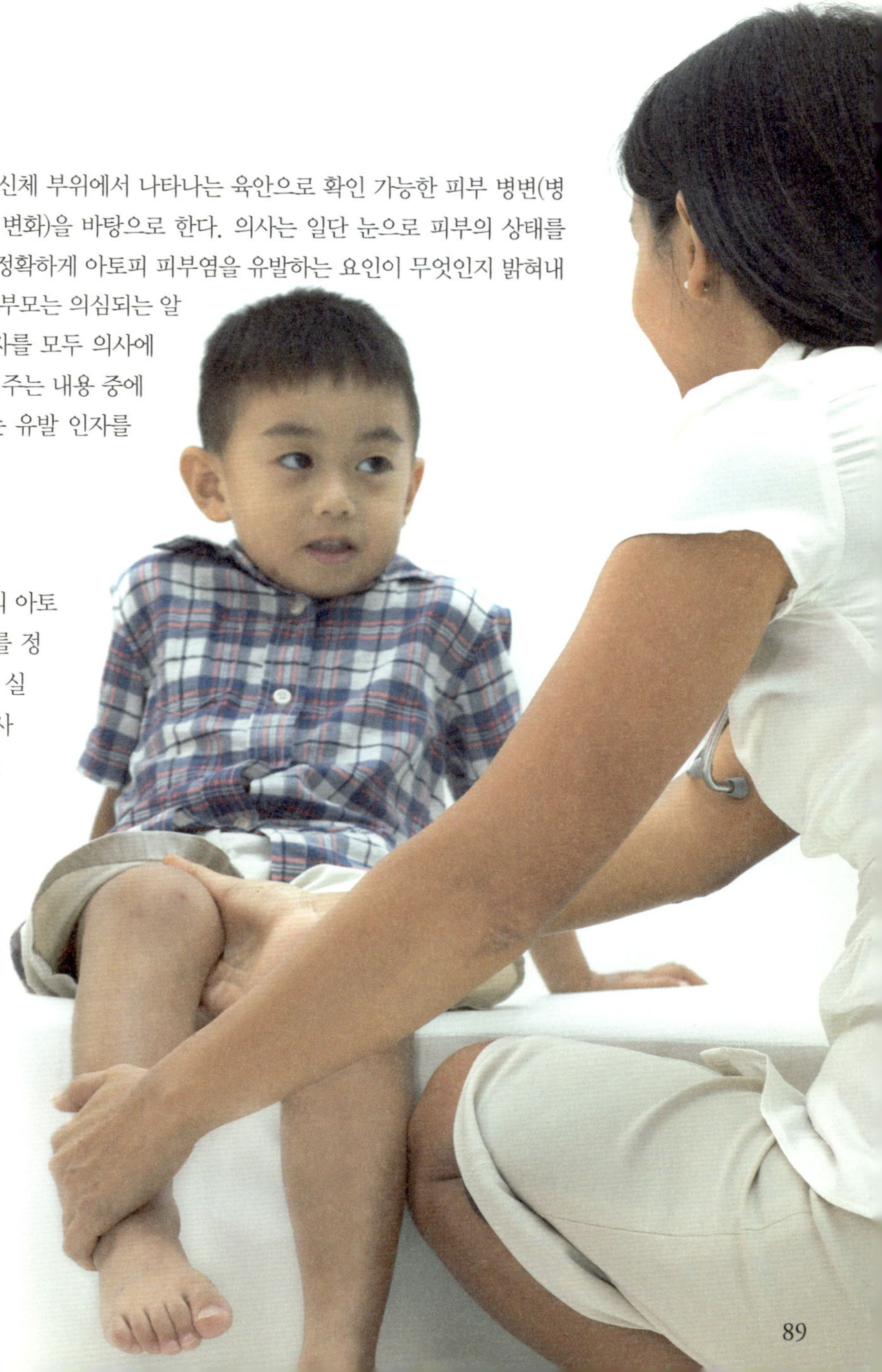

>>알레르기검사

아이의 증상을 살핀 의사는 아이의 아토피 피부염을 일으키는 유발 인자를 정확히 밝히기 위해 알레르기검사를 실시할 것을 권한다. 효과적인 검사로는 피부단자검사(Skin Prick Test, SPT), 특정 IgE 항체에 대한 혈액반응검사, 패치검사 등 세 가지가 있다(알레르기검사의 자세한 정보는 186~199쪽 참고). 어떤 검사가 아이에게 적합한지는 의사와의 상의를 통해 결정한다.

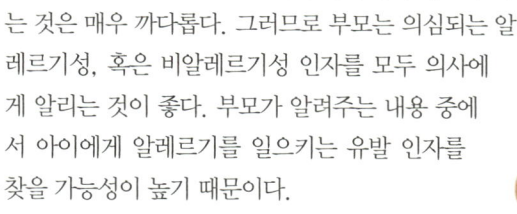

아토피 피부염은 어떻게 치료할까요?

아토피 피부염 치료는 다양한 각도에서 접근해야 하며 복합적인 노력이 필요하다.

- 아이의 아토피 피부염 유발 요인을 제거하면 피부 염증이 완화된다.
- 피부에 수분을 충분히 공급한다.
- 아토피 피부염 약은 피부염증, 가려움증, 감염 등을 완화시킨다.
- 면역치료 혹은 알레르기 민감소실 요법이 도움이 될 수 있다.

≫알레르겐 및 자극 요인 제거

아이의 피부를 자극하는 인자(알레르기성과 비알레르기성 모두)를 확인하는 일은 아이의 아토피 피부염 치료를 위해 꼭 필요한 일이다. 아이의 아토피 피부염 자극 인자를 효과적으로 제거하면 약물치료 없이도 상당한 증상 완화 효과를 거둘 수 있기 때문이다.

만일 아이의 아토피 피부염이 땀 때문이라면 아이가 땀을 흘리는 즉시 땀을 닦도록 교육하고 운동 후에는 항상 샤워를 하도록 교육하면 아토피 피부염 관리에 도움이 된다. 날씨가 건조할 때 아이의 아토피 피부염이 더욱 악화된다면 피부에 충분한 수분 공급을 해주는 것만으로도 효과를 볼 수 있다. 특정 식품에 대한 반응으로 아토피 피부염이 생기는 경우라면 해당 식품을 아이의 식단에서 제외한다. 이렇듯 간단한 조치만으로도 증상이 호전되는 경우도 있지만 아토피 피부염 유발 인자가 여러 가지일 경우 한 가지 인자만 제거해서는 아토피 피부염을 완전히 치료하기 힘들다.

≫피부 관리

아토피 피부염이 있는 아이들 대부분이 건조한 피부 때문에 가려움증을 호소하기 때문에 수분 공급은 매우 중요한 일이다. 보습제는 건조하고 갈라진 피부를 재생하고 피부 천연 유분을 유지해 피부에 보호막을 형성한다. 이렇게 하면 가려움증이 완화되고 아토피 피부염 치료에 사용되는 스테로이드 연고의 사용을 상당히 줄일 수 있다. 보습제는 약품이 아니기 때문에 아이들에게 무해하다는 것 역시 장점이다. 최소 하루 4회 정도는 보습제를 발라주어야 하며 특히 목욕 직후 피부에 물기가 남아 있을 때 발라주는 것이 좋다(건조함이 심할 경우 가정에서 시행할 수 있는 방법에 대한 설명은 95쪽 참고).

목욕이나 샤워를 하면 피부의 천연 유분이 씻겨 나간다. 특히 세정제를 사용하거나 하루에 여러 차례 샤워를 할 경우에는 더욱 그렇다. 따라서 아토피 피부염이 있는 아이들은 보습 효과가 우수한 비누나 목욕 샴푸를 사용하는 것이 좋다. 목욕은 반드시 하루에 한 번 비누 목욕을 하여야 하고, 땀이 많이 나거나 진물이 심한 경우에는 추가적으로 실시해도 된다.

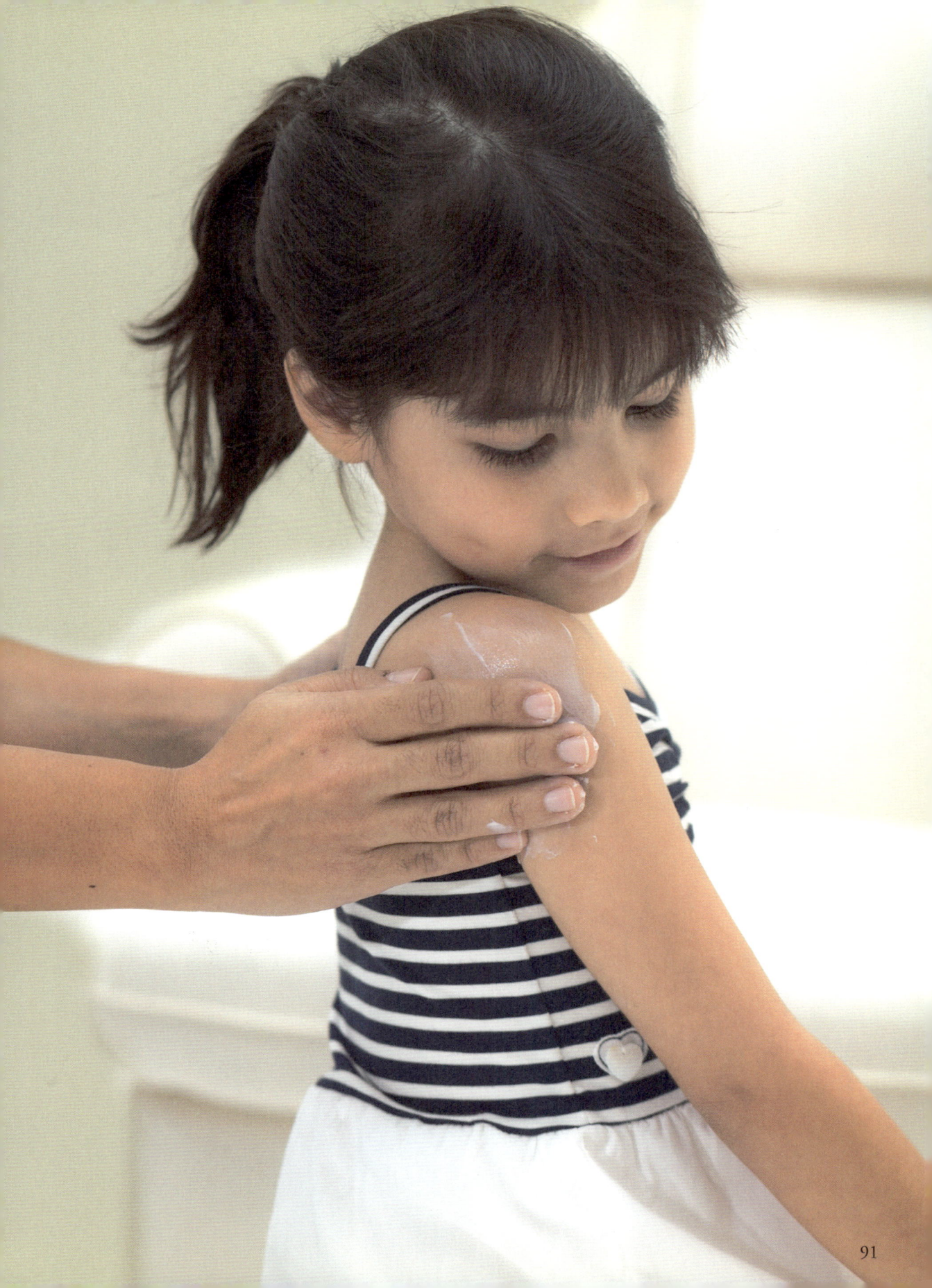

>>아토피 피부염 치료제 사용

아토피 피부염 치료제는 염증, 가려움증, 감염 등 세 가지 목적으로 사용한다.

염증치료

염증은 아토피 피부염에서 빼놓을 수 없는 증상이다. 발진이나 적열, 가려움증 등이 모두 염증 때문에 생기는 증상이므로 아토피 피부염에서는 염증을 적절히 치료하는 것이 무엇보다 중요하다.

가장 오랫동안 널리 사용되어 온 염증 치료제는 스테로이드 크림이다. 스테로이드 크림은 의사가 처방한 적정 용량을 사용할 경우 매우 효과적이고 안전하다. 그러나 강한 스테로이드 크림을 얼굴이나 성기 주변에 사용하는 것은 피해야 한다. 강한 스테로이드 크림은 피부를 얇게 만드는 부작용이 있기 때문이다. 눈 주변 피부에 장기적으로 사용할 경우 녹내장이나 백내장을 일으킬 위험도 있다. 따라서 의사의 처방에 따라 적절한 강도의 스테로이드 크림을 사용하여야 한다.

최근에는 스테로이드 성분이 없는 항염 크림들도 출시되고 있다. 이런 크림들은 기존 크림들과는 다른 기제를 통해 염증을 치료한다. 아이들에게 사용이 가능한 제품으로는 프로토픽(Protopic)이나 엘리델(Elidel) 등이 있다. 이 제품들은 안전할 뿐 아니라 피부가 얇아지는 부작용도 없기 때문에 특히 얼굴이나 눈꺼풀에 아토피 피부염이 있는 경우에 사용하면 좋다. 단점은 가격이 비싸다는 점과 처음 사용할 때 약간 화끈거릴 수 있다는 점이다. 의사와의 상의를 통해 이런 제품이 아이의 아토피 피부염 치료에 적절한지 먼저 확인하는 것이 바람직하다.

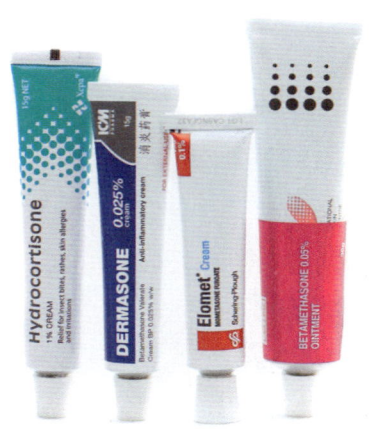

스테로이드 크림 제품들

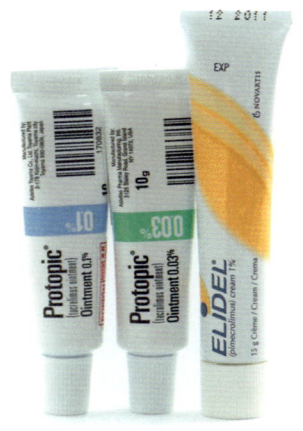

프로토픽(Protopic)　　　엘리델(Elidel)

최근 출시되고 있는 비 스테로이드성 항염 크림

가려움증 치료

가려움증은 아토피 피부염을 앓는 아이들이 가장 힘들어하는 증상이다. 아토피 피부염이 있는 아이들은 일상생활을 할 때 뿐만 아니라 잠을 잘 때도 몸을 긁는다. 이 때문에 집중력이 떨어지고 잘 때도 뒤척이는 등의 불편을 겪는다. 경구 투약 항히스타민제는 가려움증 완화 효과는 크지 않지만, 안정제 성분이 들어 있어 아이가 숙면을 취하는 데는 상당한 도움이 된다.

감염치료

아토피 피부염 부위에는 감염이 자주 일어나는데, 이는 즉시 치료해야 한다. 치료하지 않을 경우 감염이 아토피 피부염을 더욱 악화시키고, 감염 치료가 끝난 뒤에도 흉터가 남을 수 있기 때문이다. 감염이 심하면 고름이 나오거나 종기가 생길 수 있고, 경우에 따라 혈관 속으로 박테리아가 침입해 아이의 건강을 심각하게 위협할 수도 있다. 감염된 아토피 피부염 병변은 주로 항생제를 사용해 치료하는데, 상처 부위에 직접 바르는 크림을 사용하기도 하고 알약이나 시럽을 처방하기도 한다. 과망간산칼륨이나 클로로헥시딘(Chlorhexidine) 등의 항균세정제를 사용하는 것도 도움이 된다. 만약 아이의 아토피 피부염 부위가 감염됐다면 즉시 의사와 상의해야 한다.

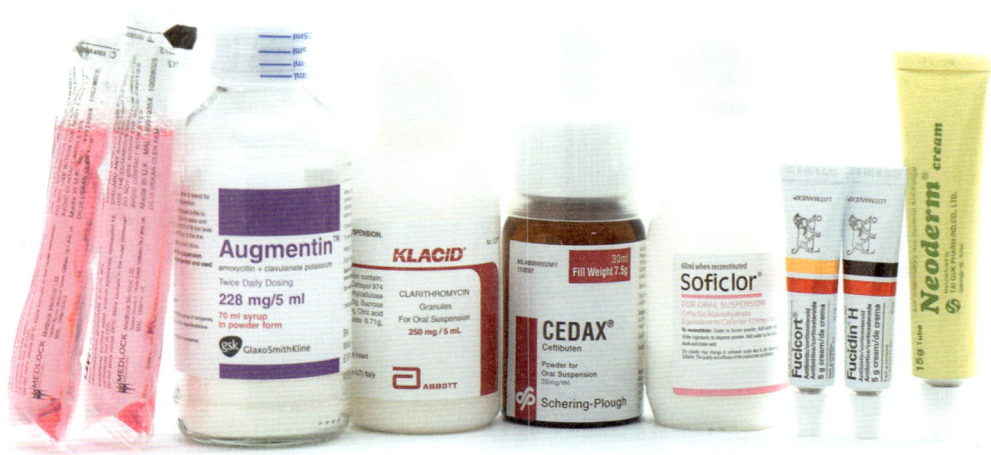

클로로헥시딘(Chlorhexidine) 항균 세정제   경구 항생제   항생제 크림

아토피 피부염 부위 감염치료에 사용되는 약품

>>그 밖의 치료법

이외에도 여러 가지 아토피 피부염 치료법들이 있지만, 의사는 앞에서 설명한 치료법을 우선적으로 실시한 후 기타의 치료법을 고려하게 될 것이다. 그 외의 치료법은 효과가 미미하거나 아직 실험 단계에 있는 것들이기 때문이다. 지금 소개하는 방법은 앞에서 소개한 치료법이 효과가 없는 경우 차선책으로 이용되기도 한다.

프로바이오틱스

프로바이오틱스(Probiotics, 장내에서 발견되는 몸에 좋은 유산균)를 이용한 치료를 받은 환자들 중 일부는 아토피 피부염 증상이 완화된 것으로 나타났다. 현재까지는 프로바이오틱스의 효능에 대해 상반된 연구 결과가 나와 있는 상태이다. 그러나 더 많은 연구 결과가 필요하다.

세라마이드 크림

최근에는 아토피 피부염이 있는 아이들의 피부에 부족한 세라마이드 성분을 보충해주는 크림이 출시되고 있다. 이 크림을 사용하면 피부벽이 재생되며, 아토피 피부염 치료 측면에서도 순한 스테로이드 크림 정도의 효과를 볼 수 있다. 세라마이드 크림(Ceramide Cream)은 시중에 나온 지 얼마 되지 않았지만 가벼운 아토피 피부염이 있는 아이들에게 스테로이드 크림 대신 사용할 수 있는 제품으로 주목받고 있다.

광선요법

특정 광선을 쪼여 치료 효과를 도모하는 광선요법을 실시할 수 있다. 광선요법은 일광욕과 비슷한데, 의사의 지시에 따라 적절히 실시할 경우 증상 완화 효과를 볼 수 있다. 그러나 반드시 의사의 소견에 따라 시행해야 한다.

수성밀폐요법(Wet wrap dressing therapy)

먼저 보습제를 바르고 아토피 피부염 부위에 스테로이드 크림을 도포한 뒤(스테로이드 크림은 생략해도 무방하다) 젖은 붕대로 보습제와 스테로이드 크림을 바른 부분을 감아준다. 젖은 붕대 위를 마른 붕대로 한 겹 더 감아준다. 그 위로 몸에 잘 맞는 순면 재질의 잠옷을 입는 것이 좋다. 수성밀폐요법을 실시하기 전에는 반드시 의사와 상의하자.

수성밀폐요법의 효과
- 보습제의 효과적인 흡수
- 피부 진정 작용
- 염증과 가려움증 완화
- 아이가 아토피 피부염 부위를 긁는 것 방지

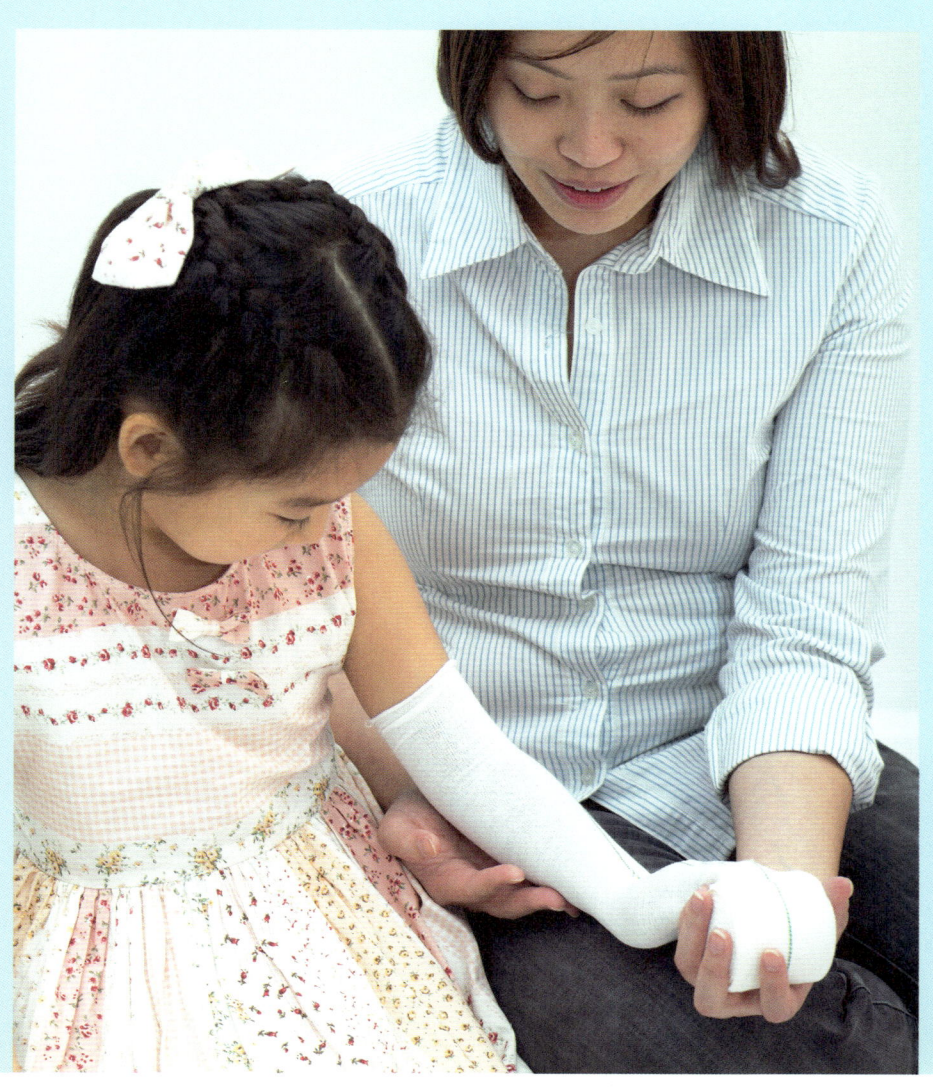

Q&A

Q 아이가 자라면서 아토피 피부염이 없어지도 하나요?

A 우선 좋은 소식은 아토피 피부염 아동 두 명 중 한 명은 자라면서 아토피 피부염이 자연스럽게 완치된다는 점입니다. 대부분의 신생아들 역시 성장과 함께 아토피 피부염이 거의 치료되지요. 하지만 아이가 성인이 되면 아토피 피부염이 재발하는 경우도 있습니다. 이 역시도 제대로 치료해주어야 증상이 치료됩니다. 또한 아토피 피부염이 있는 아이들은 천식이나 알레르기 비염 등이 발병할 위험이 높습니다.

Q 아토피 피부염이 있는 아이가 수영을 해도 괜찮은가요?

A 아토피 피부염이 있는 아이에게 수영은 좋을 수도 있고 나쁠 수도 있습니다. 수영이 피부의 열을 내리고 수영장의 클로로린(Chlorine)이라는 성분이 피부의 항균 작용을 한다는 점에서는 긍정적이지만, 때에 따라 클로로린이 아이의 피부를 자극할 수도 있기 때문입니다. 따라서 수영을 마친 후에는 반드시 샤워해 클로로린 성분을 씻어내야 합니다. 또한 수영을 마치고 샤워 후 3분 이내에 아이에게 보습제를 발라주어야 합니다. 또한 선크림, 모자, 전신 수영복 등을 사용해 자외선을 최대한 차단해야 합니다. 햇빛이 강한 날에는 야외 수영을 하지 않는 것이 좋습니다.

Q 아토피 피부염도 전염이 되나요?

A 아토피 피부염은 전염되지 않습니다. 아토피 피부염이 있는 사람과 접촉하여도 아토피 피부염이 옮지는 않습니다.

Q 시중에는 보습제의 종류가 많은데, 어떤 것이 아이에게 가장 좋은 제품일까요?

A 보습제는 크게 유분 베이스인 연고와 수분 베이스인 크림, 로션으로 나뉩니다. 연고는 유분기가 많고 수분을 더욱 효과적으로 보존해주지만 끈적임이 심해 아이가 싫어할 수 있습니다. 크림은 상대적으로 유분기가 적고 피부에 잘 스며들어 연고보다 사용감이 좋다는 것이 장점입니다. 보습제에는 여러 성분이 함유되어 있는데, 그중에는 아이의 아토피 피부염 치료에 도움이 되는 성분도 있고 피부를 자극해 오히려 악영향을 미치는 성분도 있습니다. 예를 들어 일부 보습제에 들어 있는 세라마이드 성분은 아토피 피부염으로 손상된 피부를 재생하는 기능을 합니다. 그러나 방부제나 향수 성분은 오히려 피부에 자극이 됩니다. 따라서 아이에게 가장 적합한 제품을 결정하기 위해서는 다양한 제품의 샘플을 미리 사용해보는 것이 좋습니다. 새로운 보습제를 사용할 때는 반드시 국소 부위에 먼저 발라보고 부작용이 나타나지 않는지 점검해야 합니다.

Q 아토피 피부염이 있는 아이의 휴가철 대비에는 어떤 것들이 있을까요?

 A 환경의 변화는 아이의 아토피 피부염에 좋을 수도 있고, 나쁠 수도 있습니다. 특히 기후의 변화는 아토피 피부염에 큰 영향을 미치지요. 따뜻하거나 추운 지방으로의 여행은 아이의 피부를 매우 건조하게 하므로 비행기를 타기 전부터 보습제를 충분히 발라주고, 수시로 덧 발라 주어야 합니다. 서늘한 날씨에서는 아이가 땀을 덜 흘리기 때문에 아토피 피부염 증상이 완화되는 경향을 보입니다. 공기 중에 떠다니는 알레르겐의 양 역시 아이의 아토피 피부염에 영향을 줍니다. 공기 중에 아이가 민감하게 반응하는 알레르겐의 농도가 높으면 아토피 피부염은 더욱 악화되고, 반대로 농도가 낮으면 증상이 완화됩니다. 따라서 여행 예정 지역에 어떤 알레르겐이 흔한지, 아이가 그 알레르겐에 민감한지 등을 미리 조사해 최대한 이를 피하는 것이 좋습니다. 하지만 아이의 아토피 피부염이 악화될 경우를 대비해 필요한 약품들을 챙겨가는 것이 좋습니다.

 Q 일부 자연요법이 아토피 피부염에 효과가 있다고 들었는데, 사실인가요?

 A 지금까지 여러 자연요법들이 아토피 피부염 치료에 시도되어 왔습니다. 피부에 직접 바르는 물질에는 티트리 오일, 마누카 오일, 페퍼민트 오일, 오트밀, 알로에 베라 등이 있습니다. 또한 오메가3 지방산, 달맞이꽃 오일, 플랙시드 오일, 피토플랑크톤, 중국 허브 등을 섭취하면 아토피 피부염 증상이 완화된다고 알려져 있습니다. 그러나 아직까지 의학적으로 확실한 효능이 있다고 증명된 것은 없으며, 일부 요법은 신부전증 등 심각한 부작용을 수반한다고 보고된 바 있습니다. 한 가지 기억할 점은 이 같은 자연요법을 실시하기 전에는 반드시 의사와 상의해야 한다는 것입니다.

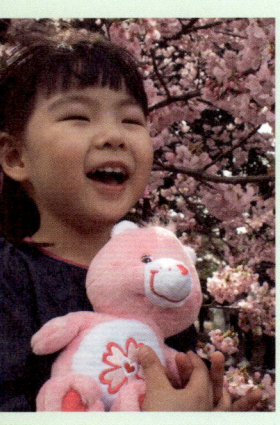

식품 알레르기가 아토피 피부염으로 나타났던 바네사

이름 　　바네사 웡

진단명 　아토피 피부염

바네사는 태어난 지 불과 몇 주 만에 얼굴에 심한 발진이 돋았다. 남편과 나는 내가 모유 수유를 하는 동안 먹었던 유제품이 원인이라는 것을 알게 되었다. 모유 수유를 하는 동안 나는 우유를 마시지 않았고, 그러자 아이의 피부가 원래의 부드러운 아기 피부로 돌아왔다. 따라서 바네사가 생후 5개월이 되어 고체 음식을 먹기 시작했을 때 유제품을 전혀 먹이지 않았다. 그러나 이번에는 바네사의 다리 부위에 붉은 발진이 생겼으며, 아이가 온종일 몸을 긁기 시작했다. 나는 다시 한 번 바네사가 어떤 음식에 알레르기 반응을 보이는지 알아보려 했지만 정확히 알 수 없었다.

바네사의 알레르겐 식품을 알아보기 위해 생후 10개월 무렵 아이는 피부단자검사를 받았다. 검사 결과 바네사는 달걀, 콩, 땅콩에 알레르기가 있는 것으로 나타났다. 바네사가 어떤 식품을 피해야 하는지 정확히 알고 나니 아이의 아토피 피부염을 어떻게 관리해야 하는지 더 잘 알 수 있었다. 그래서 우리 가족은 생후 11개월이 된 바네사를 데리고 일본 여행을 갈 수 있게 되었다. 그때 나는 여전히 모유 수유 중이었기 때문에 두부와 된장국을 먹지 않았다. 덕분에 여행 내내 아이의 피부는 아토피 피부염 없이 깨끗하고 부드러운 상태를 유지할 수 있었다.

나는 목욕 후나 기저귀를 갈아줄 때는 물론 하루에도 몇 차례씩 바네사에게 보습제를 듬뿍 발라준다. 스테로이드 크림은 평소에는 거의 이용하지 않지만 아토피 피부염 부위가 지나치게 붉어지거나 가려움증이 심할 때는 피부를 진정시키고 아토피 피부염의 악화를 막기 위해 소량 사용한다. 가려움증 완화를 위해 경구 투여 약물을 먹일 때도 있다. 하지만 이는 증상이 갑자기 악화되거나 아이가 극심한 가려움증 때문에 잠을 이루지 못할 때 사용하는 최후의 수단이다. 평상시에는 가려움증을 가라앉히기 위해 칼렌듈라 크림을 사용하고 있다.

바네사가 한 살이 되었을 때 또 한 번의 위기가 찾아왔다. 슈퍼에서 사온 연어를 아이가 먹은 뒤 몇 분이 채 지나지 않아 손목 근처를 긁기 시작한 것이다. 발진은 눈 깜짝할 사이에 아이의 입술과 볼, 눈 주변까지 퍼져 얼굴이 보기 흉할 정도로 퉁퉁 부어올랐다. 정말 심한 알레르기 반응이었다. 나는 혹시 연어에 오염 물질이 있었던 것은 아닌가 하는 생각이 들어 아이에게 연어가 아닌 다른 생선을 먹여보았다. 그러나 예상과 달리 아이는 연어를 먹었을 때와 마찬가지로 심한 알레르기 반응을 보였다. 결국 다시 알레르기검사를 받았고 우리는 바네사에게 어류 알레르기가 새로 생긴 것을 알게 되었다!

많은 식품들을 모두 멀리하며 아이의 피부 상태를 유지하는 것은 결코 쉽지 않았지만, 검사는 아이에게 꼭 필요한 일이었다. 우리는 바네사가 두 살이 되었을 때 피부단자검사를 다시 한 번 받았다. 검사 결과를 통해 다행히도 대부분의 식품 알레르기가 사라진 것을 알 수 있었다. 브라보! 이제 아이는 진짜 달걀이 들어간 생일 케이크를 먹을 수 있게 된 것이다! 하지만 바네사의 피부는 아직 예민하기 때문에 나는 수시로 아이에게 보습제를 발라주고 있다.

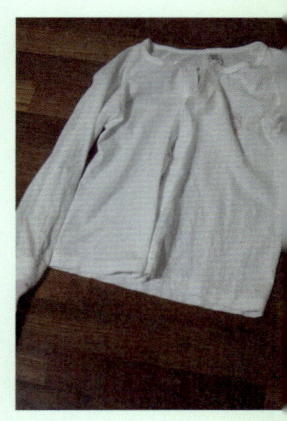

마법 장갑과 수분 보충제로 잡은 엘라의 아토피 피부염

이름 엘라
진단명 아토피 피부염

딸아이 엘라가 태어난 지 몇 개월이 채 지나지 않았을 때 나는 아이의 피부가 다른 아이보다 빨갛고 거칠다는 것을 알게 되었다. 나는 아이를 병원에 데려 갔고 의사는 아이에게 아토피 피부염 진단을 내렸다. 초보 엄마였던 나는 너무나 상심했고, 아이를 어떻게 키워야 할지 막막하기만 했다. 아이가 발진으로 빨개진 몸을 온종일 긁고 있는 모습을 보고 있으면 마음이 너무 아팠다. 결국 의사 선생님의 조언에 따라 알레르기검사를 받아보기로 했다. 아이가 먹는 음식이나 주변 환경에 아이의 아토피 피부염을 악화시키는 요인이 있는지 확인하기 위해서였다.
검사 결과를 바탕으로 우리 가족은 엘라의 아토피 피부염을 악화시킬 수 있는 모든 요인을 제거했다. 또 아이의 피부에 충분한 수분을 공급해주었다. 기본적으로 하루에 3회, 아이의 피부가 건조할 때는 그 이상으로 보습제를 발라주었다.
아토피 피부염에서 가장 잡기 어려운 증상이 바로 가려움증이다. 엘라는 몸을 자주 긁었고, 긁기 시작하면 아토피 피부염은 더욱 악화되곤 했다. 주로 야간, 그리고 날이 따뜻해지기 시작할 때 아이의 가려움증이 심해졌다. 그래서 우리는 엘라의 방을 늘 서늘하게 유지했고, 잘 때 몸을 긁는 것을 막기 위해 장갑을 끼고 자게 했다. 처음에는 아이가 자는 동안 장갑을 빼지 않게 하기가 힘들었다. 그래서 나는 아이의 잠옷 소매에 장갑을 꿰매 붙였다. 장갑에 '마법 장갑'이라는 재미난 이름도 붙여주었다. 덕분에 지금 엘라는 즐겁게 장갑을 끼고 잠을 청한다. 아이가 갑작스럽게 가려움을 호소하면 나는 즉시 보습제를 발라준다. 그러면 곧 가려움증이 가라앉는다. 가끔 아토피 피부염이 심하게 악화되면 스테로이드 함량이 적은 크림을 발라주어 증상이 더 악화되는 것을 막는다. 이러한 노력 덕분에 지금은 아이의 아토피 피부염이 상당히 완화되었다. 심지어 엘라의 사촌인 다섯 살짜리 꼬마도 엘라의 피부가 몰라보게 좋아졌음을 알아볼 정도이다!

Chapter 4

식품 알레르기

음식은 단순히 신체 기능 및 활동을 유지하는 일 이외에도 우리의 삶에서 매우 중요한 역할을 합니다. 대다수의 사람들이 먹는 일 자체를 즐기기 때문이지요. 또한 음식을 함께 먹는 일은 가족, 친구들과 함께 교류하고 소통하는 중요한 사회적 활동입니다. 그러나 많은 사람들이 즐기는 이 사회적 활동이 식품 알레르기가 있는 아이들에게는 어렵고 위험하며, 때로는 생명을 위협하는 일이 되기도 합니다. 식품 알레르기가 있는 아이와 그들의 부모는 식사 시간이면 많은 스트레스를 받습니다. 따라서 생일파티, 가족 모임, 심지어 연휴마저도 이들에게는 즐거움이 아닌 불안의 시간이 될 수 밖에 없지요. 그런데 어떠한 이들 중에는 자신에게 특정 식품에 대한 알레르기가 있다고 잘못 알고 있는 경우도 많습니다. 이러한 오해는 아이와 부모 모두에게 불필요한 스트레스를 일으키며, 특정 식품의 섭취를 피하게 되어 영양 결핍이나 성장 저해로 이어지기도 하니 주의해야 합니다.

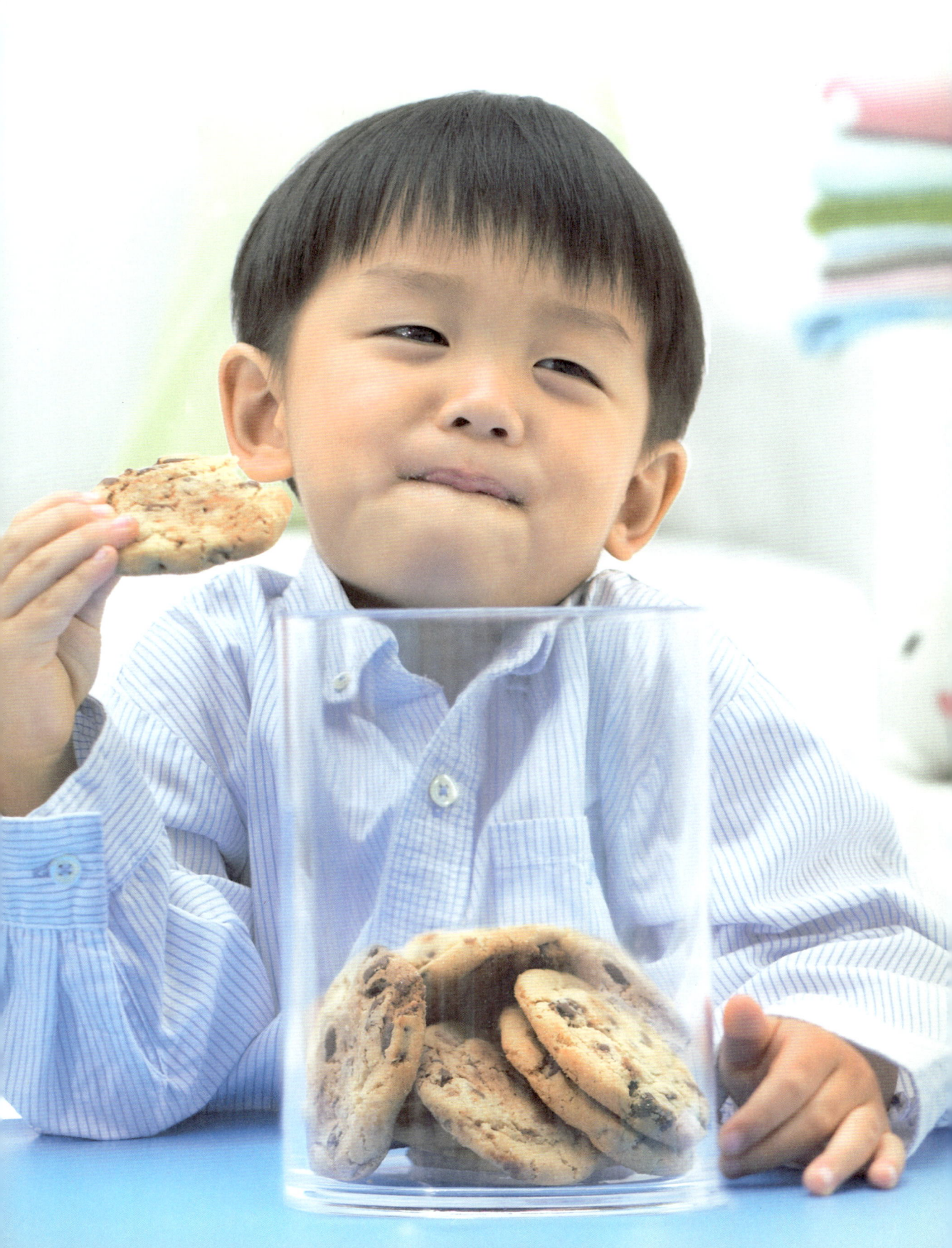

식품 알레르기란 무엇일까요?

신선한 재료로 청결하게 준비된 음식은 일반적으로 생각할 때 몸에 해로울 이유가 전혀 없다. 그러나 식품 알레르기가 있는 사람의 경우에는 평범한 음식도 독이 될 수 있다. 어떤 이유로 이러한 알레르기 반응이 일어나는 것일까?

식품 알레르기란 일반적으로는 무해한 식품을 섭취했을 때 극도로 민감한 반응을 나타내는 알레르기를 뜻한다. 다른 사람들이 문제없이 먹는 음식일지라도 알레르기가 있는 사람이 섭취하면 체내에서 염증을 유발하는 물질이 분비되고, 이로 인해 알레르기 증상이 나타난다.

≫식품 알레르기의 요인

식품 알레르기는 'IgE 매개성'과 '비IgE 매개성' 두 경로를 통해 발병한다. 이 두 경로를 살펴보면 식품이 어떻게 비정상적인 반응을 일으키는지 알 수 있다. 이 두 경로를 살펴보기에 앞서 이에 관여하는 주요 세포에 대해 알아보도록 하자.

IgE

IgE는 우리 몸에 있는 항체의 종류로, 특히 알레르기가 있는 사람의 몸에 다량 분포한다. IgE는 몸속으로 들어온 알레르겐과 결합한 뒤, 다시 비만세포와 호염구(IgE와 친화력이 있어 IgE와 결합된 알레르겐에 의해 활성화되어 알레르기 반응에 주요 역할을 한다)와 결합한다. 이전에 알레르겐으로 인식했던 식품이 다시 몸속으로 들어오면 이러한 과정을 거쳐, 비만세포와 호염구가 염증을 유발하는 물질을 분비하게 된다.

비만세포

비만세포는 혈관, 피부 표면, 콧속, 폐 안쪽(폐 내막) 등 우리 몸속 곳곳에 존재한다. 이 비만세포들이 알레르기를 일으키는 주범이다. 비만세포 안에는 많은 과립이 있으며, 이 과립들은 염증 유발 물질을 갖고 있다. 비만세포의 표면에 있는 IgE 항체와 결합한 식품 알레르겐이 비만세포를 자극하면, 비만세포는 탈과립 과정을 통해 염증 유발 물질들이 몸에 퍼지게 된다.

염증 유발 물질 및 화학 물질

비만세포와 호염구 세포 내의 화학 물질이 알레르기 염증을 유발한다. 천연 물질인 히스타민(Histamines), 류코트리엔(Leukotrienes), 인터류킨(Interleukins) 등이 이러한 염증 유발 물질이다. 이 물질들은 가려움증이나 붉어짐(홍반), 점액 분비, 기도 수축 및 좁아짐 등의 증상을 유발하며 때에 따라 혈압 강하를 일으키기도 한다.

호산구

호산구는 백혈구의 일종으로 알레르기 반응을 일으키는 것을 돕는다. 비만세포와 마찬가지로 호산구 역시 과립 내에 염증 유발 물질을 갖고 있다. 신체가 알레르기 반응을 일으키는 물질과 접촉할 경우 호산구가 해당 부위에 염증을 일으킨다. 일례로 호산구성 위장염을 들 수 있는데, 이는 알레르기 반응이 일어날 때 호산구가 대장 내벽에서 염증을 일으켜 발생한다. 호산구성 위장염에 걸리면 배탈, 구토, 설사 등의 증상이 나타난다.

T세포

T세포 역시 백혈구의 일종으로, 면역 체계에서 중요한 역할을 담당한다. T세포는 자극을 받으면 염증 유발 물질을 분비한다. 비IgE 매개성, 즉 세포 매개성 알레르기일 경우 T세포는 알레르기 물질에 의해 비정상적으로 자극된다. 이로 인해 많은 양의 염증 물질이 분비되어 알레르기 증상이 생긴다. T세포를 매개로 생기는 반응은 주로 장내에서 발생한다.

식품 알레르기 반응의 요소들

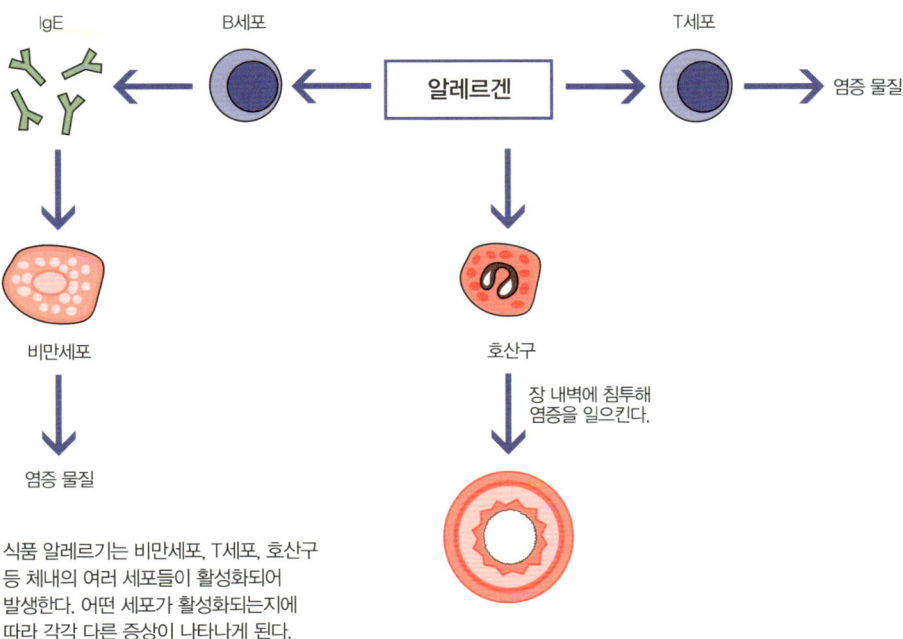

식품 알레르기는 비만세포, T세포, 호산구 등 체내의 여러 세포들이 활성화되어 발생한다. 어떤 세포가 활성화되는지에 따라 각각 다른 증상이 나타나게 된다.

≫알레르기 반응의 두 가지 종류

앞에서 살펴보았듯이 IgE 항체의 존재 유무에 따라 특정 식품 섭취 시 'IgE 매개성 알레르기' 혹은 '비IgE 매개성 알레르기' 반응으로 나눌 수 있다.

IgE 매개성 식품 알레르기

대부분의 식품 알레르기는 IgE 분자를 매개로 발생한다. IgE는 알레르기가 있는 사람의 몸에서 다량 발견된다. 알레르기가 있는 아이가 알레르겐을 섭취하면 체내의 B세포가 이 알레르겐을 인식하여 IgE를 생산한다. 이렇게 생산된 IgE는 비만세포나 호염구와 결합한다. 이후에 해당 식품이 다시 체내에 들어오면 비만세포나 호염구에 흡착된 IgE 항체가 식품 알레르겐과 결합하고, 이 결합으로 비만세포나 호염구는 염증 유발 물질을 분비하게 되는 것이다. 염증으로 인한 증상은 가벼운 발진부터 호흡곤란이나 혈압 강하 등의 심각한 수준에 이르기까지 다양하게 나타난다. 염증 물질이 한 번에 다량 분비되면 아나필락시스라는 반응까지 나타나 생명이 위험해질 수 있다. 이와 같은 반응을 의학 용어로 'IgE 매개성 식품 알레르기 반응'이라고 한다.

IgE 매개성 식품 알레르기 반응

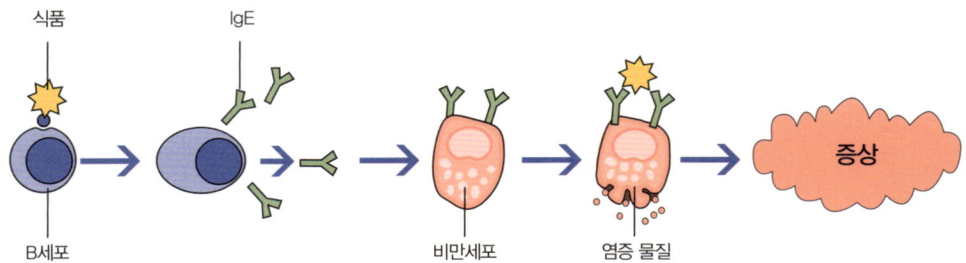

비IgE 매개성 식품 알레르기

IgE 항체의 관여 없이 T세포나 호산구 등의 세포에 의해 증상이 유발되는 식품 알레르기도 있다. 이를 비IgE 매개성 식품 알레르기 반응이라고 한다. 이런 비IgE 매개성 알레르기 가운데 심각한 반응으로는 식품 단백질 유발성 장염 증후군이 있다. 식품 단백질 유발성 장염 증후군일 경우, 문제 식품을 섭취한 아이는 곧 구토 증세를 보인다. 또 기운이 없고 얼굴이 창백해지며 설사 증상이 나타나기도 한다. 보통 문제 음식을 섭취한 지 두 시간 정도 후에 증상이 발생하는 편이다. 이는 비IgE 매개성이기 때문에 알레르기검사를 통해 증상의 원인을 파악할 수 없지만, 식품 단백질 유발성 장염 증후군은 주로 우유나 대두에 의해 발생한다.

식품 알레르기는 왜 발생할까요?

모든 식품은 알레르기를 일으킬 수 있지만 식품 알레르기의 90%는 다음의 여덟 가지 식품 때문에 발생한다.

≫알레르기를 유발하는 식품들

- 우유
- 달걀
- 밀
- 대두
- 생선
- 조개류
- 땅콩
- 아몬드, 헤이즐넛, 캐슈넛, 호두 등의 견과류

이 밖에도 과일이나 향신료 등 알레르기를 일으킬 수 있는 식품은 많다. 딸기, 키위, 토마토, 멜론, 사과 등의 과일도 알레르기를 일으킬 수 있다. 열대 지방에서는 리치, 망고 등의 알레르기가 보고된 바 있다. 흥미로운 점은 점점 많은 아시아 국가에서 식품 알레르기 발병이 증가하는 동시에, 특정 지역에서 많이 섭취하는 식품에 대한 알레르기 역시 증가하고 있다는 사실이다. 대표적으로 한국이나 일본에서는 메밀, 인도에서는 병아리 콩에 대한 알레르기가 각각 증가하고 있다.

≫식품 알레르기의 발생 빈도

과잉 진료 등 오진인 경우가 많아 흔한 질환이라 생각하는 사람도 있지만 식품 알레르기는 흔한 알레르기가 아니다. 식품 알레르기는 식중독이나 식품 불내성(음식이 몸에 맞지 않아 설사와 복통이 나타나는 증상) 등 기타 식품 관련 질환들과 증상이 비슷하기 때문에 잘못 진단되는 경우가 많다. 특정 식품에 대한 과민 반응은 인체의 면역체계와 관련이 없기 때문에 알레르기로 분류되지 않는다(식품 불내성에 대한 정보는 122쪽 참고). 따라서 사실상 식품 알레르기가 있는 사람의 비율은 전체 인구의 약 5%에도 채 미치지 못한다. 특히 영·유아들 사이에서는 식품 알레르기보다 천식, 알레르기 비염, 아토피 피부염 등이 더 많이 발병한다.

식품 알레르기의 증상은 무엇일까요?

식품 알레르기의 증상은 발진에서부터 호흡곤란에 이르기까지 매우 다양하다. 이 증상들은 알레르기를 일으키는 식품 섭취 직후에 일어나기도 하지만 몇 시간 혹은 며칠이 지난 후에 나타나기도 한다. 아래의 증상들은 가장 흔하게 나타나는 식품 알레르기 증상들이다. 아이가 아래의 증상을 보인다면 식품 알레르기를 의심해 보아야 한다.

》발진

식품 알레르기에서 가장 흔하게 나타나는 발진의 증상은 두드러기이다. 두드러기가 돋으면 모기에 물린 것처럼 피부가 오돌토돌 빨갛게 부어오르며 매우 가렵다. 두드러기는 해당 식품 섭취 직후 입 주변에 생기며, 빠르게 몸 전체로 퍼져나가기도 한다. 피부에 나타나는 또 다른 증상은 아토피 피부염이다. 아토피 피부염은 두드러기보다 천천히 나타나는데, 문제 식품을 섭취하고 며칠 후에 발병한다. 식품을 섭취해 발생하는 알레르기 발진은 영·유아들 사이에서 더 흔하게 나타난다.

》눈, 코, 입 주변의 가려움증

아이가 어떤 음식을 먹고 나서 갑자기 재채기를 하거나 눈과 코를 비비고, 입과 혀가 가렵거나 따갑다는 말을 하는 경우가 있다. 이는 아이가 방금 먹은 음식에 대해 알레르기가 있다는 확실한 증거이다. 이러한 증상은 경미한 알레르기 반응으로서 대체로 금방 사라지지만, 상황에 따라 심각한 알레르기 반응으로 발전하는 경우도 있다.

》눈과 입술의 부종

이는 심각한 알레르기 반응에 속하며, 문제의 음식을 먹고 난 뒤 아이의 눈꺼풀과 입술이 갑자기 부풀어 올라 아이의 얼굴을 알아보기 힘든 지경에 이르는 경우도 있다. 이 때문에 많은 부모들이 당황하게 되는데 아이가 말을 하거나 숨을 쉬는 것에 이상이 없다면 지나치게 걱정할 필요는 없다.

〉〉호흡곤란 및 천명

식품 알레르기로 갑작스런 호흡곤란이 발생할 수 있다. 이 증상은 문제 식품을 섭취한 직후 발생하며, 대부분 발진과 함께 나타난다. 호흡곤란과 천명은 생명이 위험할 수 있는 매우 심각한 증상으로 에피네프린 주사나 벤톨린(Ventolin) 같은 흡입식 기관지 확장제가 필요한 경우도 있다. 사전에 의사와 함께 작성해둔 행동 지침이 있다면 그에 따라 대처하고, 행동 지침이 없다면 즉시 가까운 의료기관으로 아이를 데려가자.

〉〉구토, 위경련, 설사

구토, 위경련, 설사 등은 알레르기뿐만 아니라 식중독 및 다른 식품 관련 질병에 의해서도 나타나는 증상들이다. 구토, 위경련은 문제 음식을 먹은 직후나 몇 시간 후에 나타난다. 설사는 곧바로 나타나는 경우가 많은데, 이때 대변에 피가 비치기도 한다. 그렇다면 증상이 비슷한 알레르기와 식중독을 어떻게 구별해야 할까? 먼저 알레르기는 열이 나지 않는다. 또한 구토, 설사 등의 증상이 금세 사라진다. 같은 음식을 먹은 사람들은 괜찮은데 혼자만 위의 증상이 나타난다면 알레르기일 확률은 더욱 높아진다. 그 후에 아이가 같은 음식을 먹었을 때 동일한 증상을 보인다면 알레르기라고 확신할 수 있다.

〉〉아나필락시스

아나필락시스(Anaphylaxis)는 알레르기 쇼크라고도 불리며, 상태가 악화되면 목숨을 잃을 수도 있는 심각한 알레르기 증상이다. 아나필락시스의 많은 경우가 앞서 소개한 증상들이 동시에 나타난다. 예를 들어 문제 음식을 섭취한 직후 아이에게 발진, 구토 증상이 나타나고 눈꺼풀과 입술이 부어오르더니 이내 호흡곤란 증상을 호소하기 시작한다면 아나필락시스 반응으로 볼 수 있다. 아주 심한 경우에는 위의 증상이 모두 발생해 혈압 강하, 의식 소실 등으로 이어지기도 하며, 최악의 경우 사망에 이르기도 한다.

1, 2, 3 – 아토피 피부염
4 – 부풀어 오른 눈과 입술
5, 6, 7, 8 – 두드러기 또는 발진

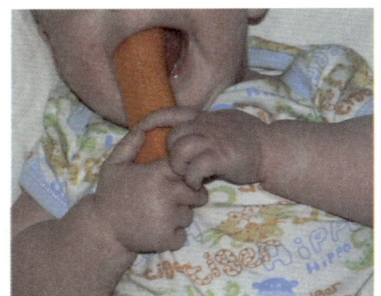

2

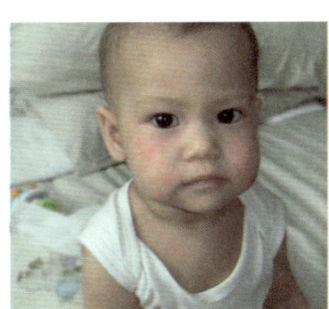

1

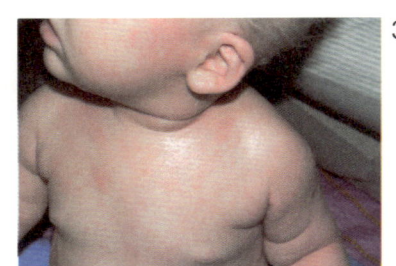

3

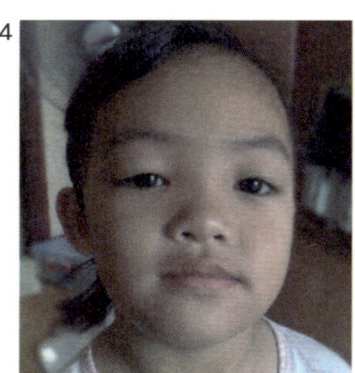

4

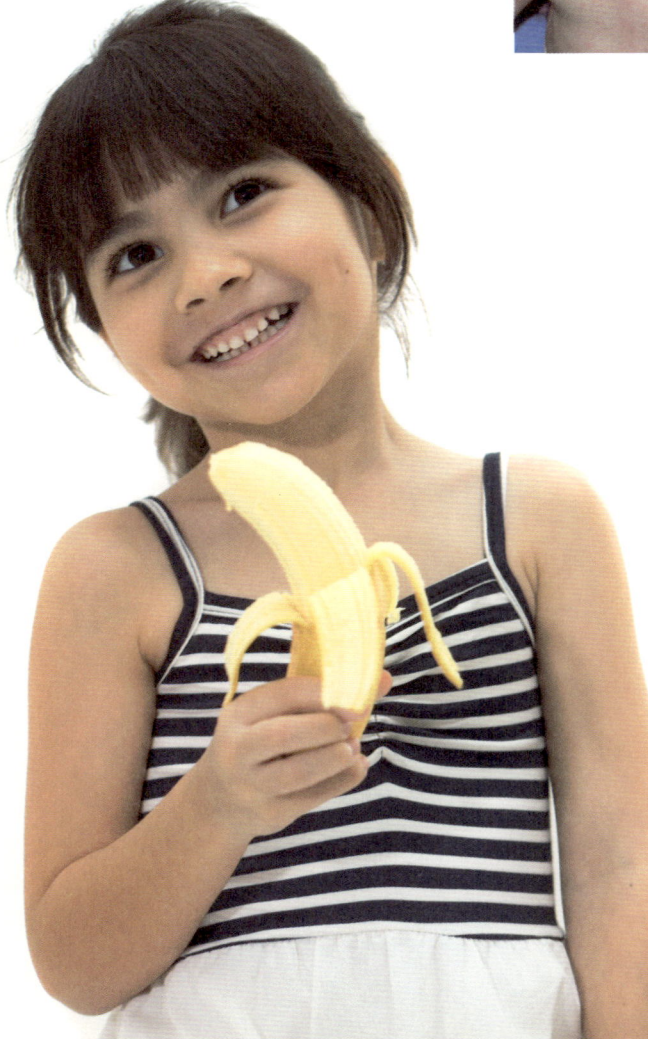

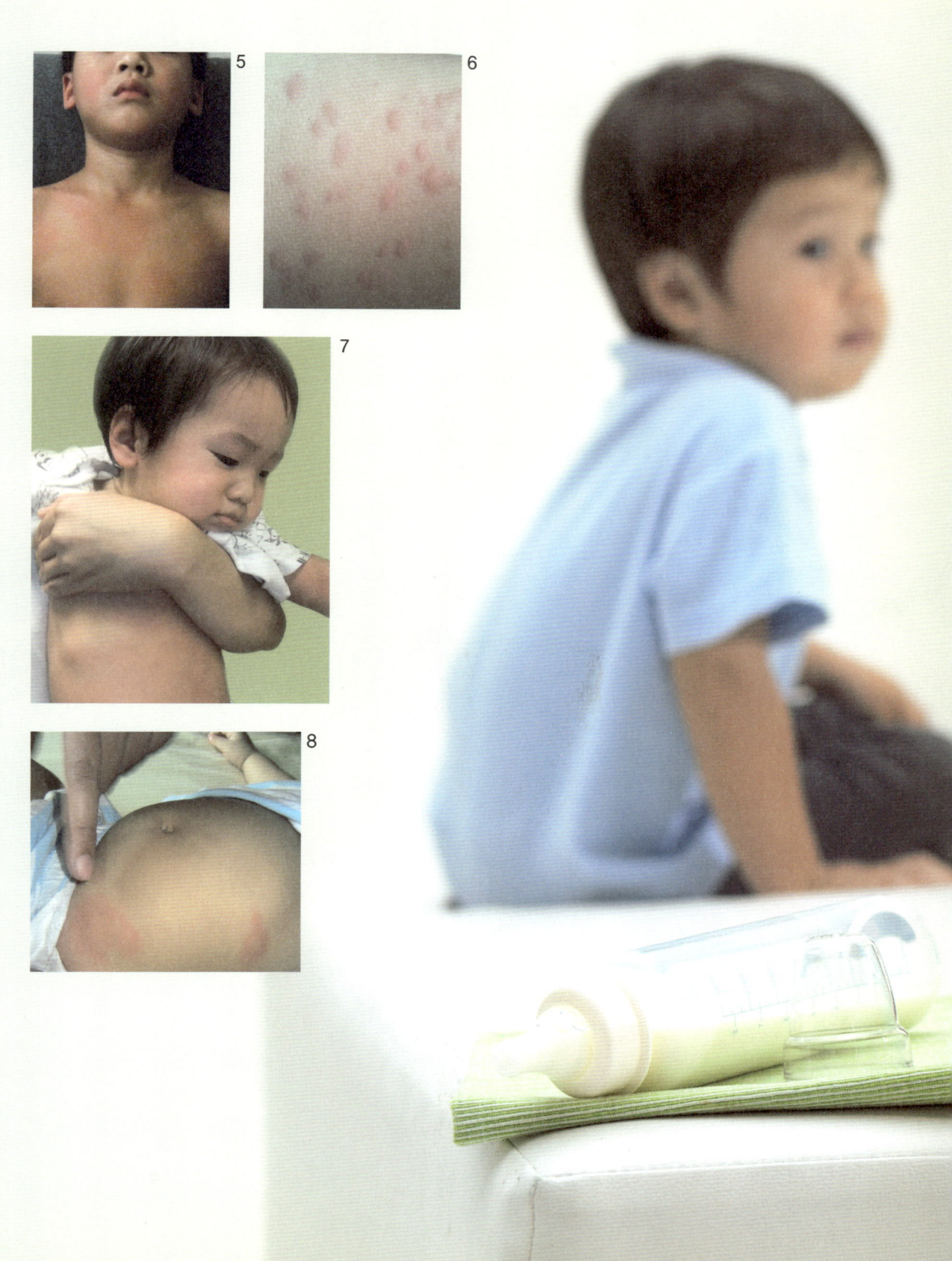

식품 알레르기는 어떻게 진단할까요?

식품 알레르기의 정확한 진단을 위해서는 철저한 진단 과정을 거쳐야 한다.

식품 알레르기의 원인 파악이 쉬운 경우도 있다. 아이가 땅콩버터 샌드위치를 먹었는데 눈 주변과 입술이 부풀어 올랐다면, 땅콩에 대한 알레르기가 있는 것이다. 반면 원인 파악이 까다로운 경우도 있다. 아이가 각종 해물이 들어간 볶음 국수를 먹고 알레르기 반응이 생겼다면, 문제 음식이 새우인지 오징어인지, 함께 볶아진 달걀인지, 아니면 고명으로 얹어진 땅콩 때문인지 확인하기 쉽지 않다.

어떠한 경우에는 자신에게 식품 알레르기가 있다고 잘못 알고 있는 경우도 있다. 덜 익힌 해산물을 먹고 배탈이 나거나 구토한 것을 알레르기 때문이라고 잘못 생각하는 경우가 그것이다. 이렇듯 식품 알레르기의 진단에는 다양한 경우의 수가 존재하기 때문에 아이의 상태를 정확하게 진단하는 것은 무엇보다 중요하다.

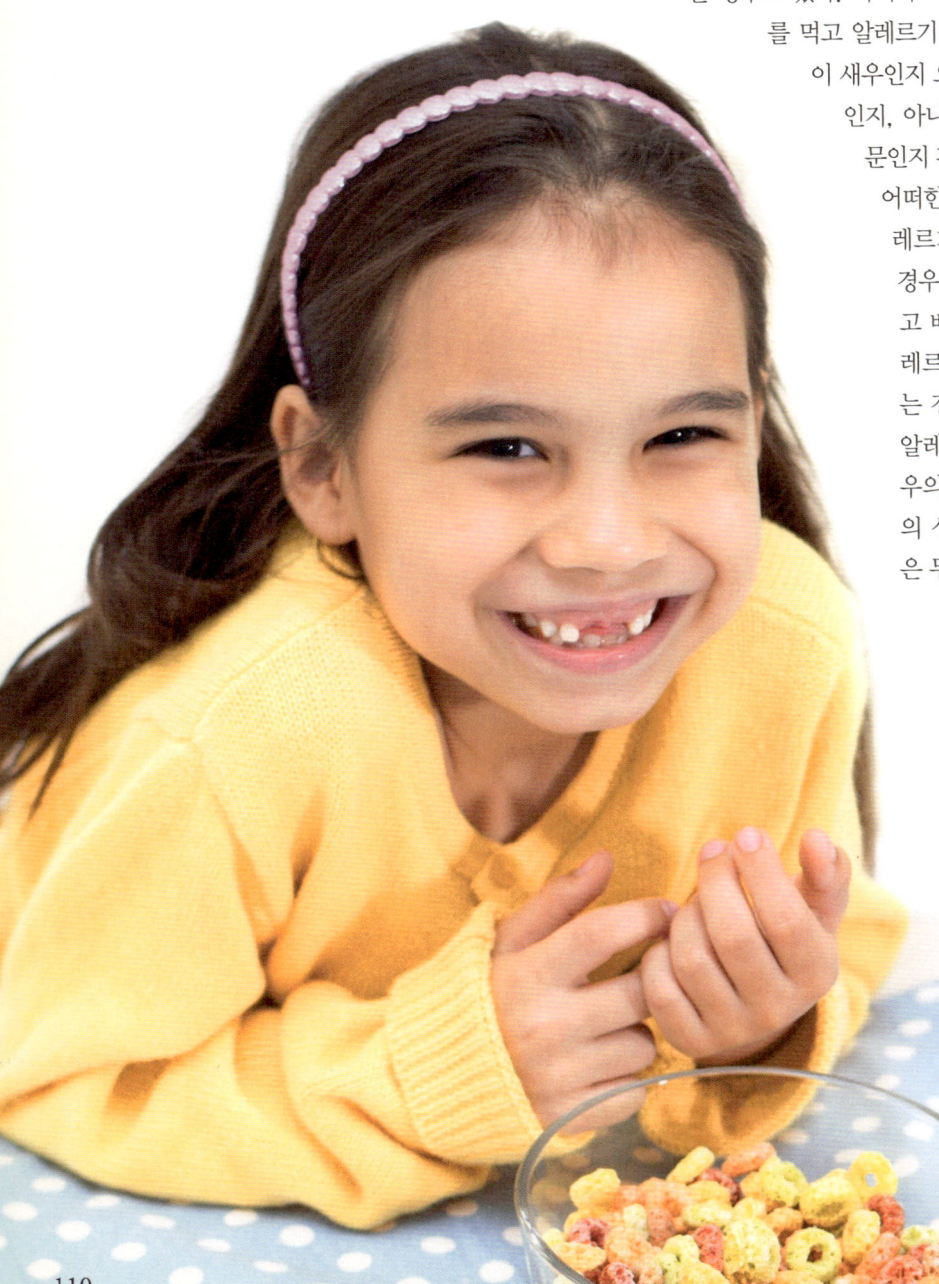

>>식품 알레르기의 진단

- **병력** 의사에게 과거 아이의 병력 및 알레르기 발병 시의 증상을 정확하고 자세하게 전달해야 정확한 진단을 내릴 수 있다.
- **적합한 검사 선택** 알레르기검사는 매우 유용하지만 반드시 아이에게 적합한 검사를 선택해 받아야 한다(다양한 알레르기검사 방법에 대한 정보는 187~199쪽 참고).
- **지나친 신뢰는 금물** 알레르기검사가 100% 정확한 것은 아니다. 그러므로 검사를 받기 전에 반드시 의사와 상의해야 한다.
- **식품 유발시험** 알레르겐을 파악하는 가장 정확한 방법은 통제된 환경에서 아이에게 의심되는 식품을 실제로 먹여보는 것이다. 이것을 식품 유발시험이라고 한다. 식품 유발시험은 반드시 전문 의료진의 통제 하에 이루어져야 한다.

>>진단 시 의사가 물어보는 사항

아이가 섭취한 식품으로 인해 알레르기 증상이 나타났을 당시의 주변 정황에 대해 의사에게 상세하게 알리는 것은 매우 중요하다. 식품 알레르기의 경우 병력만으로 진단이 내려지는 경우가 많기 때문이다. 앞서 보았듯이 아이가 새우를 먹고 발진이 났다면 식품 알레르기 진단이 매우 간단하게 내려지지만, 증상이 매우 미미해 진단을 내리기 까다로운 경우도 있다. 다음은 식품 알레르기로 병원을 찾을 경우 의사들이 묻는 질문들이다. 내원 전에 이에 대한 답을 미리 준비해 두도록 하자.

- 알레르기를 일으킨 것으로 의심되는 식품은 무엇인가?
- 아이가 섭취한 식품의 양은 얼마나 되는가?
- 의심 식품을 전에도 먹은 적이 있는가? 있다면 당시의 증상은 어땠는가?
- 비슷한 시간에 의심 식품 외에 다른 음식을 먹지는 않았는가?
- 어떤 증상이 나타났는가?
- 의심 식품을 섭취한 지 얼마 만에 증상이 나타나기 시작했는가?
- 아이와 함께 의심 식품을 먹은 사람 중 아이와 비슷한 증상을 보인 사람이 있었나?
- 이후에 아이가 의심 식품을 또 섭취한 적이 있는가? 있다면 어떤 증상을 보였는가?

의심되는 식품이 전복과 같이 흔하지 않은 재료로 조리되었거나 미리 만들어진 음식의 경우, 혹은 여러 재료들이 섞인 음식을 먹었을 때에는 해당 음식이나 겉포장 상자를 병원에 가져가는 것이 좋다. 의심 식품에 함유된 개별 성분들에 대한 정보가 나중에 정확한 문제 식품을 판별할 피부단자검사 준비 시 유용할 수 있기 때문이다. 또한 의사는 겉포장 상자의 성분 표시를 보고 알레르기를 일으킬 수 있는 성분이 포함되어 있는지 확인할 수 있다. 예를 들어 달걀의 경우 오보글로불린(Ovoglobulin, 난백글로불린)이나 오부알부민(Ovalbumen, 난백알부민) 등으로 표시되기도 한다.

>>내원 시 의사의 진찰

알레르기 반응이 나타난 직후에 검진을 받을 때에는 발진이나 천명 등 의사가 즉시 확인 가능한 증상들 위주로 진찰을 하게 된다. 하지만 알레르기 증상들이 사라진 후에 진찰을 받게 되는 경우도 있는데, 아이를 즉시 병원에 데려갈 수 없는 상황이라면 나중에 참고할 수 있도록 아이의 증상을 사진으로 찍어두는 것이 좋다. 이렇게 하면 의사가 정확한 진단을 내리는 데 도움이 된다.

>>알레르기검사

현재 실시되고 있는 알레르기검사의 종류는 매우 다양하다. 인터넷을 통해 검사가 이루어지기도 하는데, 현재 검증된 검사 방법은 피부단자검사(Skin Prick Test, SPT), 특정 식품에 대한 IgE 항체 탐지를 위한 혈액검사, 식품 유발시험 등 세 가지뿐이다. 식이제한법 역시 도움이 된다.

피부단자검사나 혈액검사는 IgE 매개성 식품 알레르기 진단에 적합하다. 그러나 이들 검사는 세포 매개성 알레르기나 비IgE 매개성 알레르기 진단에는 사용할 수 없다. 세포 매개성 알레르기를 진단받을 때는 식품 유발시험이 적합하다.

'Part 2 알레르기검사' 장에 다양한 알레르기검사 방법이 상세히 소개되어 있으므로 여기서는 식품 알레르기 진단에서 실시되는 알레르기검사에 대해 간단히 살펴보도록 하자.

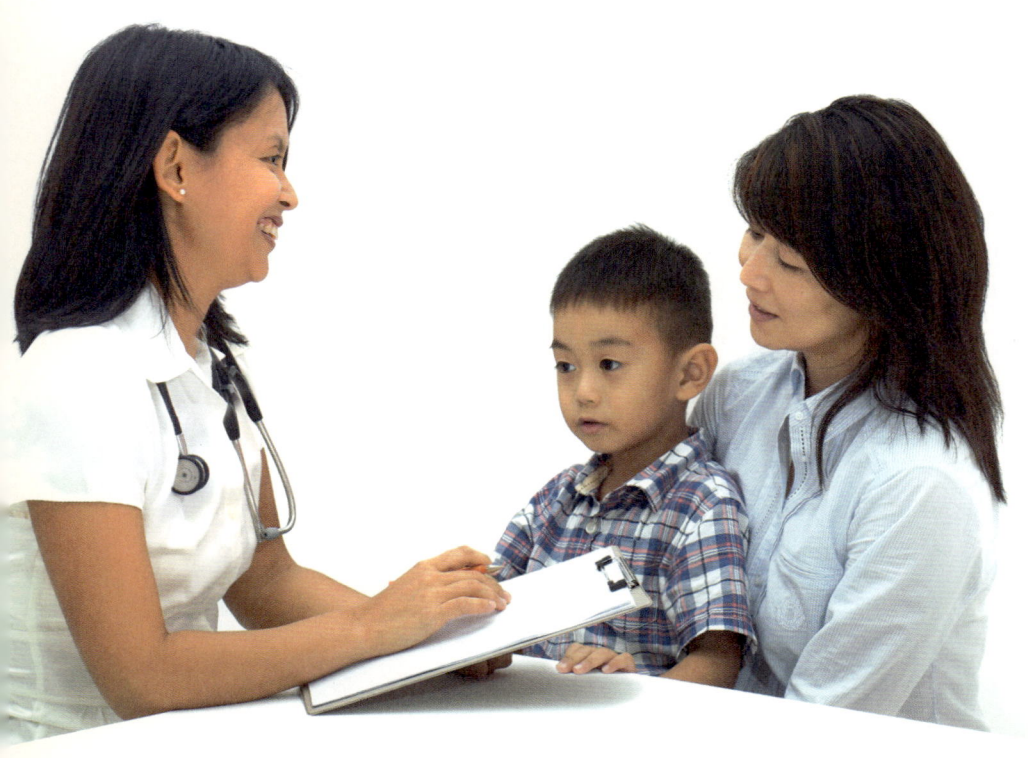

피부단자검사

피부단자검사(Skin Prick Test, SPT)는 두드러기, 혀의 가려움증, 구토, 입술 및 눈꺼풀 부종 등의 증상을 일으키는 식품 알레르기를 판별하는 데 있어 정확성이 매우 높으며, 빠르고 쉽다는 장점이 있다. 검사는 소량의 알레르겐을 피부에 바른 뒤 해당 부위를 살짝 긁어 알레르겐이 피부 속으로 침투하도록 하는 방식으로 이루어진다. 아이에게 알레르기가 있다면 해당 부위에 빨갛고 가려운 두드러기가 생긴다. 구강 알레르기 증후군과 같은 경우에는 시약으로 나와 있는 알레르겐 대신 신선한 과일이나 야채가 사용되기도 한다. 이것을 PRICK-PRICK 검사(PPT)라고 하는데, 검사 기구로 과일을 찔러 알레르겐을 채취한 뒤 이를 다시 피부 속으로 침투시키는 방식이다.

혈액검사

혈액 내 특정 식품에 대한 IgE 농도를 측정하는 검사이다. 피부단자검사와 마찬가지로 IgE 매개성 알레르기 진단에 적합하다. IgE의 농도를 확인하여 아이에게 특정 식품에 대한 알레르기가 생길 위험이 있는지 알 수 있다.

식품 유발시험

식품 알레르기검사 중 가장 정확도가 높은 방법이다. 식품 유발시험은 간단히 말해 아이에게 알레르기 의심 식품을 섭취하게 한 뒤 반응을 관찰하는 방식이다. 경우에 따라 식품 유발시험에 앞서 식이 제한법을 추천하는 의사도 있다. 말 그대로 식이 제한법이란 아이의 원래 식단에서 음식을 한 가지씩 제거하며 증상의 추이를 관찰하는 방법이다. 어떤 음식을 제거한 후에 아이가 알레르기 증상을 보이지 않는다면 그 음식이 알레르기를 유발했을 위험이 매우 높다. 보통 특정 음식을 식단에서 제외한 뒤에 알레르기 증상이 사라졌고, 다시 해당 음식을 식단에 포함시킨 뒤 증상이 나타났다면 그 식품에 대한 알레르기 확진이 내려지게 된다. 그러나 반드시 전문의와 상의한 후 병원에서 시행되어야 한다.

식품 유발시험

식품 유발시험은 진료소나 병원에서 실시된다. 식품 유발시험 중 가장 정확한 방법은 이중 맹검 위약검사이다.

식품 유발시험 방법

먼저 '이중 맹검 위약검사'를 실시할 때는 환자와 의사 모두 어떤 음식이 검사 대상이고 어떤 음식이 위약인지 알지 못한다. 이를 위해 대상 음식과 위약은 모양, 맛, 향이 모두 같아야 한다. 이 때문에 음식을 캡슐 형태로 만들거나 다른 음식 안에 숨겨서 실시하게 된다.

반대로 '개방 경구 유발검사'에서는 환자와 의사 모두 의심 음식을 알고 있다. 환자에게 의심 음식을 소량 섭취하게 한 뒤 반응을 관찰하는 방식이다. 증상이 발생하지 않으면 증상이 나타날 때까지 음식의 양을 조금씩 늘려나간다. 음식의 양을 충분히 늘렸는 데도 환자에게서 알레르기 증상이 생기지 않으면 의심 음식에 대해 알레르기가 없다는 진단이 내려진다.

식품 유발시험을 실시하는 이유

알레르기검사가 100% 정확하지는 않다.

확실한 병력이 있고 알레르기검사에서 양성 반응이 나왔다면 의사는 증상의 원인이 알레르기라는 것에 대해 어느 정도 확신을 가진다. 그러나 그렇지 않은 경우도 종종 있어 더 정확한 진단을 위해 식품 유발시험을 실시하게 된다.

식품 유발시험은 간단하면서 정확도가 매우 높은 검사다.

알레르기 진단에 있어 식품 유발시험만큼 정확한 방법은 없다. 환자에게 의심 식품을 섭취하게 한 뒤 알레르기 반응이 나타나지 않으면 알레르기검사에서 양성 반응이 나왔더라도 알레르기가 없는 것으로 판단해야 한다.

주관적인 알레르기 증상에 유용하다.

행동과잉, 짜증, 복통, 두통 등 주관적인 증세를 호소하며 이러한 증상의 원인을 환자 스스로 식품 알레르기라고 주장하지만, 실제로 발진이나 구토, 설사 등 가시적인 증상은 전혀 보이지 않는 경우가 있다. 위약을 사용하는 이중 맹검 위약검사는 이러한 상황에 상당히 유용하다. 위약을 먹고도 위와 같은 주관적인 증상을 보인다면 아이의 증상은 음식이 원인이 아닌 것으로 판단한다.

모든 환자에게 식품 유발시험을 실시할 수 없는 이유

식품 유발시험은 의사, 영양사, 간호사 등 많은 의료 인력이 필요한 복잡한 검사이다. 주로 진료소나 병원에서 실시되는데, 검사 완료까지는 약 하루 정도의 시간이 소요된다.

그렇기 때문에 알레르기 진단이 확실한 경우에는 굳이 식품 유발시험을 실시할 필요가 없다. 예를 들어 아이가 땅콩을 먹은 직후 증상이 나타났고 알레르기검사에서 양성 반응이 나왔다면 식품 유발시험을 받을 필요가 없는 것이다.

또한 아나필락시스일 경우에는 식품 유발시험을 받는 것이 오히려 위험할 수도 있다. 유발시험 도중 심각한 증상이 나타나면 자칫 목숨을 잃을 수도 있기 때문이다.

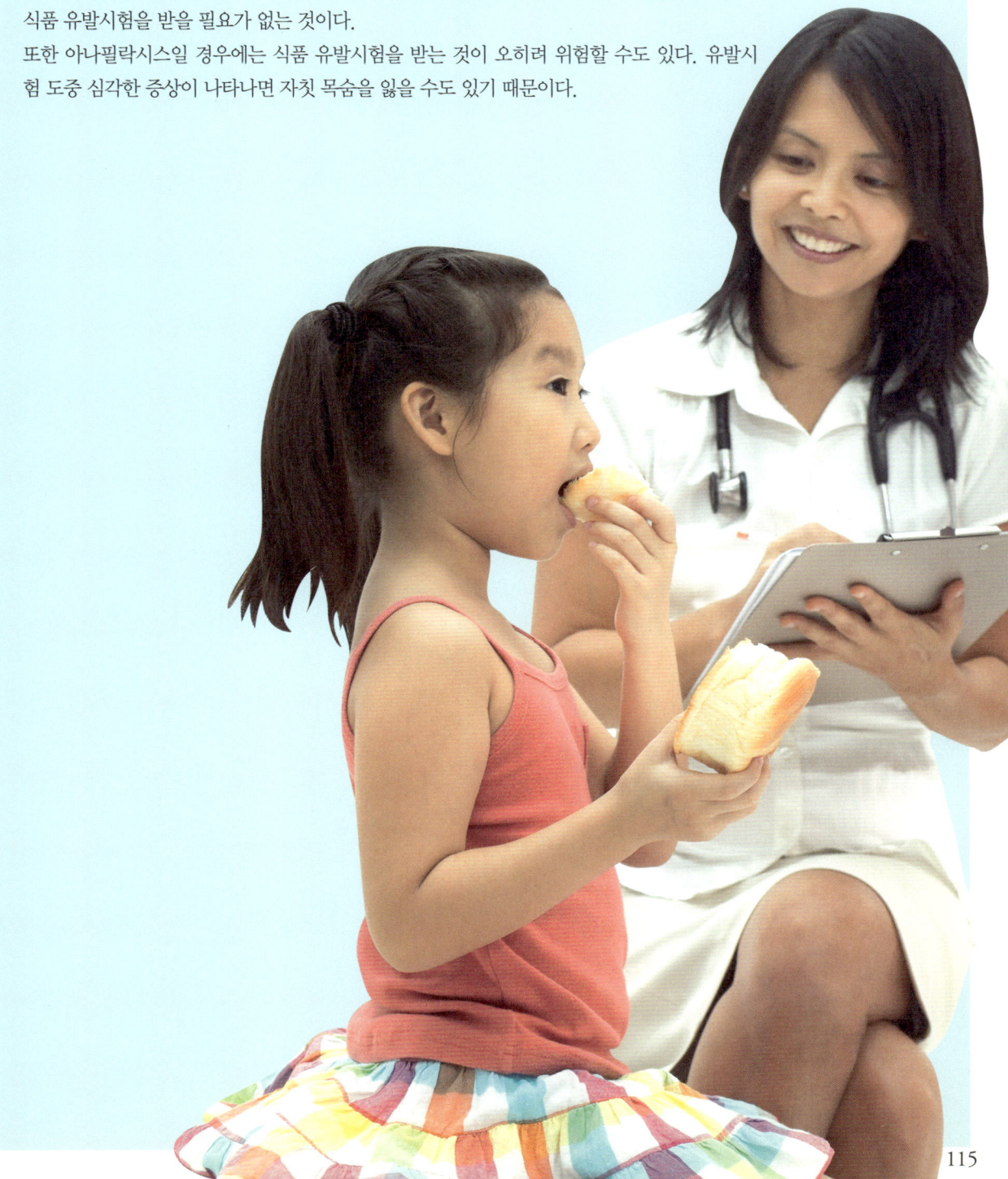

식품 알레르기는 어떻게 치료할까요?

현재로서는 식품 알레르기를 완전히 치료할 수 있는 방법은 없다. 그렇기 때문에 문제되는 식품을 피하고, 실수로 먹었을 경우를 미리미리 대비하는 노력이 필요하다.

>>아이 주변에서 문제 음식 제거

아이가 실수로 알레르겐 식품을 먹지 않도록 각별한 주의를 기울여야 한다. 주방의 식료품 찬장이나 냉장고에서 문제 식품을 없애 아이가 호기심에 먹는 일이 없도록 한다. 가능하면 가족 전체가 문제 식품을 먹지 않는 것이 좋은데, 그렇게 하면 아이가 느끼는 소외감을 줄일 수 있다. 가정에서 알레르겐 식품을 피하는 것은 그리 어렵지 않으나 사실상 문제는 아이가 집 밖에서 먹는 식품이다. 실수로 문제 식품을 먹는 경우의 대부분이 미리 조리되어 있는 반 조리식품을 섭취했을 때이다. 다음은 이런 사태를 방지하기 위한 몇 가지 방법들이다.

식품의 라벨 확인

모든 식품에 붙어 있는 라벨을 꼼꼼히 확인하자. 어떤 식품에는 '땅콩 성분이 함유되어 있음' 등의 표기가 있을 것이다. 그러나 이 같은 표기는 의무사항이 아니기 때문에 모든 식품에 붙어 있는 것은 아니다. 따라서 부모는 모든 식품의 라벨을 꼼꼼히 확인해야 한다. 또한 식품 알레르겐은 종종 다른 명칭으로 불리기도 하기 때문에 아이의 알레르겐 식품의 다른 명칭을 숙지하고 있어야 한다. 예를 들어 우유 단백질(Milk Protein)은 카제인(Casein), 유청(Whey), 알부민(Albumin) 등으로 표기되기도 한다(일반적인 알레르겐의 자세한 정보는 149~185쪽 참고).

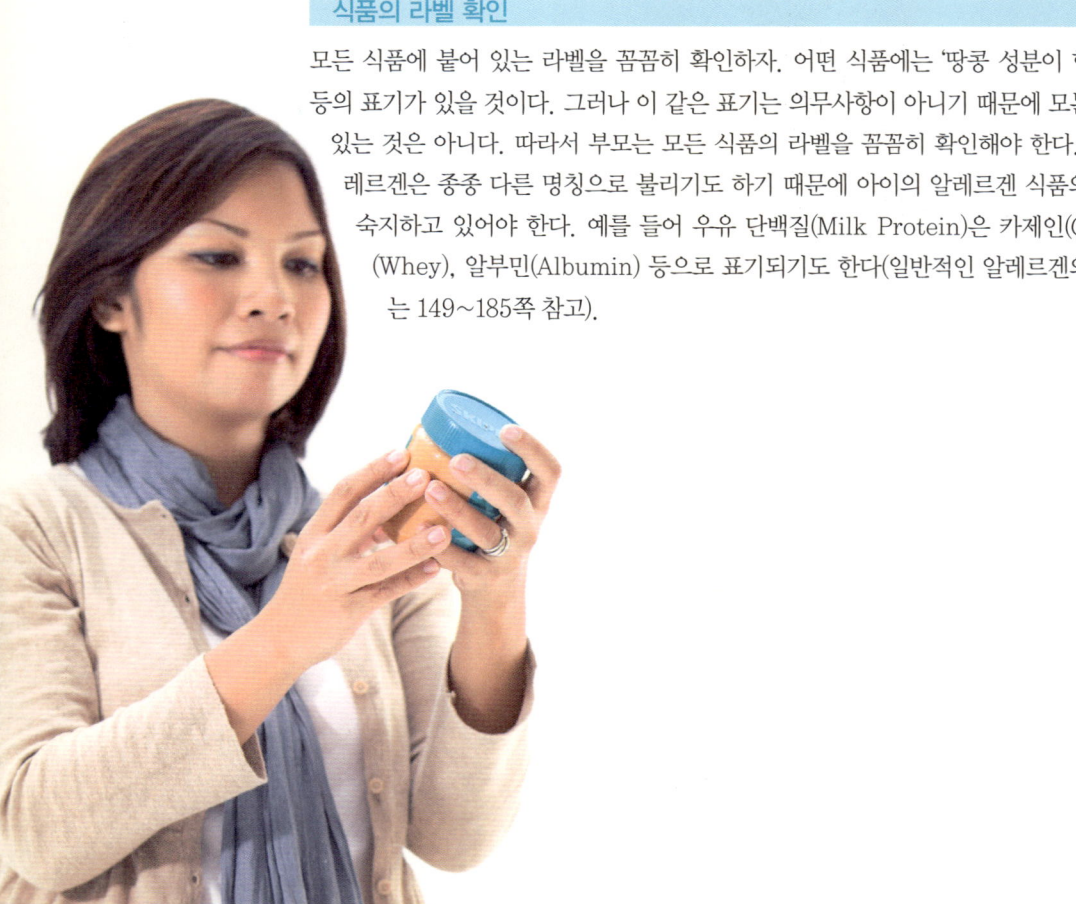

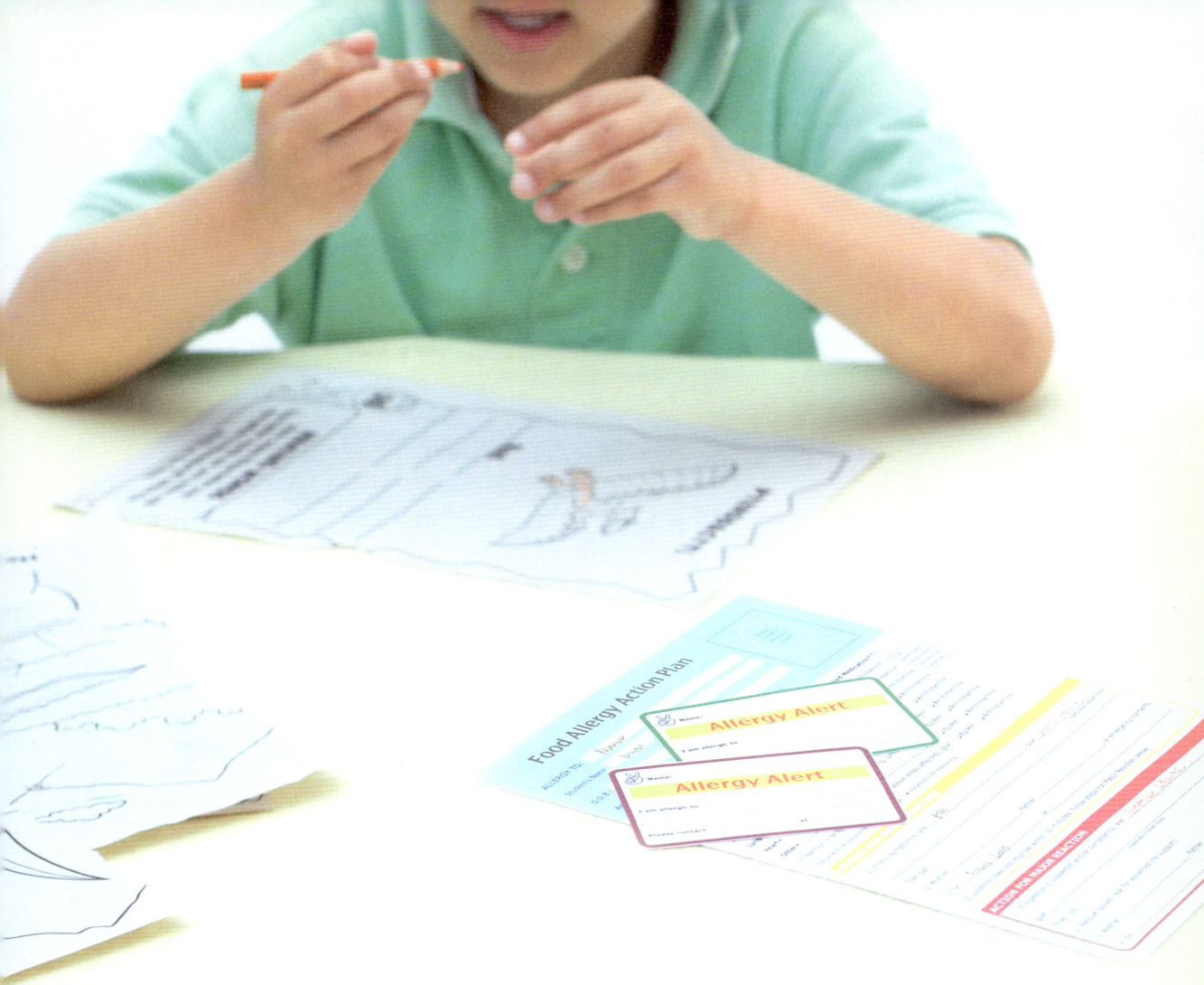

학교 등의 장소에서 음식 주의

학교에 아이의 알레르기를 알리자. 학교 급식에서 아이의 알레르겐 식품을 제공하지 않도록 특별한 주의를 기울일 것을 부탁해보자. 특히 주의해야 할 것은 아이 친구들의 생일 파티이다. 생일 파티 때는 케이크와 쿠키 등이 메뉴로 나오는데, 이와 같은 음식에는 우유, 달걀, 땅콩 등 아이에게 위험할 수 있는 알레르겐이 다량 함유되어 있다. 담임 선생님에게 아이의 알레르기 행동 지침 및 필요한 약물 등을 미리 전해두어 만일의 사태에 대비하는 것이 좋다.

외식 시 음식 주의

식당 측에 아이의 알레르기를 알려 실수로 음식에 알레르겐이 포함되지 않도록 하자. 식당 측이 이를 이해하지 못하거나 요구를 들어주지 않는다면 예방 차원에서 다른 식당을 찾거나 아이의 음식을 따로 준비해가는 것이 좋다.

≫문제 음식을 먹었을 경우에 대비

아무리 철저하게 관리하더라도 실수는 항상 생기기 마련이다. 식품 알레르기의 비상 상황은 주로 음식 속에 감춰져 있던 알레르겐 때문에 발생한다. 또는 문제 음식에 닿았던 식기류를 아이가 사용했거나, 아이가 호기심으로 문제 음식을 먹는 경우도 있다. 부모는 항상 이 같은 비상 상황에 대비해야 한다.

비상약 지침

알레르기 증상의 경중에 따라 아이가 실수로 문제 음식을 먹었을 때 필요한 약품의 종류는 다르다. 발진에는 항히스타민제를, 천명에는 흡입 기관지 확장제를, 아나필락시스에는 에피네프린 주사를 사용해야 한다.

식품 알레르기 행동 지침 소지

식품 알레르기가 있는 아이가 실수로 알레르겐 음식을 먹었을 때는 미리 준비해 둔 행동 지침을 따르는 것이 무엇보다 중요하다. 어떤 증상에 어떤 약물을 사용해야 하는지, 어떤 경우에 병원을 찾아야 하는지 등 알레르기 증상이 발생했을 때 취해야 할 상세한 조치들이 모두 이 행동 지침에 담겨 있다.

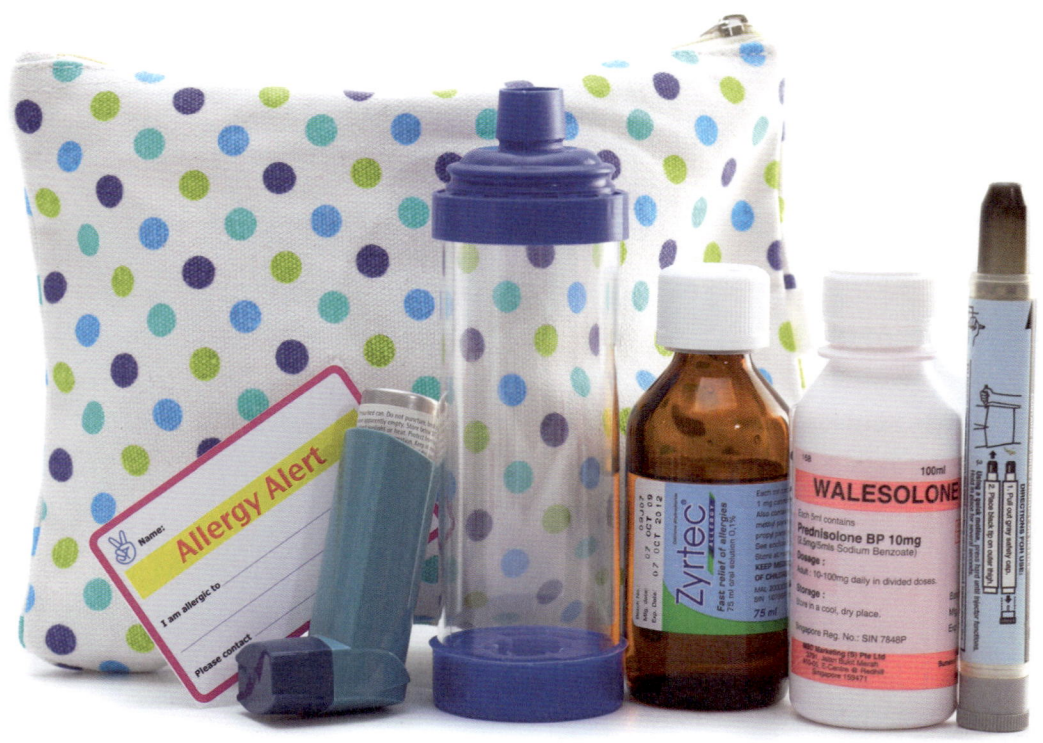

아이가 실수로 알레르겐 식품을 먹을 경우에 대비하여 항상 비상약을 갖고 다녀야 한다.

식품 알레르기 행동 지침

이름

생년월일

알레르기

비상연락번호

가벼운 알레르기 증상 시 행동 지침

가벼운 증상

– 발진
– 두드러기
– 눈, 입술, 얼굴 부종
– 입안의 가려움증
– 복통, 구토

행동 지침

• 항히스타민제를 먹인다.
• 주변의 도움을 요청하거나 가족에게 연락한다.
• 에피네프린 주사를 놓은 뒤 아나필락시스로 발전하는지 주의 깊게 관찰한다.

심각한 증상 발생 시 행동 지침

심각한 증상(아나필락시스)

– 혀의 부종
– 목의 부종
– 쉰 목소리 또는 말을 잇지 못함
– 끊임없는 기침
– 천명
– 호흡곤란
– 기절 혹은 의식 소실

행동 지침

• 에피네프린 주사를 놓는다.
• 119를 부른다.
• 아이를 평평한 곳에 똑바로 눕히고 다리를 높은 곳에 둔다.
• 가족에게 연락을 취한다.
• 5분 내에 증상이 완화되지 않으면 에피네프린 주사를 한 번 더 놓는다.

에피네프린 주사 놓는 방법

1. 한 손으로 에피네프린 주사기를 감싼 뒤 회색 안전마개를 뺀다.

2. 주사기의 검은색 끝을 허벅지 중간쯤에 놓는다(이때 옷 위로 주사해도 무방하다).
   딸깍 소리가 날 때까지 주사기를 힘껏 누르고 약 10초간 그대로 있는다.

3. 주사기를 제거하고 주사 부위를 10초 정도 문질러준다.

※첫 번째 주사만으로 증상이 완화되지 않는다면 5분 정도
   기다렸다가 두 번째 주사를 놓는다(자세한 내용은 137쪽 참조).

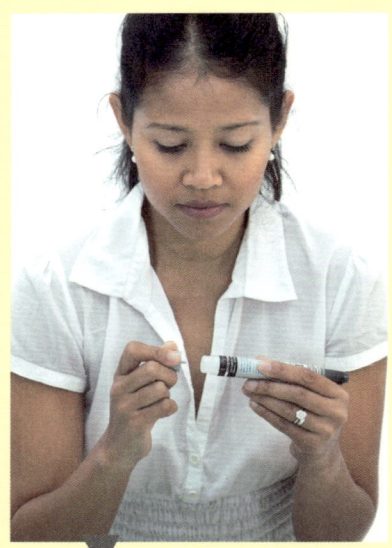

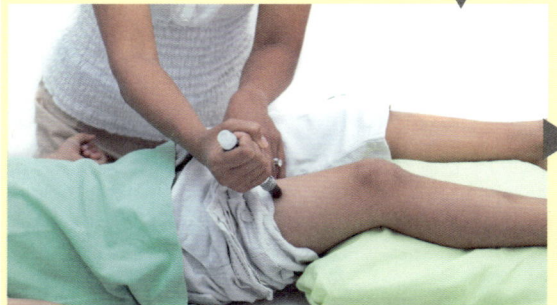

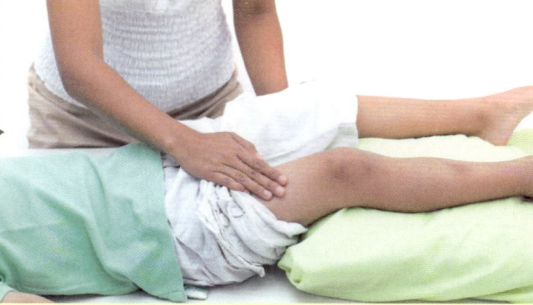

>>의사와의 주기적인 상담

평생 지속되는 알레르기도 있지만 대부분의 경우 알레르기는 성장하면서 사라진다. 우유, 달걀, 콩, 밀 등의 알레르기는 아이가 5세 정도가 되면 자연히 사라진다. 그러나 땅콩, 견과류, 해산물 알레르기는 대체로 사라지지 않는다. 따라서 아이의 알레르기 상태를 의사와 자주 체크하는 노력이 필요하다.

> **TIP**
>
> ### 땅콩 알레르기의 면역치료
>
> 현재 땅콩 알레르기가 있는 아이들에게 소량의 땅콩을 섭취하게 함으로써 내성을 키우는 면역치료에 관한 연구가 진행 중이다. 현재까지의 실험 결과는 매우 고무적이다. 실험에 참여한 아이들 중 일부가 알레르기 반응 없이 소량의 땅콩을 섭취할 수 있게 되었기 때문이다. 물론 이는 아직 실험 단계이므로, 부모들은 절대 집에서 임의로 이 같은 면역치료를 시도해서는 안 된다. 이처럼 계속되는 실험 결과를 바탕으로 향후 땅콩 및 기타 알레르기가 있는 아이들을 위한 안전하고도 효과적인 면역치료법이 개발될 것으로 기대가 모아지고 있다.

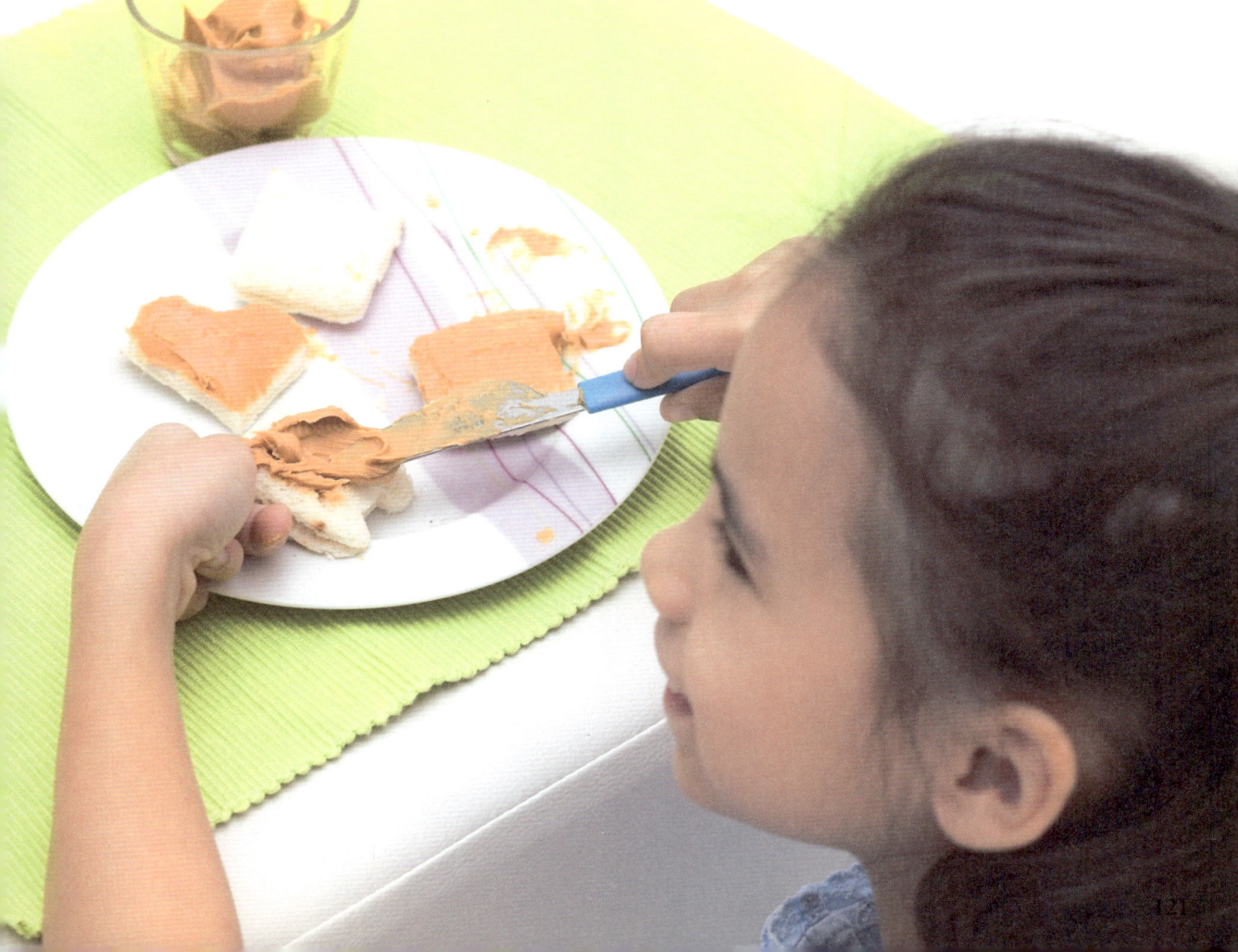

Q&A

Q 식품 알레르기와 식품 불내성은 어떻게 다른가요?

A 식품 불내성은 음식에 대한 악성 반응으로, 특히 문제 음식을 다량 섭취했을 때 나타납니다. 알레르기와 다른 점이 있다면 인체의 면역체계가 관여하지 않는다는 것입니다. 식품 불내성은 특정 소화효소가 없어 식품을 소화시키지 못할 때 주로 발생합니다. 가장 흔하게 찾아볼 수 있는 식품 불내성으로는 유당 불내성이 있습니다. 유당 불내성이 있는 사람은 유당 소화효소가 없기 때문에 유당을 소화할 수 없습니다. 그렇기 때문에 우유 등 유당이 들어 있는 음식을 먹게 되면 이를 소화시키지 못하고 메스꺼움, 위경련, 복부팽만감, 설사 등의 증상을 겪습니다. 섭취량이 많을수록 증상 역시 심해집니다. 식품 불내성의 진단은 주로 병력을 바탕으로 내려지며 음식이 몸속에서 사라지면 증상 역시 사라집니다. 알레르기 반응 검사에서도 당연히 음성으로 나타납니다. 이외에도 카페인 불내성, 알코올 불내성, 글루타민산나트륨(MSG), 방부제 및 식용색소 불내성 등이 있습니다.

Q 구강 알레르기 증후군이란 무엇인가요?

A 구강 알레르기 증후군이란 생과일, 생야채, 씨앗류, 견과류, 향신료 등을 먹고 난 뒤 입 주변과 입안에 생기는 알레르기 반응을 말합니다. 구강 알레르기 증후군이 있는 아이에게는 꽃가루 · 잔디 · 라텍스 알레르기가 잠재되어 있는 경우가 많습니다. 생과일이나 생야채 등을 섭취하면 꽃가루, 잔디, 라텍스 등에 대한 교차반응(어떤 항원에 의하여 만들어진 항체가 그 항원과 성질이 비슷한 물질에 반응하는 일)으로 알레르기가 생기기도 합니다. 구강 알레르기 증후군은 문제 음식을 먹고 난 직후에 입술, 입, 혹은 식도가 가렵거나 따가운 증상입니다. 이러한 부위들이 종종 붓기는 하지만 증상이 심각하게 악화되거나 아나필락시스로 발전하는 경우는 거의 없습니다. 또한 같은 과일이나 야채라도 조리하게 되면 단백질 구조가 변형되기 때문에 아이에게 알레르기 반응이 일어나지 않습니다.

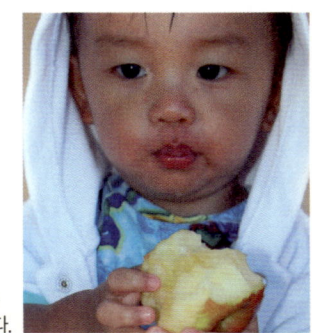

아이의 입가에 생긴 붉은 발진은
구강 알레르기 증후군의 증상이다.

교차반응을 일으키는 식품에는 어떤 것이 있나요?

 아이에게 알레르기를 일으키는 식품과 유사한 단백질을 갖고 있는 식품을 섭취하면 원래의 알레르기 반응이 더욱 심하게 나타납니다. 그렇기 때문에 한 식품에 대한 알레르기가 있는 아이는 이와 교차반응성을 가진 식품을 먹었을 때도 알레르기를 일으킵니다. 예를 들어 우유 알레르기가 있는 아이들은 염소유나 산양유를 피해야 합니다. 염소유나 산양유는 우유와 매우 유사한 단백질 구조를 갖고 있으며, 단백질의 교차반응성은 매우 크기 때문입니다. 그러므로 아이가 어떤 식품에 알레르기가 있다면 이에 대한 교차반응성을 갖고 있는 식품에 대해서도 알레르기검사를 실시하는 것이 좋습니다.

교차반응성을 가진 식품의 예

주요 알레르기 유발 식품	교차반응성 식품
우유	염소유, 산양유, 양유
땅콩	견과류, 렌틸콩, 그린빈스(껍질콩)
새우	게, 바닷가재, 가리비
밀	보리, 귀리, 호밀
대구	그 외 어류
멜론	수박, 바나나
복숭아	사과, 체리, 자두
키위	바나나, 아보카도

식품이 아닌 꽃가루, 잔디, 라텍스 등의 물질에 대해 교차반응성을 갖는 과일이나 야채도 있습니다. 이런 물질들과 특정 과일, 야채, 견과류가 서로 유사한 단백질 구성을 갖고 있기 때문입니다.

교차반응성을 가진 물질과 식품의 예

주요 알레르기 유발 물질	교차반응성 식품
자작나무 꽃가루	사과, 배, 복숭아, 키위, 감자, 헤이즐넛, 아몬드
잔디	복숭아, 토마토, 멜론
라텍스	바나나, 키위, 아보카도, 파파야

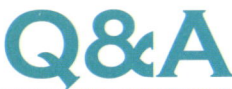

Q 달걀 알레르기가 있는 아이에게 홍역, 유행성 이하선염(볼거리), 풍진 예방 접종을 해도 되나요?

A 홍역, 유행성 이하선염, 풍진 예방주사는(이하 MMR) 아이가 한 살이 되었을 때 접종합니다. 이 백신들은 닭의 배아로 만들어지기 때문에 달걀 알레르기가 있는 아이를 둔 부모 중에는 혹시 남아있을지 모르는 달걀 성분에 대해 우려하는 경우가 있습니다. 그러나 달걀 알레르기가 있다고 해서 MMR 예방 접종을 피할 이유는 전혀 없습니다. 현재까지 수많은 달걀 알레르기가 있는 아동들이 MMR 예방주사를 맞았지만 아직까지 어떠한 문제도 보고된 바 없습니다. 이는 MMR에 함유된 달걀 성분은 극소량이라 알레르기 반응을 일으키지 않기 때문입니다. 다만 심한 달걀 알레르기가 있는 아이는 예방 차원에서 접종을 한 후에 아이의 상태를 주의 깊게 관찰하는 것이 좋습니다. 다만, 아이에게 달걀 알레르기가 있다면 인플루엔자 백신은 접종해서는 안 됩니다. 이 백신들에는 상당량의 달걀 성분이 함유되어 있기 때문에 심각한 알레르기 반응을 유발할 수 있습니다.

싱가포르 식품 알레르기 지원단을 만들기까지

이름   조이
진단명   식품 알레르기

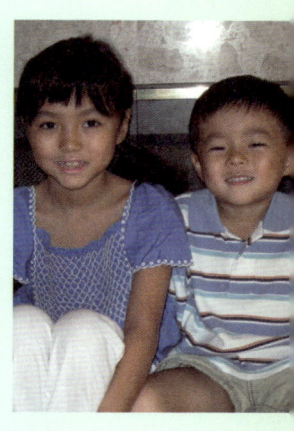

조이가 어렸을 때, 나는 쌀 이유식을 조이에게 먹이려고 했었다. 그러나 조이의 입에 이유식을 살짝 대는 순간, 무언가 엄청나게 잘못됐다는 것을 직감했다. 당시 생후 6개월이었던 조이가 갑자기 호흡곤란 증세를 보이기 시작한 것이다. 아이의 눈에는 순식간에 눈물이 고였고, 기도가 막히면서 숨을 쉬지 못해 켁켁대기 시작했다. 조이는 금방이라도 죽을 것 같은 모습이었다. 나는 너무나 당황해서 어쩔 줄 몰라 급하게 119를 불렀다. 그리고는 아이를 품에 안고 아파트 복도를 미친 듯이 뛰어 다니며 이웃에게 도움을 요청했다. 당시 우리 가족은 샌프란시스코에 살고 있었는데, 몇 분이 채 지나지 않아 구급대원이 도착했다. 구급대원은 조이의 상태를 확인하고는 아이의 다리에 에피네프린 주사를 놓았다. 그제야 나는 검사 결과 쌀 이유식 속에 들어 있던 유제품 때문에 조이가 아나필락시스 반응을 보였다는 사실을 알게 되었다.

이후 조이는 피부단자검사 및 혈액검사를 받았고, 검사 결과 유제품뿐 아니라 달걀, 밀, 견과류, 참깨, 멜론, 콩, 완두콩, 토마토, 마늘, 병아리콩에 알레르기가 있는 것으로 밝혀졌다. 그날 이후로 식품 알레르기는 우리 가족 삶의 일부가 되었다. 이는 정말 긴 여정이었다.

2004년 우리는 싱가포르로 이주했다. 알레르기에 대한 정보도, 도움을 받을 곳도 없었던 나는 조이의 알레르기를 주변인들에게 알리는 것이 결코 쉬운 일이 아니라는 것을 직감했다. 하지만 그 후 3년간 우리 가족은 조이의 학교 선생님들과 친구들, 지인 등 주변의 모든 사람들에게 조이의 알레르기에 대해 열심히 알렸고, 이로 인해 조이에게 새로운 가능성이 열렸다. 대부분의 사람들이 당연한 것으로 받아들이는 학교 수업을, 드디어 조이도 받을 수 있게 된 것이다. 우리의 노력 덕분에 아직 어린 조이의 친구들이 자신의 부모보다 알레르기에 대해 더 잘 알게 되었다. 나는 조이의 학교 선생님들과 함께 지원단을 조직하여 조이가 안전하게 학교생활을 할 수 있도록 도왔다. 아이들에게 땅콩이 들어간 음식을 간식이나 점심으로 싸오지 않도록 했고, 미술시간에는 달걀이나 밀을 재료로 사용하지 않도록 했다. 제빵 실습은 과일 샐러드 만들기로 대체했다.

학교 선생님들이 식품 알레르기가 있는 학생들을 적절히 관리하고 비상사태에 잘 대응하도록 하기 위해, 우리는 선생님에게 식품 알레르기가 일어나는 과정, 징후, 아나필락시스의 증상, 알레르기 증상을 방지하기 위한 수업 일정(식사 후에는 모든 학생들이 손을 씻도록 하는 것) 등에 대한 교육을 실시했다. 또한 비상시 대처 요령과 에피네프린 주사의 사용법도 알려주었다. 알레르기 교육과 적극적인 알레르기에 대한 인식을 바꾸려는 노력이 실제로 효과가 있음을 직접 느낄 무렵, 나의 생각에 동의하는 이웃들이 힘든 여정의 동반자가 되어 주었다. 그중 한 명이 이곳 싱가포르에서 만난 친구 제이니로, 식품 알레르기 지원단을 만드는 것을 도와주었다. 나와 제이니는 아주 절친한 사이인데, 공교롭게 제이니의 딸 나오미도 조이의 가장 친한 친구이다. 제이니와 나오미는 조이를 알기 전에는 알레르기 대해 전혀 아는 바가 없었다. 그러나 알레르기로 인해 여러 가지 제약이 있을 수밖에 없는 조이를 불편해 하기는커녕 오히려 조이의 상황을 거부감 없이 받아들여 주었다. 또한 조이가 더욱 안전하게 생활할 수 있도록 지원을 아끼지 않았다.

지원단은 2007년 12월에 공식적으로 조직되었다. 한때 나는 혼자서 이 긴 싸움을 해나갈 수밖에 없다고 생각했다. 하지만 함께 지원단 활동을 해온 여러 동료들로부터 얻은 긍정적인 피드백을 바탕으로, 싱가포르 식품 알레르기 지원단(Food Allergy Singapore)이라는 조직을 결성할 수 있었다. 지원단을 함께 해준 이들에게 뜨거운 감사의 마음을 전한다.

초보 엄마와 우유 알레르기

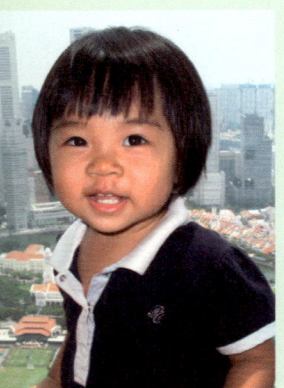

이름   빅토리아
진단명   우유 알레르기

빅토리아는 생후 1주일이 되었을 때 모유성 황달 진단을 받았다. 당시 담당의는 '빅토리아에게 모유 수유를 하지 말 것'이라는 처방을 내렸다. 그래서 당시 이틀 정도 유아용 조제유를 먹였는데, 이것이 빅토리아가 처음 접한 유제품이었다. 우유를 먹이면 아이는 두 번에 한 번 꼴로 토하곤 했지만, 나는 그것이 아이의 선천성 위산 역류 때문이라고 생각했다. 그 이후에는 다시 모유 수유를 시작했다.

빅토리아가 생후 4개월 반 정도 됐을 때 나는 아이에게 다시 유아용 조제유를 먹이기로 했다. 그래서 유아용 우유를 약 90㎖ 정도 먹였고, 아이도 싫어하지 않았다. 그런데 두 시간 반 정도 지나자 빅토리아가 갑자기 토를 하기 시작했고 울음을 멈추지 않았다. 빅토리아는 5분 간격으로 구토와 설사 증세를 보였고 매우 힘들어했다. 나는 그제야 뭔가 큰 이상이 생겼다는 것을 알아차렸고 곧바로 빅토리아를 병원에 데리고 갔다. 아이는 파랗게 질렸고 매우 지쳐 있었다. 그래서 병원에 도착했을 때 나는 아이가 정신을 놓지 않게 하기 위해 애썼다.

소아과 의사는 탈수 증상을 보이는 빅토리아를 일단 입원시켰다. 처음에는 빅토리아의 증상을 영아들에게 흔히 나타나는 위장염으로 생각했지만 검사 결과 음성으로 판정이 나자 의사들은 빅토리아가 먹은 우유가 상한 것이 아니냐는 소견을 내놓았다. 나와 남편 둘 다 우유 알레르기가 없었고, 아시아계 아이들에게는 우유 알레르기가 드물기 때문에 그저 우유가 상한 줄로 생각한 것이다. 우리는 의사의 조언대로 우유를 멀리하고 필요할 경우 두유로 대체하기로 했다. 하지만 당시의 사건이 너무 충격적이었기 때문에 나는 빅토리아가 왜 그렇게 심한 증상을 보였는지 알고 싶었다. 그래서 혈액검사를 실시해 빅토리아의 혈액 속에 우유에 반응하는 IgE 항체가 있는지 알아보기로 했다. 검사 결과는 음성이었기 때문에 우리는 다시 빅토리아에게 우유를 먹여보기로 했다.

예전의 충격이 너무 컸던 나는 일단 20㎖ 정도만 아이에게 주었다. 하지만 그렇게 적은 양을 먹었음에도 빅토리아는 두 시간 넘게 구토 증세를 보였다. 그리고 줄곧 15분 간격으로 계속해서 토했다. 나는 아이를 데리고 다시 병원에 갔지만 빅토리아가 반나절 후에 다시 정상 컨디션으로 돌아와 입원은 하지 않았다.

빅토리아의 상태에 대해 정확한 원인을 파악하지 못한 나는 의문점들이 너무나 많았다. 그 후 1년 동안 아이에게 우유를 먹이려고 해봤지만 증상이 완화되는 기미가 전혀 보이지 않았기 때문에, 나는 차츰 소아과 의사의 소견이 틀렸을지도 모른다는 생각을 하게 되었다. 그래서 나는 빅토리아를 알레르기 전문의에게 데려가 보기로 했다. 나는 그곳에서 빅토리아의 증상에 대한 명확한 진단을 꼭 듣고 싶었다. 알레르기 전문의는 빅토리아에게 다양한 피부반응 검사를 실시했지만 검사 결과는 모두 음성이었다. 마침내 알레르기 전문의는 가족력 및 빅토리아의 병력, 알레르기검사 결과를 종합한 후, 빅토리아에게 우유 알레르기가 있다는 진단을 내렸다. 다만 빅토리아의 알레르기는 비IgE 매개성이기 때문에 알레르기검사에는 음성으로 나타난다고 의사 선생님은 설명했다. 아이의 알레르기를 확인하는 방법은 우유로 유발시험을 실시하는 것뿐이었던 것이다. 의사는 또한 콩 제품 역시 멀리해야 한다고 했다. 아이가 콩 제품에 알레르기 반응을 일으킬 확률이 40%나 되었기 때문이다. 이미 두 번이나 아이의 끔찍한 알레르기 증상을 눈으로 직접 본 나로서는 그런 일이 다시는 일어나게 하고 싶지 않았다. 그래서 나는 의사의 조언에 따라 아이에게 철저히 모유 수유하고 유당이 분해된 특수 우유만 먹였다. 의사는 빅토리아가 첫 돌을 맞으면 우유로 식품 유발시험을 다시 해보자고 했다.

그 동안에는 빅토리아가 유당 분해 특수 우유를 좋아하지 않아 애를 많이 먹었다. 결코 쉽지 않았지만, 나는 아이가 유제품이나 콩 제품을 먹지 않도록 아이가 먹는 모든 식품의 라벨을 일일이 확인했다. 빅토리아는 식성이 그리 좋은 아이가 아니었기 때문에 우유와 콩을 제외하고 식단을 짜는 것이 쉽지 않았다. 아이의 첫 번째 생일이 지나고 우리는 다시 빅토리아에게 식품 유발시험을 실시했다. 다행히 콩 알레르기는 없었고, 우유 알레르기도 사라진 것으로 나타났다. 나는 빅토리아가 알레르기 걱정 없이 유제품을 먹을 수 있다는 사실이 너무나 기뻤다. 이제 빅토리아는 싫어하던 특수 분해 우유가 아닌 일반 우유를 먹을 수 있고, 치즈나 케이크, 심지어 우유 과자도 먹을 수 있게 되었다!

Chapter 5

아나필락시스

아나필락시스는 알레르기가 있는 아이들이 겪는 증상 중 가장 치명적인 증상입니다. 따라서 만약 아이에게 알레르기가 있다면 아나필락시스의 증상이 무엇인지, 그리고 아나필락시스가 발생했을 때는 어떻게 대처해야 하는지에 대해 반드시 알고 있어야 합니다.

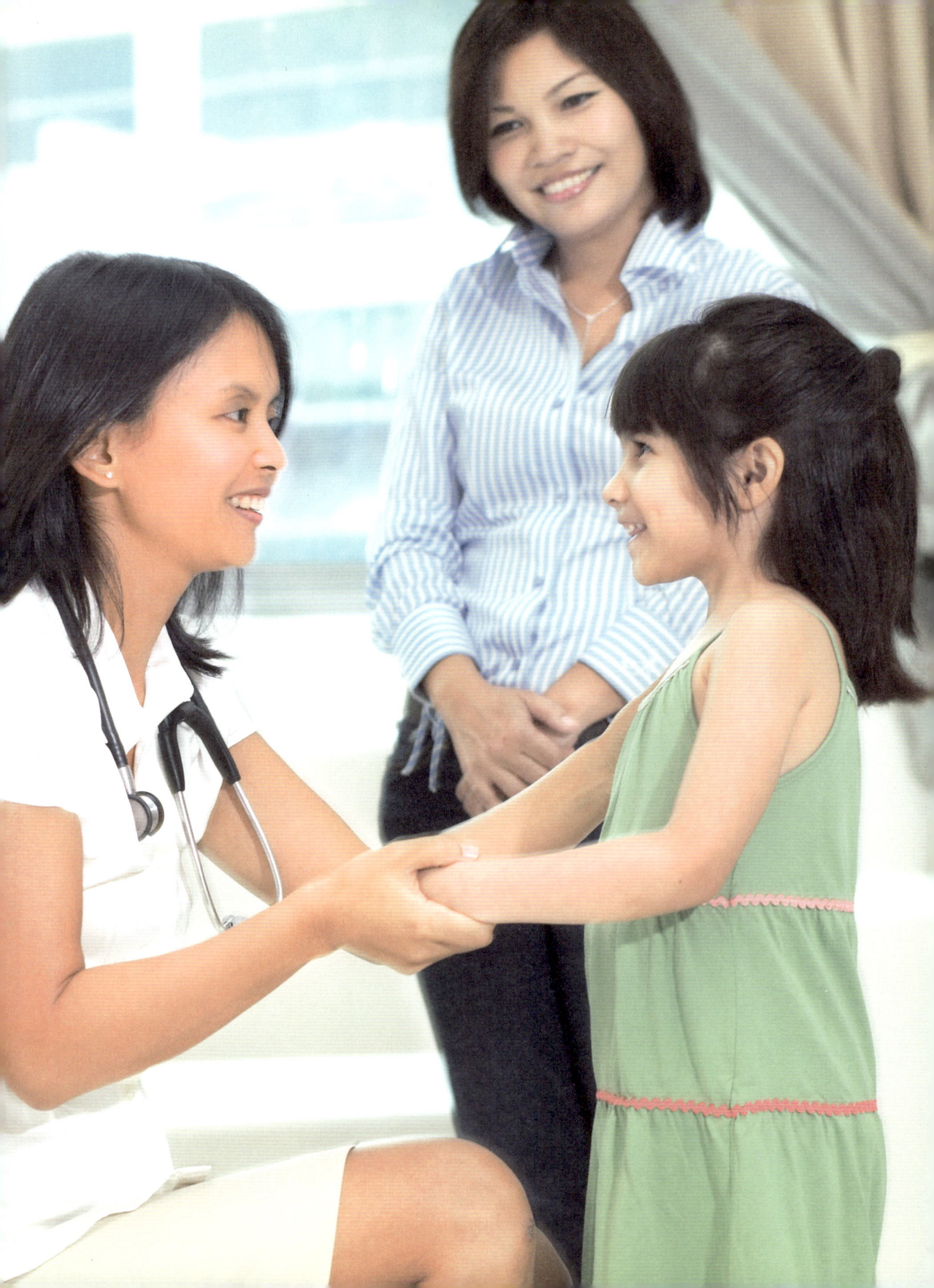

아나필락시스란 무엇일까요?

아나필락시스는 특정 알레르겐에 반응해 나타나는 아주 심각하고 치명적인 알레르기 증상이다.

아나필락시스를 유발하는 알레르겐에는 식품, 약물, 곤충독, 라텍스(천연 고무) 등이 있다. 신체가 이와 같은 알레르겐과 접촉하면 다량의 염증 유발 물질이 분비되어 혈액으로 유입된다. 이로 인해 발진, 눈이나 입술의 부종, 호흡곤란, 혈압 강하 등의 증상이 나타나며, 최악의 경우 사망에 이르기도 한다.

아나필락시스의 발생 과정

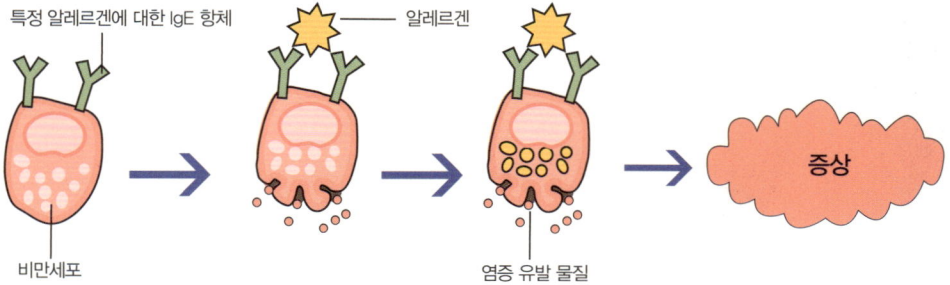

특정 알레르겐에 대한 IgE 항체 · 알레르겐 · 비만세포 · 염증 유발 물질 · 증상

알레르기가 있는 아이들의 비만세포 표면에는 특정 알레르겐에 반응하는 IgE 항체가 붙어 있다. 이 IgE 항체가 특정 알레르겐을 인식하는 것이다. 알레르겐이 인체에 들어오면 IgE 항체에 흡착되고, 이로 인해 다량의 염증 유발 물질이 분비된다. 이 염증 물질 때문에 알레르기 증상이 나타난다.

》》아나필락시스의 발생 빈도

다행히 아나필락시스는 자주 발생하는 편은 아니다. 인구가 3억 명에 달하는 미국에서는 연간 10만 명의 아나필락시스 환자가 발생하는데, 이 중 약 1% 정도의 환자가 사망에 이른다. 아나필락시스를 가장 많이 유발하는 알레르겐은 식품이다.

아나필락시스는 왜 발생할까요?

가장 흔한 원인은 식품이지만 약물, 곤충독, 라텍스 접촉 역시 아나필락시스를 유발한다.

>>식품

식품은 아나필락시스의 가장 흔한 발병 원인이다. 그중에서도 땅콩, 견과류, 갑각류, 우유, 달걀, 밀, 생선, 콩 등 여덟 가지 식품이 대표적이다. 양념 및 향신료, 메밀, 과일 등이 아나필락시스를 유발하기도 하나 매우 드문 경우이다.

>>약물

기본적으로 모든 약물은 알레르기를 일으킬 위험이 있다. 그중에서도 대표적인 것이 항생제로 사용되는 페니실린(Penicillin), 아목시실린(Amoxicilin), 박트림(Bactrim) 등이다. 수혈 역시 심각한 알레르기 반응을 유발할 수 있다.

>>곤충독

곤충에 쏘이면 벌레의 침에 있는 독성 물질이 몸속으로 들어와 이에 대한 알레르기 반응으로 아나필락시스가 유발될 수 있다. 아나필락시스를 유발하는 곤충으로는 꿀벌류, 쌍살벌류, 말벌류, 개미 등이 있다.

>>라텍스

풍선, 공, 고무 밴드 등 아이들이 일상생활에서 자주 접하는 물건 중에는 라텍스, 즉 천연 고무성분으로 되어 있는 경우가 많다. 장갑이나 도뇨관 등의 의료기구도 마찬가지다. 병원에서 이루어지는 시술과 수술 등을 많이 받는 아이라면 라텍스 알레르기가 있을 위험이 높다(라텍스 알레르기에 관한 더 자세한 정보는 181~183쪽 참고).

>>그 밖의 원인

운동 유발성 아나필락시스처럼 발생 빈도가 낮은 아나필락시스도 있다. 운동 유발성 아나필락시스는 운동을 하고 몇 시간 이내에 식품을 섭취하면 발생한다. 동물의 비듬이나 집먼지진드기 등과 같은 흡입 알레르겐이나 흡입 알레르겐 역시 아나필락시스 반응을 유발할 수 있다. 아직 그 원인이 밝혀지지 않은 아나필락시스도 있는데, 이를 특발성 아나필락시스라고 한다.

아나필락시스의 증상은 무엇일까요?

아나필락시스는 극적인 알레르기 반응으로 증상 또한 매우 빠르게 나타난다. 알레르겐을 섭취했거나 곤충에 쏘이는 등 유발 원인과의 접촉이 일어난 지 불과 몇 초에서 몇 분 사이에 증상이 나타난다.

≫아나필락시스의 증상

- 머리 – 두통, 기절, 발작
- 눈 · 코 – 가려움증 및 점액 분비, 재채기
- 폐 – 호흡곤란, 기침, 천명, 쉰 목소리
- 위장 – 메스꺼움, 구토, 경련, 설사
- 심장 – 심박 수 증가, 혈압 강하로 인한 어지럼증 및 기절
- 피부 – 두드러기와 같은 발진, 눈꺼풀 · 입술 · 혀의 부종, 피부 발적

이 외에도 많은 부모들과 아이들이 아나필락시스 발병 시 '마치 곧 죽을 것 같은' 공포에 사로잡히게 된다고 말한다. 천식이 있는 아이들은 아나필락시스 발병 확률이 더 높다. 어떠한 경우에는 처음 나타난 아나필락시스 증상에서 회복된 후 다시 증상이 나타나는 이상성 아나필락시스가 발병할 수도 있다. 이와 같은 이상성 아나필락시스는 전체 아나필락시스 환자의 25%에서 나타난다.

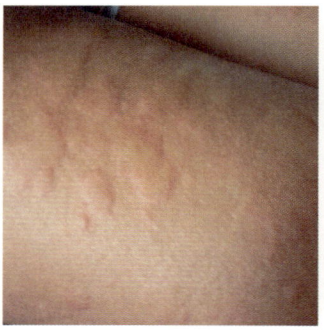
두드러기 혹은 발진

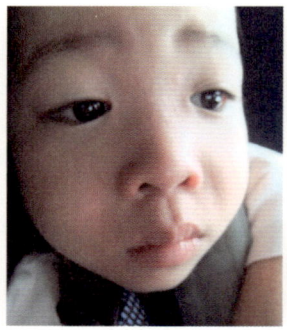
눈꺼풀과 입술의 부종

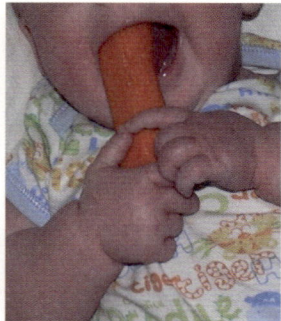
피부 발적

아나필락시스는 어떻게 진단할까요?

아나필락시스의 진단은 두 단계에 걸쳐 이루어진다. 우선 의사는 아이에게 나타나는 징후 및 증상을 살피는데, 이 과정에서 아나필락시스 유발 인자를 잠정적으로 확인하게 된다. 이어지는 두 번째 단계에서는 확인된 인자로 여러 검사를 수행하여 확진을 내린다.

>>의사가 검진하는 내용

아나필락시스의 진단은 기본적으로 아이의 증상을 바탕으로 이루어진다. 즉 의사는 부모가 관찰한 아이의 상태 및 증상을 듣고 진단을 내리게 되는 경우가 대부분이다. 아나필락시스 여부를 즉각적으로 확실히 알 수 있는 테스트나 혈액검사는 없다. 그러나 아나필락시스는 대부분의 경우 증상이 너무 뚜렷하기 때문에 따로 검사를 실시하지 않아도 확진이 가능하다.
사실 확진보다는 아나필락시스의 원인을 찾아내는 것이 훨씬 중요하고 까다로운 부분이다. 아나필락시스가 있는 아이는 알레르겐을 파악하기 위해 반드시 알레르기 전문의의 진찰을 받아야 한다.

>>알레르기검사 결과

아나필락시스의 원인은 확실하지 않을 때가 많다. 한 아이가 병원에서 수술을 받은 뒤 아나필락시스를 일으켰다. 의사는 이것이 수술 시 투여한 항생제 때문이라는 소견을 내놓았다. 그러나 며칠 뒤 풍선을 가지고 놀던 아이가 또 다시 아나필락시스 반응을 일으켰다. 알레르기검사 결과 아이에게는 라텍스 알레르기가 있는 것으로 밝혀졌다. 수술 당시 아이에게 쇼크를 일으켰던 물질은 항생제가 아니라 수술용 고무장갑과 의료기구에 사용된 라텍스 성분이었던 것이다.
이처럼 아나필락시스의 정확한 원인 파악을 위해서는 부모의 기억력이나 의사와의 문답에 의존해야 하는 경우가 많다. 이렇게 해서 몇 가지 의심 물질을 가려낸 다음 피부단자검사나 혈액검사 등을 시행해 확진을 내리게 된다.

아나필락시스는 어떻게 치료할까요?

예방보다 더 좋은 치료법은 없다. 많은 부모들이 아래에 소개된 방법을 통해 불의의 사고를 방지하고자 하지만 안타깝게도 아나필락시스는 예상하지 못했던 상황에서 발생한다.

>>유발 요인과의 접촉 피하기

우연히 혹은 실수로라도 아나필락시스 유발 요인과 접촉하는 일이 없도록 아이를 철저히 주의 시킨다.

알레르겐에 대해 정확히 알기

이는 알레르겐이 식품일 때 더욱 중요하다. 식품 알레르겐은 여러 다른 명칭으로 표기되는 경우가 많기 때문이다. 때문에 반드시 식품의 라벨을 꼼꼼히 읽고, 아이의 알레르겐이 어떤 명칭으로 쓰이는지 알고 있어야 한다. 또한 아이에게 곤충독 알레르기가 있다면 벌과 개미 등에 물리지 않도록 항상 주의하고 벌레 퇴치약을 수시로 바르는 등의 노력이 필요하다. 약물 알레르기의 경우에는 해당 약물의 정확한 명칭과 그것을 성분으로 하는 모든 약물의 명칭을 알아야한다. 이는 양약뿐 아니라 약초 및 자연요법에도 해당된다.

알레르기를 일으키는 물질이 들어 있음을 알리는 경고 문구

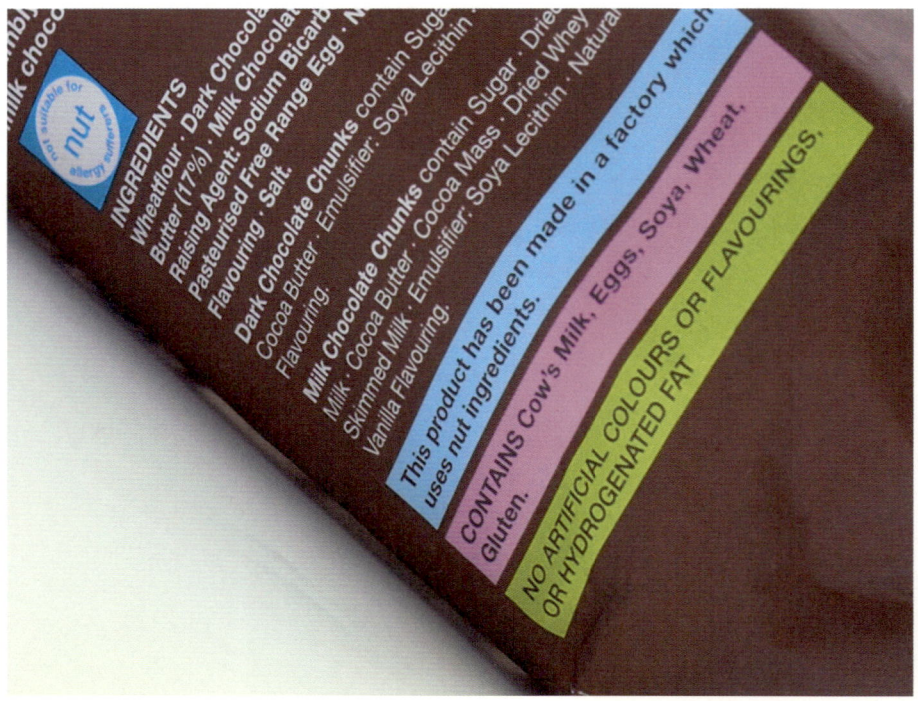

134

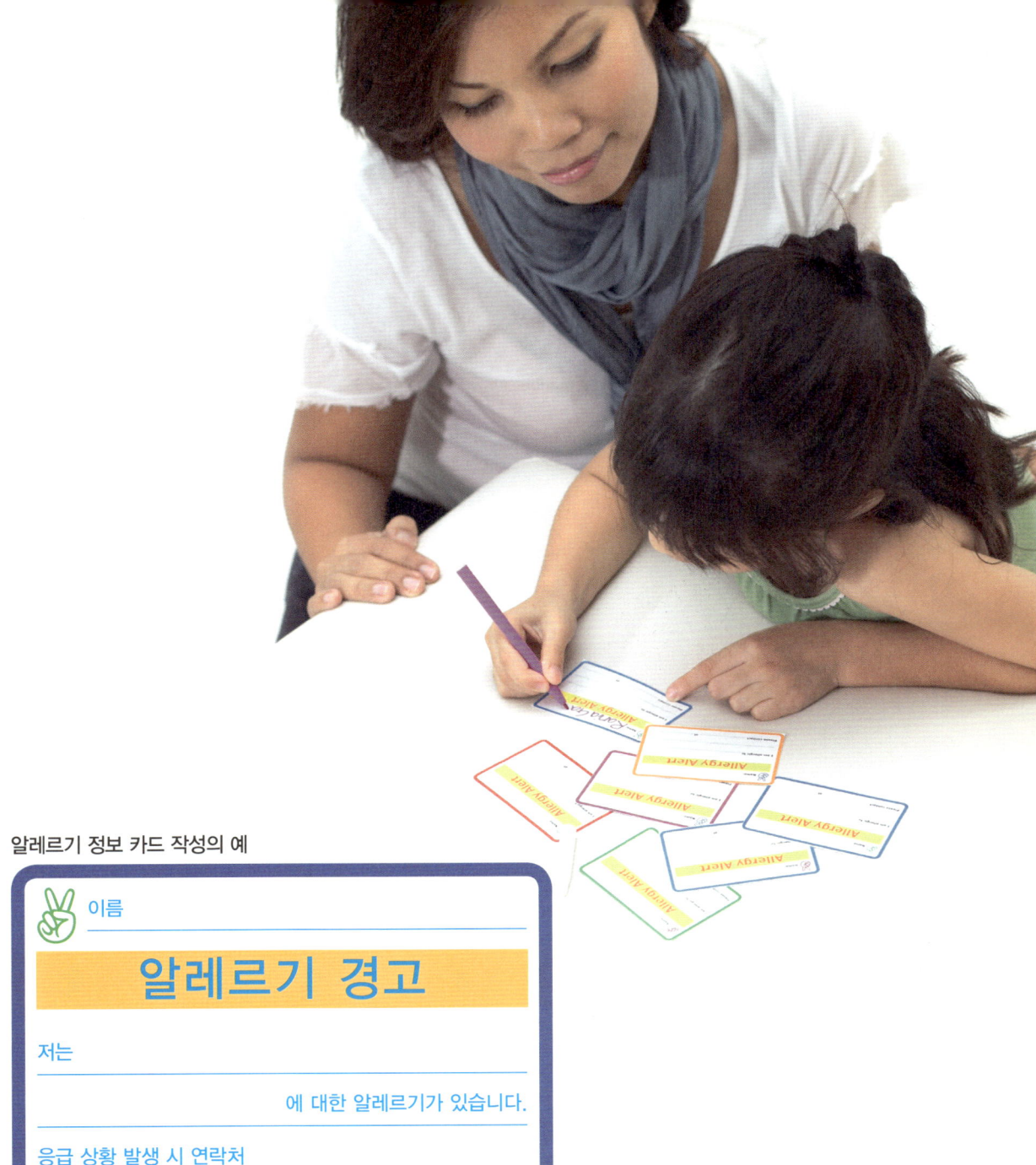

알레르기 정보 카드 작성의 예

✌ 이름

알레르기 경고

저는

에 대한 알레르기가 있습니다.

응급 상황 발생 시 연락처

외출 시 음식에 주의

식당 종업원, 학교 선생님 등 아이의 주변 사람들에게 아이의 알레르기를 알리자. 아이가 파티에 초대되었다면 아이 친구의 부모에게도 이 사실을 알려서 아이가 실수로 알레르겐 식품을 먹지 않도록 해야 한다. 약물이나 라텍스 알레르기가 있다면 아이가 방문하는 병원의 의료진에게도 이를 알리자. 아이가 자신의 알레르기 정보를 담은 카드 등을 소지하도록 해 아나필락시스 발생 시 주변 사람들이 이에 신속히 대응할 수 있도록 하자.

>>아나필락시스 발생 시 대비

아나필락시스는 순식간에 발병해 짧은 시간 안에 목숨을 위협할 수도 있는 증상으로 진행된다. 때문에 응급 상황에 철저히 대비하는 것이 매우 중요하다. 아나필락시스 증상 완화에 사용되는 4가지 주요 약물은 다음과 같다.

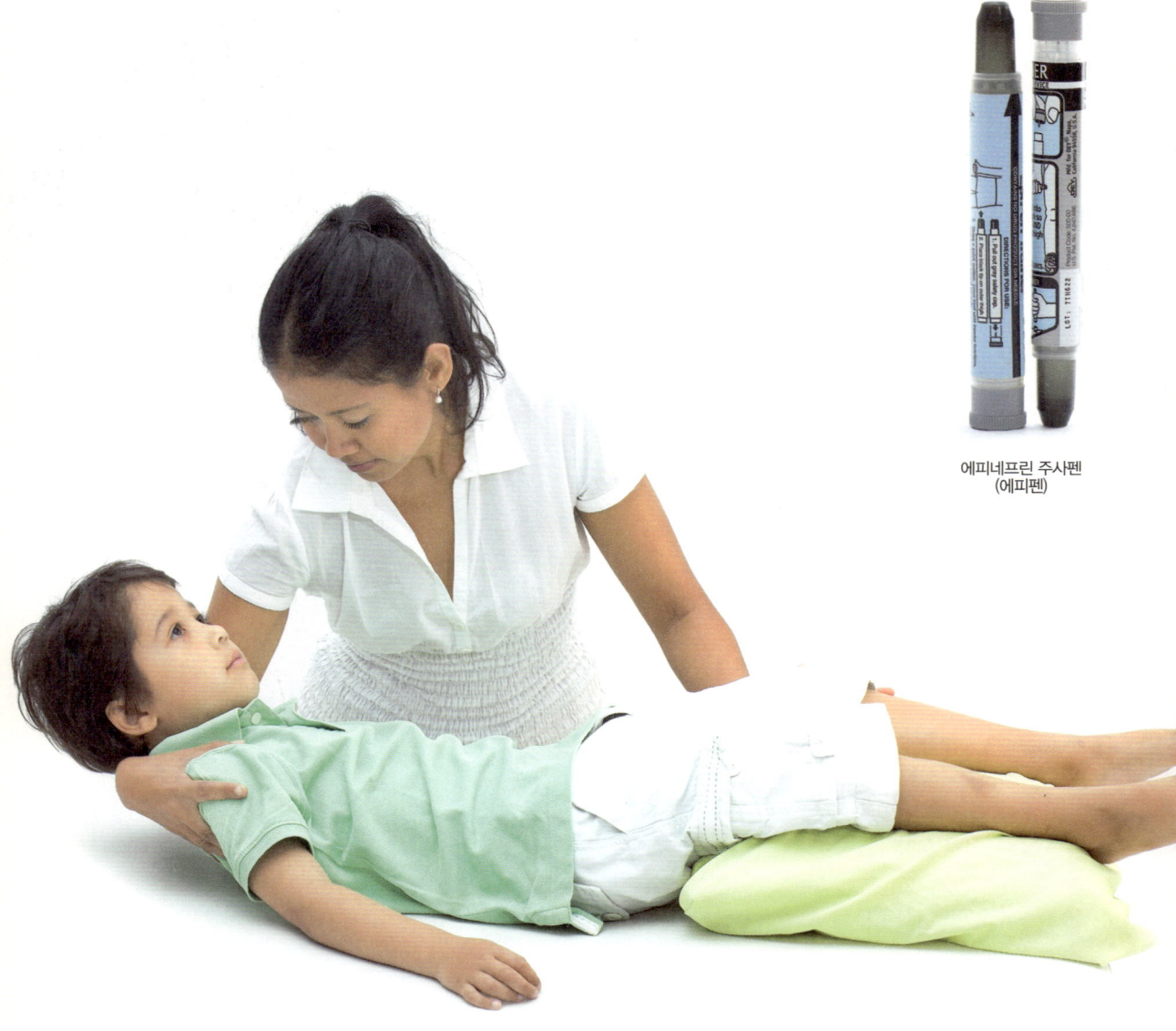

에피네프린 주사펜
(에피펜)

에피네프린 주사

에피네프린을 주사하면 혈압 강하, 쇼크 등 아이의 생명을 위협할 수 있는 증상이 완화된다. 에피네프린은 아나필락시스 관리에 가장 중요한 약물로, 주사 형식으로 투여된다. 미리 정해진 용량의 에피네프린이 들어 있는 주사펜을 아이의 허벅지 바깥쪽 근육에 주사한다. 약 10초 정도 에피네프린을 주사하고 난 뒤 10초 동안 주사 부위를 문지르면 된다.

첫 번째 주사만으로 증상이 완화되지 않으면 5분 정도 기다렸다가 두 번째 주사를 놓는다. 에피네프린 주사 바늘은 거의 모든 섬유를 뚫을 수 있으므로 바지를 벗길 필요 없이 옷 위에 바로 주사할 수 있다. 에피네프린 주사는 유통기한이 짧아 제조일로부터 1~2년까지만 사용할 수 있으므로 사용 전에 반드시 날짜를 확인한다. 다음은 에피네프린 주사 사용법이다.

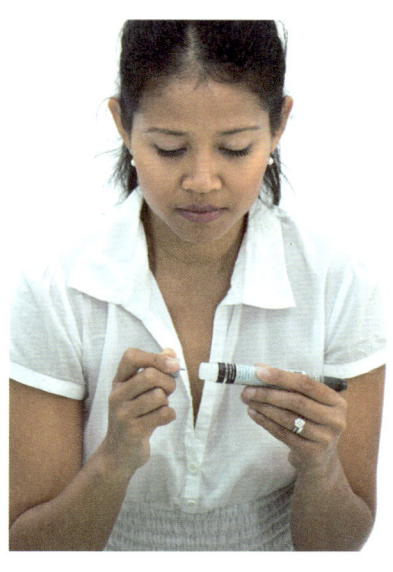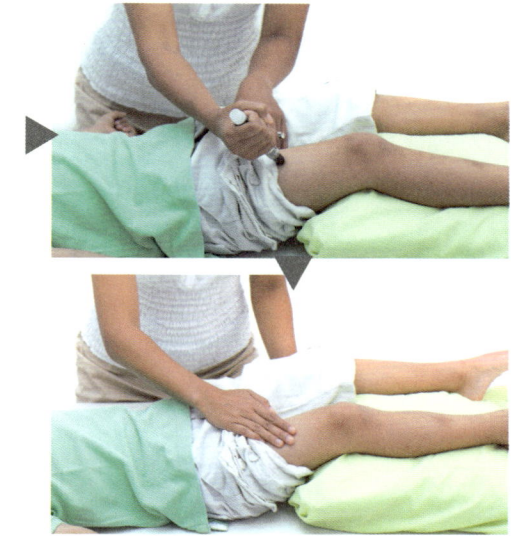

1. 에피네프린 주사를 한 손에 쥐고 회색 안전캡을 제거한다.
2. 검은색 끝을 아이의 허벅지 중간 근육에 위치시킨다(이때 옷 위로 주사해도 무방하다). 딸깍 소리가 날 때까지 주사를 세게 누르고 약 10초간 주사한다.
3. 주사기를 제거하고 주사 부위를 10초 정도 문질러준다.

흡입식 기관지 확장제(천식 완화제)

벤톨린 같은 흡입식 기관지 확장제는 아나필락시스로 인해 기도가 좁아지면서 생기는 천명을 치료하기 위해 사용된다. 아이의 호흡이 갑자기 빨라지거나 호흡곤란이 나타날 경우에는 흡입식 기관지 확장제를 사용한다(흡입식 기관지 확장제의 상세한 사용법은 48~51쪽 참고).

스테로이드제

경구 투여 스테로이드제는 천천히 나타나는 아나필락시스 증상에 효과가 있다. 그러나 투약 후 몇 시간이 지나야 약효가 나타나기 때문에 즉각적으로 나타나는 아나필락시스 반응에는 적절하지 않다. 이러한 이유로 경구 스테로이드제는 첫 증상 후 수시간 이내에 2차 증상이 나타날 때 이를 완화하는 목적으로 주로 사용된다. 심한 아나필락시스에는 에피네프린 주사가 유일한 치료 약물이라는 사실을 잊어서는 안 된다. 아이에게 아나필락시스 쇼크가 왔는데 에피네프린 주사가 없다면 즉시 가까운 의료기관으로 아이를 데려가야 한다.

항히스타민제

경미한 아나필락시스에는 항히스타민제가 효과적이다. 특히 발진 등의 증상에 좋다. 그러나 심장, 폐 등의 장기에 문제가 생기는 심각한 아나필락시스에는 큰 효과가 없어 적합하지 않다.

아나필락시스 행동 지침 소지

행동 지침은 의사의 소견을 바탕으로 작성된다. 어떤 증상을 눈여겨봐야 하는지, 각 증상마다 어떤 약물을 투여해야 하는지, 어느 때 즉시 병원을 찾아야 하는지 등 아나필락시스 발병 시 취해야 할 행동 지침이 상세히 나와 있다. 아이에게 쇼크가 오면 대부분의 부모들은 너무 당황한 나머지 필요한 조치를 취하지 못하는 경우가 많다. 따라서 아나필락시스 행동 지침을 가지고 다니면 매우 유용하게 사용할 수 있다. 베이비시터 등 아이를 봐주는 도우미들에게도 이 행동 지침을 전해주면 비상상황 발생 시 침착한 대응이 가능하다. 병원에 갈 때마다 행동 지침에 수정 또는 추가 사항이 있는지 확인하는 것이 좋다. 아이가 성장하면서 투여하는 약물의 용량 조절 등 조정 사항이 있을 수 있기 때문이다.

아나필락시스 행동 지침

이름 _____ 생년월일 _____

피해야 할 알레르겐 _____

보호자명 _____

연락처 _____

서명 _____

담당의 _____ 날짜 _____

가벼운 알레르기 반응

- 눈, 입술, 얼굴 부종
- 복통, 구토 등

행동 지침

- 아이의 옆에서 증상을 주시하고 도움을 요청한다.
- _____ 를 투약한다.
- 에피네프린 주사를 놓는다.
- 가족에게 연락한다.

아래 아나필락시스 증상을 주시하자
▼

아나필락시스(심각한 알레르기 반응)

- 호흡 곤란 혹은 거친 호흡
- 혀 부종
- 말을 잇지 못함
- 목이 쉼
- 천명
- 끊임없는 기침
- 의식 소실
- 기절

행동 지침

- 에피네프린 주사를 놓는다.
- 119를 부른다.
- 아이를 평평한 곳에 똑바로 눕히고 다리를 높은 곳에 둔다.
- 5분 내에 증상이 완화되지 않으면 에피네프린 주사를 한 번 더 놓는다.

에피네프린 주사 놓는 방법

1. 한 손으로 에피네프린 주사기를 감싼 뒤 회색 안전마개를 뺀다.

2. 주사기의 검은색 끝을 허벅지 중간쯤에 놓는다(이때 옷 위로 주사해도 무방하다).
   딸깍 소리가 날 때까지 주사기를 힘껏 누르고 약 10초간 그대로 있는다.

3. 주사기를 제거하고 주사 부위를 10초 정도 문질러준다.

※첫 번째 주사만으로 증상이 완화되지 않는다면 5분 정도
   기다렸다가 두 번째 주사를 놓는다(자세한 내용은 137쪽 참조).

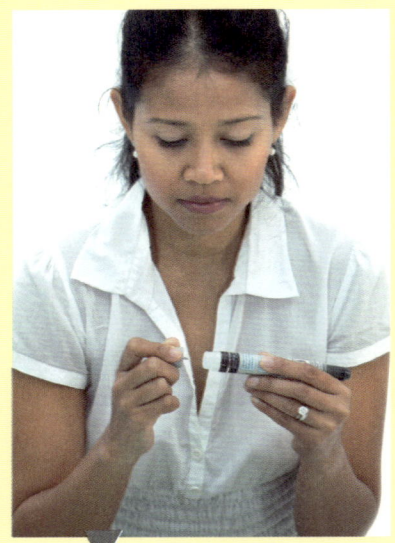

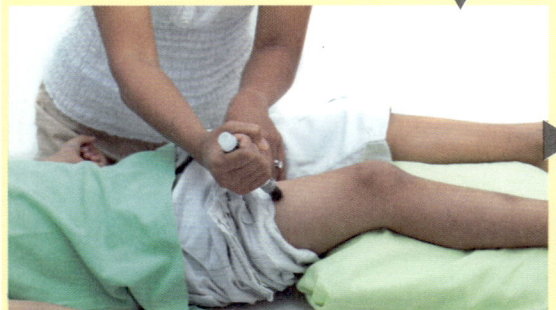

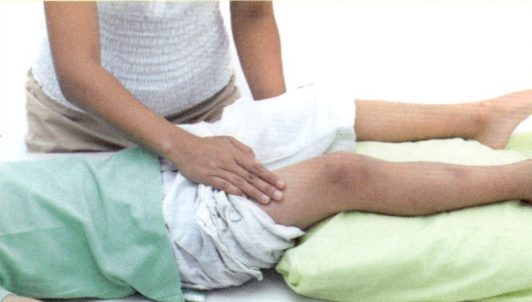

Q&A

 Q 단순 알레르기 반응이 아나필락시스로 이어지는지 어떻게 알 수 있나요?

A 아이에게 알레르기 반응이 나타날 때마다 아나필락시스의 징후가 보이는지 주의 깊게 관찰해야 합니다. 만약 아이가 호흡곤란을 겪거나 말을 잘 하지 못하고 의식을 잃는 등의 증상을 보인다면 아나필락시스를 의심해야 합니다. 일부 성인들은 아나필락시스 증상을 겪을 때 마치 '죽을 것 같은 기분'을 느낀다고 합니다. 따라서 아나필락시스가 온다면 증상의 경중에 상관없이 소지하고 있는 에피네프린 주사를 사용해야 합니다. 처음에는 괜찮은 것 같지만 순식간에 증상이 악화되기 때문입니다. 증상이 급격히 악화되면 구급차를 불러 아이를 빨리 병원으로 옮기는 것이 좋습니다.

 Q 아이가 아나필락시스로 사망하는 경우도 있나요? 이유는 무엇인가요?

A 아나필락시스로 사망하는 경우는 혈압이 심하게 떨어져 뇌에 충분한 혈액이 공급되지 못하거나 기도가 막혀 뇌에 산소 공급이 중단되는 경우입니다. 이처럼 심한 아나필락시스로 인해 사망에 이르는 경우도 있지만 모든 경우가 그렇지는 않습니다. 부모가 아이의 알레르기와 아나필락시스에 대해 잘 알고 있어서 알레르겐에 대한 노출을 최대한 피하고 또한 필요한 약물을 항상 소지하고 다닌다면 그 위험은 더욱 낮아집니다.

 Q 아나필락시스 반응을 보이지 않는 사람에게 잘못하여 에피네프린을 주사하면 어떻게 되나요?

A 늘 에피네프린 주사를 갖고 다녀야 하는 자녀를 둔 부모들은 이와 같은 걱정을 많이 합니다. 정상인에게 에피네프린을 주사하면 심박 수가 빨라지고 혈압에 변화가 생깁니다. 손가락이나 발가락 등의 부위에 주사하면 그 부위의 혈류 공급이 중단되어 최악의 경우 괴저 증상이 나타나기도 합니다. 따라서 실수로 에피네프린을 잘못 주사했다면 즉시 가까운 의료기관을 찾아야 합니다. 손가락이나 발가락에 주사되었을 경우 해당 부위를 따뜻하게 유지하고 압박 붕대를 댄 뒤 즉시 의료기관을 찾는 것이 좋습니다. 아이에게도 에피네프린 주사의 위험성에 대해 충분히 교육시켜야 합니다. 아이가 학교에 다닌다면, 아이 학교의 보건 교사에게 에피네프린 주사를 맡겨두는 것이 가장 좋습니다.

Q&A

Q 유효기간이 지난 에피네프린 주사도 사용이 가능한가요?

A 유효기간이 지나면 에피네프린의 효과가 감소한다고 알려져 있습니다. 에피네프린 주사는 가격이 비싼 편이지만 항상 신선한 에피네프린 주사를 지니고 있는 것이 아이를 위해 좋습니다. 따라서 에피네프린 주사의 유효 기간을 체크하는 습관을 들이도록 합시다.

Q 아이가 성장하면서 아나필락시스가 없어지기도 하나요?

A 이 질문의 답은 '아이의 알레르겐에 따라 다르다.'입니다. 예를 들어 달걀 알레르기는 아이가 크면서 사라지는 경우가 많습니다. 반대로 땅콩 알레르기는 성인이 되어서까지도 남아 있는 경우가 많습니다.

땅콩은 카엘린의 적!

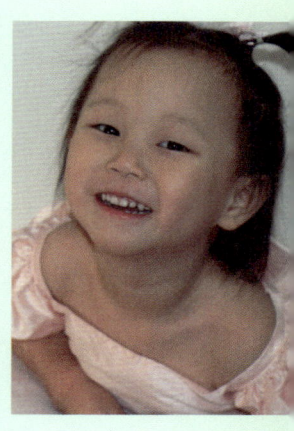

이름　　카엘린
진단명　식품 유발 아나필락시스

남편과 나는 카엘린이 한 살이 되었을 무렵 아이에게 땅콩 알레르기가 있다는 사실을 알게 된 계기가 있었다. 7월의 어느 날 우리 가족은 산책을 나갔는데, 더웠던 날씨 탓에 남편은 땅콩버터가 첨가된 초코 밀크쉐이크를 주문했다. 아이는 초콜릿 크림이 올려진 쉐이크를 먹고 싶어했다. 그 순간 잠시 아이에게 견과류를 먹이면 안 된다는 생각을 하였지만 가족 중 식품 알레르기가 있는 사람이 없었기에 별 생각 없이 아이에게 밀크쉐이크를 주었다. 아이는 쉐이크를 맛보고 아주 좋아했다. 그렇게 밀크쉐이크를 몇 스푼 먹이고는 산책을 끝내고 바로 집으로 돌아왔다. 씻고 아이를 재울 준비를 하고 있는데 카엘린이 자꾸만 목을 긁었다. 자세히 보니 목 근처에 모기 물린 자국처럼 조그만 두드러기가 올라와 있었다. 나는 별 생각 없이 벌레에 물린 모양이라고 생각했다. 하지만 아이는 점점 더 심하게 목 근처를 긁기 시작했다. 15분~20분 정도가 지나자 두드러기는 점점 더 커지고 다른 부위로 번지기 시작했다. 그제야 나는 이것이 단순히 벌레 물린 자국이 아니라는 것을 깨닫고는 아이에게 항히스타민제를 먹였다.

아이에게 항히스타민제를 먹인 것은 그때가 두 번째였다. 첫 번째는 생후 9개월 경 아이가 달걀을 먹고 피부에 두드러기가 생겼을 때이다. 당시 아이는 달걀을 먹은 지 몇 분 만에 눈과 입 주변에 두드러기가 생겼다. 하지만 항히스타민제를 먹이고 30분이 지나자 증상이 가라앉아 약효가 상당히 강한 약으로 기억하고 있었으나 쉐이크를 먹인 뒤에는 항히스타민제를 먹였음에도 증상이 호전되는 기미가 전혀 보이지 않았다. 오히려 증세가 악화되는 것 같았고 그제야 나는 이것이 응급 상황이라는 것을 깨달았다.

밀크쉐이크를 먹은 지 45분 정도가 지나자 아이의 몸은 온통 빨갛게 부어올랐고 온몸에 두드러기가 생겼다. 두드러기 중에는 지름이 5㎝ 정도 되는 것도 있었다. 아이의 눈, 입술, 입 주변이 퉁퉁 부어올라 얼굴을 거의 알아볼 수 없을 정도였다. 목 주변의 자잘한 두드러기는 한 데 뭉쳐 크게 부어올랐다. 아이는 말 그대로 미친 듯이 몸을 긁어대기 시작했다. 너무 정신없이 몸을 긁느라 제대로 울지도 못했다. 호흡곤란 증상은 보이지 않았지만 아나필락시스 반응을 보이고 있는 것이 확실해 보였다. 나와 남편은 즉시 아이를 데리고 가까운 병원의 응급실을 찾았다. 다행히 응급실은 집에서 10분 정도 거리에 있었다. 응급실에 도착하자마자 간호사는 카엘린에게 에피네프린을 주사하고 스테로이드와 항히스타민제를 투약했다. 그 후로도 약 20분 동안 증상이 악화되다가 한 시간 정도가 지나서야 완화되기 시작했다. 모든 증상이 완전히 사라지기까지는 이틀이 걸렸다.

다음 날부터 아이는 병원에서 의사의 소견에 따라 혈액검사를 받았고 땅콩 알레르기가 있음을 확인했다. 아이의 혈액 내 IgE 농도는 8.48kU/L로 최고 수치는 아니었지만, 상당히 높은 편이었다. 의사 선생님은 에피네프린 주사를 처방했고, 그때부터 지금까지 카엘린은 에피네프린 주사를 늘 가지고 다닌다. 여행을 갈 때는 여분으로 몇 개를 더 챙겨 다닌다. 그나마 집 가까이

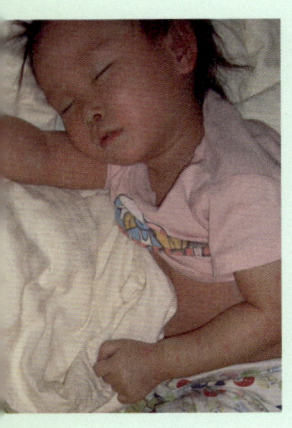

에 병원이 있어 다행이었다. 우리 가족은 남편의 가족들이 살고 있는 인도네시아에 자주 방문하는데, 인도네시아 음식에는 땅콩이 많이 들어가기 때문에 그곳에서 알레르기가 발생했다면 더 큰일이었을 것이다.

카엘린의 땅콩 알레르기를 확인한 지 2년이라는 시간이 흘렀다. 카엘린은 지금도 호기심이 왕성하여 새로운 음식을 발견하면 반드시 먹어야 직성이 풀린다. 우리는 아이가 자유롭게 행동하도록 두면서도 아이 스스로 땅콩을 피할 수 있도록 철저히 교육했다. 카엘린을 비롯한 우리 가족은 식품의 라벨을 꼼꼼히 살피는 습관을 가지게 되었으며, 성분명에 쓰이는 땅콩의 여러 다른 명칭들도 기억해두어 숨어 있는 땅콩 성분 역시 피했다. 집에는 일절 땅콩을 가지고 들어올 수 없게 했으며, 밖에서는 우리 가족의 친구 및 친척들에게 카엘린의 땅콩 알레르기에 대해 알렸다. 그리고 아이 주변에 땅콩이 있을 경우, 아이를 보호하기 위해 취해야 할 조치에 대해서도 자세히 설명했다.

최근에 카엘린은 두 번째 땅콩 알레르기 반응을 일으켰다. 당시 아이는 인도네시아의 할머니 댁을 방문 중이었다. 카엘린은 가족들과 함께 외출했다가 차이나타운의 한 노점상에서 참깨 라이스롤을 먹고 알레르기 반응을 일으켰다. 사실 롤에는 땅콩이 전혀 들어 있지 않았지만, 같은 노점상에서 땅콩 디저트를 팔고 있었다. 아마도 아이가 먹은 롤에 땅콩 성분이 묻은 듯 보였다. 음식 준비 과정에 땅콩과 함께 보관되거나 같은 조리대에서 만들어진 음식들은 실제 음식에 땅콩이 전혀 들어가지 않는다고 하더라도 일단은 주의해야 한다는 것을 알게 되었다.

다행히 이번에는 아이의 알레르기 반응이 그다지 심하지 않았다. 나는 그때 옆에 없었는데, 아이는 속이 이상하다며 롤을 먹은 지 얼마 되지 않아 몇 차례 토를 했다고 한다. 한 시간쯤 지나 내가 아이를 만나러 갔을 때는 목 주변에 두드러기가 나 매우 가려워하고 있었고 눈 주변도 부어 있었지만 전반적으로 지난번 아나필락시스 반응처럼 심각한 상태는 아니었다. 나는 아이에게 항히스타민제를 먹이고 혹시 있을지 모르는 비상사태를 대비해 밤 동안 주의 깊게 아이 곁을 지켰다. 다행히도 아이의 증상은 몇 시간 후에 가라앉았다. 첫 번째 알레르기 때는 너무 어려서 기억하지 못했지만, 이제 상황을 인지할 수 있을 만큼 성장한 카엘린은 이번 일을 생생히 기억하고 있다. 그래서 우리는 아이에게 땅콩 알레르기로부터 스스로를 보호하는 방법에 대해 가르치고 있다.

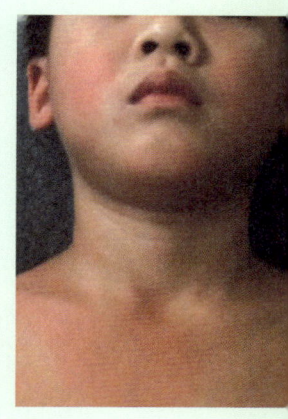

천방지축 제이콥이 벌에 쏘이다

이름 제이콥

진단명 벌독 유발 아나필락시스

나의 아들 제이콥은 야외 활동을 아주 좋아하는 활발한 5살 꼬마이다. 특히 맨발로 달리기를 하거나 친구들과 함께 축구하는 것을 아주 좋아한다. 그래서 종종 상처가 나거나 벌레에 물려 온 적이 있었지만 그다지 큰 문제는 되지 않았다. 그러던 어느 일요일, 우리 가족은 친한 가족들과 함께 근처 공원으로 소풍을 갔다. 제이콥은 친구들과 함께 알록달록한 나비들을 쫓아 근처에 있는 꽃 덤불 사이에서 놀기 시작했다. 그런데 갑자기 아이들의 비명이 들렸다! 어떤 아이는 울음을 터뜨리기까지 했다. 아이들이 벌떼의 공격을 받은 것이었다. 제이콥은 볼과 팔에 두 방의 벌침에 쏘였다. 우리는 곧바로 물린 부위에 얼음찜질을 해주었고, 아이들은 조금씩 진정되어 갔다. 그런데 제이콥이 이상하리만큼 조용했다. 게다가 불과 몇 분 만에 벌에 쏘인 볼의 자국이 얼굴 전체로 퍼져 눈꺼풀과 입술을 포함한 얼굴 전체가 알아보기 힘들 만큼 부어올랐다. 아이는 몸 전체를 심하게 긁기 시작했고, 전신이 빨갛게 부어올랐다. 다행히 일행 중 한 명이 항히스타민제를 갖고 있어 일단 그것을 제이콥에게 먹이고 서둘러 가까운 병원으로 데려갔다. 다행히도 병원은 5분 거리에 있었다. 병원에서 에피네프린 주사를 맞자 제이콥의 부기가 가라앉기 시작했다. 다음날 제이콥은 입원을 했고, 혈액검사를 받았다. 검사 결과 제이콥에게는 꿀벌독 알레르기가 있는 것으로 나타났다. 그 이후로 아이는 에피네프린 주사와 항히스타민제를 항상 가지고 다닌다. 아이가 밖에서 노는 것을 워낙 좋아하기 때문에 야외 활동을 하는 것을 막지는 않지만 우리는 항상 아이를 주시한다. 제이콥의 왕성한 활동력이 잦아들 기미가 보이지 않기 때문에 아이가 좀 더 크면 면역치료를 받게 할 생각이다.

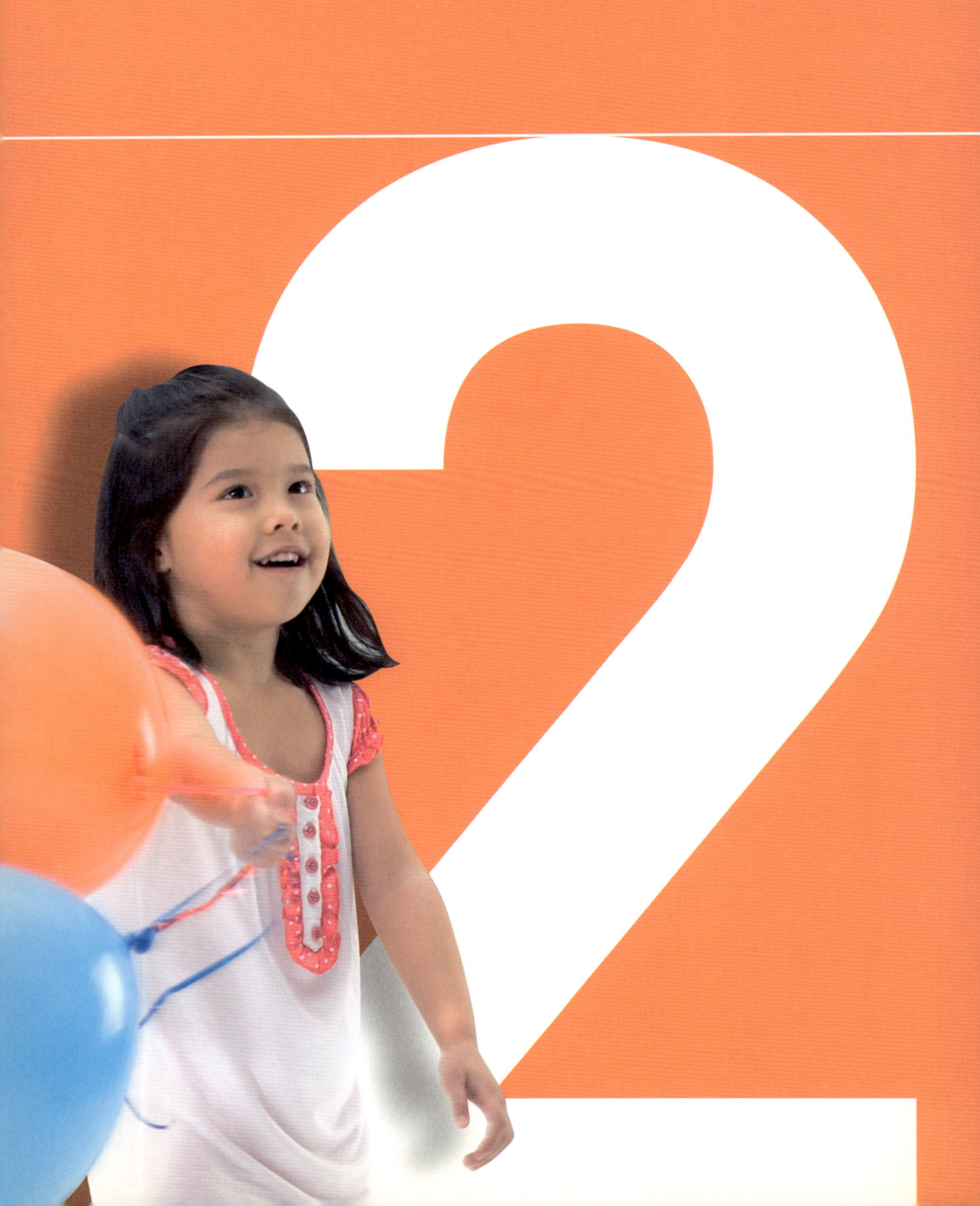

알레르기

진단과 치료

Chapter 1

가장 흔한 알레르겐

알레르기 반응을 유발하는 모든 물질을 가리켜 알레르겐이라고 합니다. 이론적으로는 모든 물질이 알레르기의 원인이 될 수 있지만 실제로는 몇 가지의 알레르겐에 의해 대부분의 알레르기 반응이 일어나게 됩니다. 알레르겐은 크게 식품 알레르겐과 흡입 알레르겐으로 나눌 수 있습니다. 식품 알레르기의 95%는 우유, 콩, 밀, 달걀, 조개류, 어류, 땅콩, 견과류 등의 여덟 가지 식품 알레르겐에 의해 발병합니다. 우리 주변에 존재하는 흡입 알레르기의 알레르겐으로는 집먼지진드기, 동물의 비듬, 꽃가루 등이 있습니다. 이외에도 곤충독 알레르겐과 라텍스 알레르겐 역시 흔히 찾아볼 수 있는 흡입 알레르겐이지요. 아이의 알레르기를 치료하기 위해서는 앞서 언급된 다양한 알레르겐에 대해 제대로 아는 것이 필수적인 일입니다.

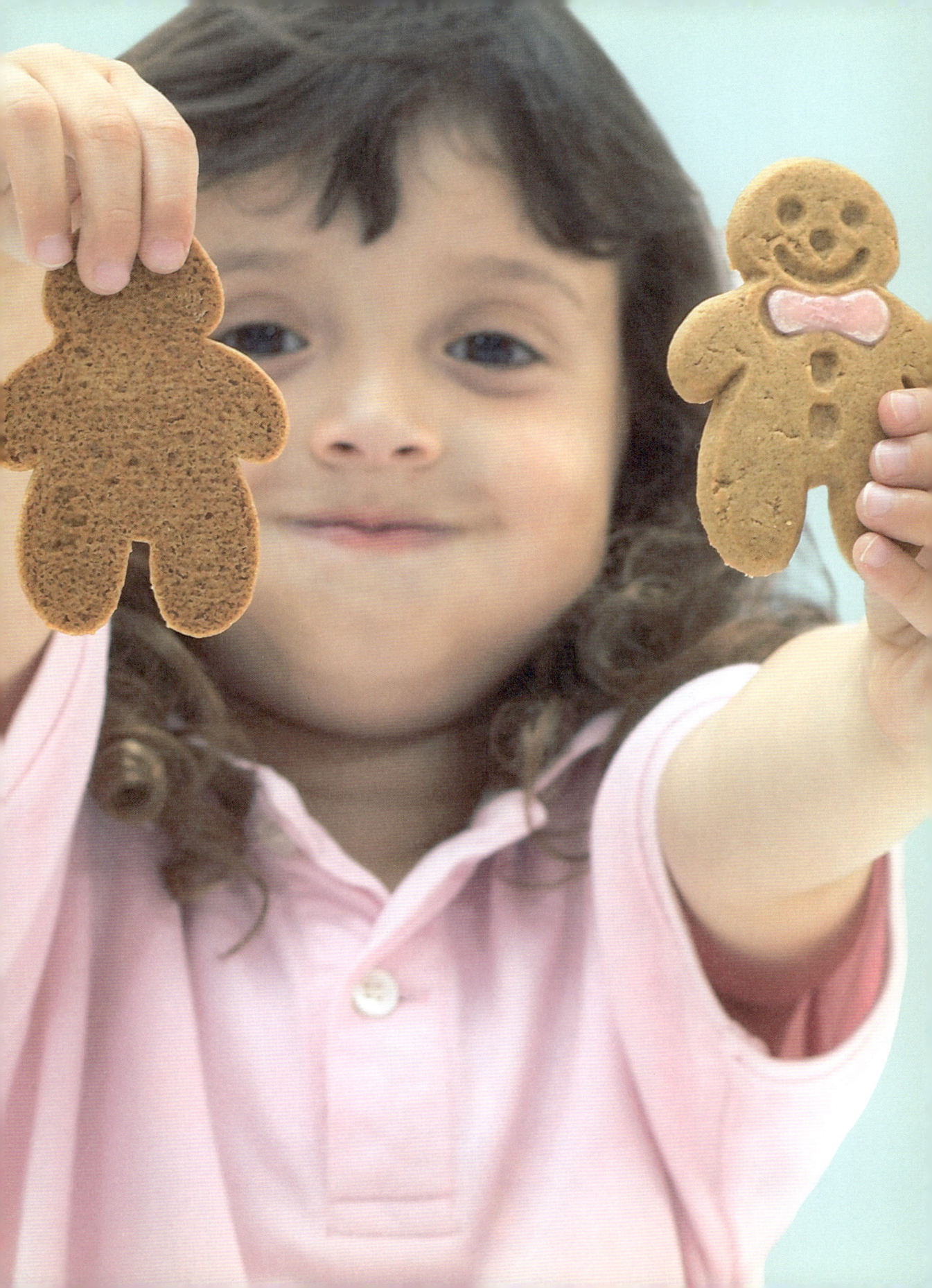

가장 흔한 알레르겐

대부분의 알레르기 반응은 몇 가지의 알레르겐에 의해 발생한다.

알레르기 반응은 이 몇 가지의 알레르겐이 인체에 과민 반응을 유발할 때 발생한다. 이와 같은 알레르겐들은 대부분의 사람에게는 무해하다. 하지만 만약 아이에게 알레르기가 있다면 해당 물질에 접촉했을 때 다량의 화학 물질 및 염증 유발 물질이 분비된다. 이로 인해 재채기, 가려움증, 발진, 기침 등의 증상이 나타나게 되는 것이다.

그러므로 아이가 반응하는 알레르겐을 정확히 파악하고 있는 것은 매우 중요하다. 아이의 식단이나 주변 환경에서 문제가 되는 알레르겐을 제거하는 것이 아이의 알레르기 관리에 필수적인 부분이기 때문이다.

♣ **일상생활에서 흔히 발견되는 알레르겐**
식품 알레르겐
흡입 알레르겐
곤충독 알레르겐
라텍스(천연 고무) 알레르겐

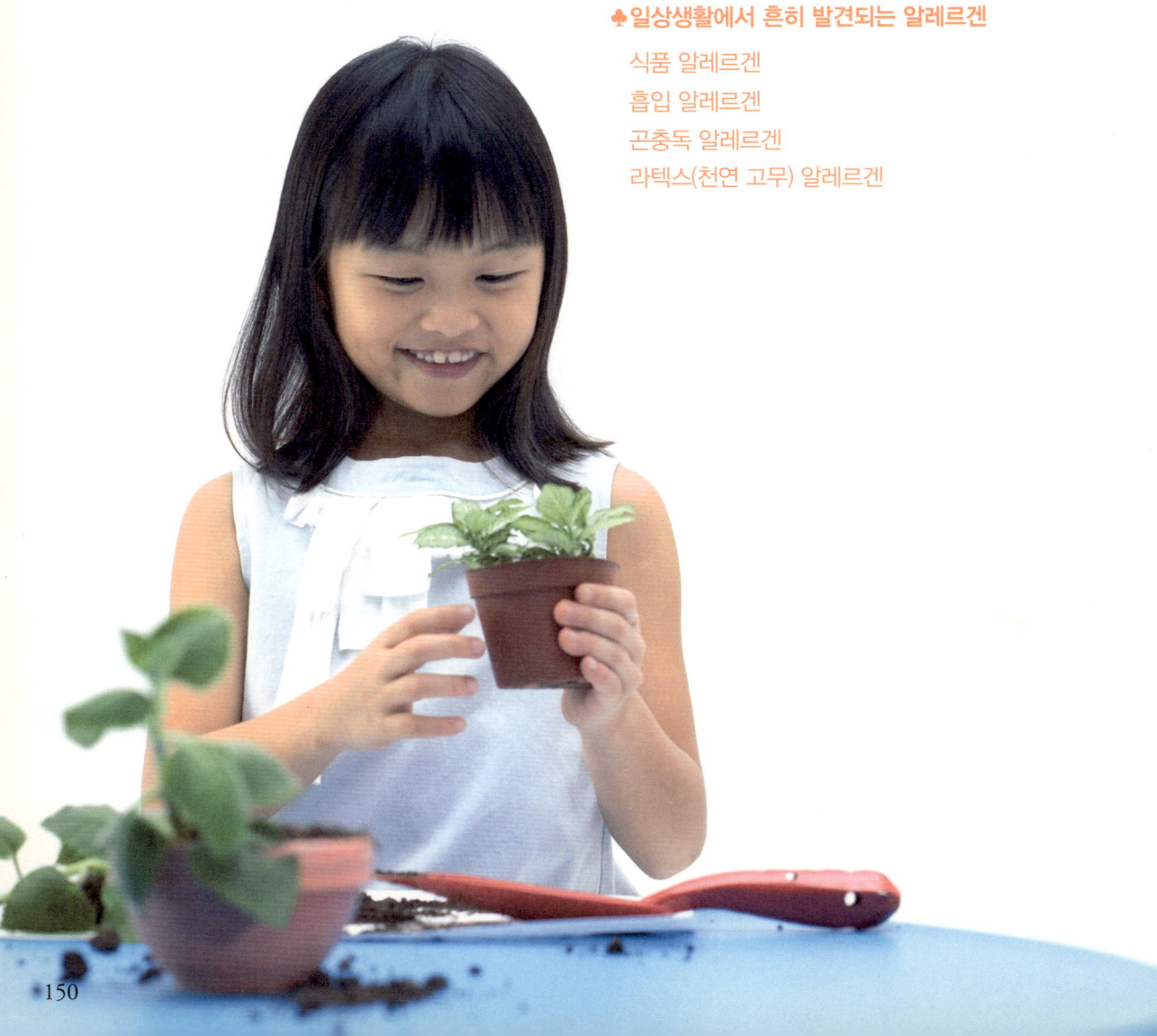

식품 알레르겐

식품 알레르기는 과잉 진단되는 비율이 높다.

실제로 식품 알레르기가 있는 사람은 전체 인구의 5% 미만이지만 아이들 및 다른 알레르기가 있는 환자들 사이에서는 그 비율이 높게 나타나는 경향을 보인다. 이론적으로는 모든 식품이 알레르기를 일으킬 수 있지만 전체 알레르기의 95%가 우유, 콩, 밀, 조개류, 어류, 땅콩, 견과류 등의 여덟 가지 식품군에 의해 발생한다.

〉〉우유

유제품은 아이의 식단에서 매우 중요한 부분을 차지한다. 우유는 갓 태어난 아이들이 맨 처음 접하는 식품이기도 하다. 많은 신생아들이 출생 후 일 년 동안은 우유 성분의 분유나 이유식을 섭취하기 때문이다. 치즈, 요구르트, 아이스크림, 파스타 소스 등 우유 성분이 함유된 유제품은 우리 주변 어디에서나 쉽게 찾아볼 수 있다.

알레르기를 유발하는 우유 성분

우유는 물, 당분(유당 등), 지방, 탄수화물, 단백질, 비타민, 미네랄 등으로 구성되어 있다. 이 중에서 알레르기를 유발하는 성분은 유당이 아닌 카제인(Casein)이나 유청 등으로 표기되는 단백질이다. 만약 우유를 마신 뒤 이상 징후를 보였던 아이가 유당 제거 우유를 마신 후에는 괜찮았다면, 아이는 우유 알레르기가 아니라 유당 불내성일 확률이 높다.

우유 가공식품 및 성분 표기

요구르트, 치즈, 크림, 초콜릿 등은 우유 성분이 함유된 대표적인 유제품이다. 이밖에도 우유 알레르기가 있는 아이들이 피해야 하는 유제품에는 버터, 유단백 등이 있다. 우유는 다음과 같은 성분명으로 표기되기도 하기 때문에 식품의 라벨을 꼼꼼히 읽는 것 또한 매우 중요하다.

- 유청
- 카제인(Casein)
- 카제네이트(Caseinates)
- 락트알부민(Lactalbumin)
- 락토글로불린(Lactoglobulin)
- 락토페리틴(Lactoferritin)
- 락토스(Lactose, 유당)

우유 대체 식품의 안전성

아이에게 우유 알레르기가 있다면 이를 대체할 만한 안전한 칼슘 공급원을 찾는 것이 무엇보다 중요하다. 대체 식품에는 종류가 많은데, 안전한 것과 그렇지 않은 것이 있기 때문에 신중을 기해 선택해야 한다.

우유 알레르기가 있는 아이들에게 안전한 우유 대체 식품
• 단백 완전가수분해 우유(Extensively Hydrolysed Milk)
• 아미노산 분유(Amino-Acid Based Formula)

우선 가장 좋은 대안은 완전가수분해 우유(Extensively Hydrolysed Milk)나 네오케이트 (Neocate)와 같은 아미노산 분유이다. 이러한 우유 속 단백질은 가공 과정을 거쳐 알레르기를 유발하지 않는 수준으로 분해되었기 때문에 안전하다. 아이들이 좋아하는 맛이 아니라는 점과 가격이 높다는 단점이 있지만 우유 알레르기가 있는 아이들에게는 가장 좋은 우유 대체 식품 이다. 또한 연령이 낮아 아직 다른 우유 대체 식품을 먹일 수 없는 아이들에게도 적합하다.

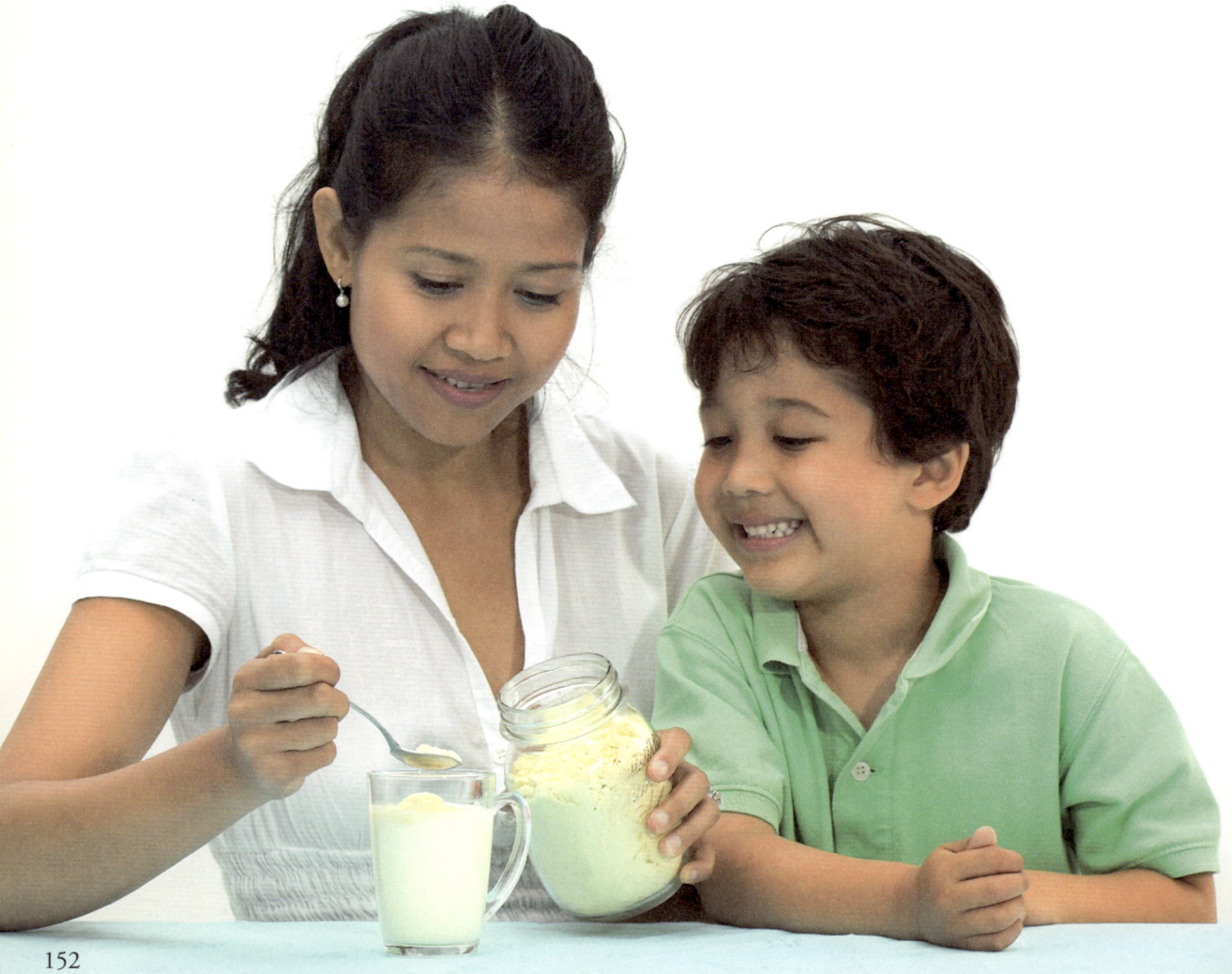

안전하지 않은 우유 대체 식품

- 부분 가수분해 우유(Partially Hydrolysed Milk)
- 염소유, 산양유 및 기타 포유동물유(Mammalian Milk)
- 두유나 대두조제 분유(Soy-Based Formula Milk)

난 HA(Nan HA), 엔파락 HA(Enfalac HA)와 같은 부분 가수분해 우유는 단백질이 완전히 분해되어 있지 않다. 따라서 기존 우유와 단백질 구성에 별 차이가 없기 때문에 우유 알레르기가 있는 아이들에게는 적합하지 않다. 알레르기 반응을 유발할 위험이 남아 있기 때문이다. 염소유나 양, 말 등의 젖 역시 우유 알레르기가 있는 아이들에게 적합하지 않다. 포유동물이나 염소 젖에 함유된 단백질은 우유 속 단백질과 구성이 아주 유사하기 때문이다. 이러한 이유로 만일 아이가 염소유를 먹고 별다른 반응이 없었다면 우유 알레르기가 있을 확률은 거의 없다. 두유와 대두조제 분유는 거의 모든 우유 알레르기 아동들에게 적합한 대체 식품이다. 그렇지만 우유 알레르기와 콩 알레르기가 함께 있는 경우도 있으므로 반드시 검사를 받아 콩을 섭취해도 괜찮은지 확인해야 한다. 대부분의 대두조제분유는 가공을 거쳐 비타민과 미네랄 등을 함유하고 있기 때문에 아주 어린 신생아들에게도 충분한 영양소를 공급해준다. 또한 두유는 단백 완전가수분해 우유보다 맛이 좋다는 장점도 있다. 그러나 앞서 말했다시피 경우에 따라서는 우유 알레르기가 있는 아이들에게는 적합하지 않을 수도 있다.

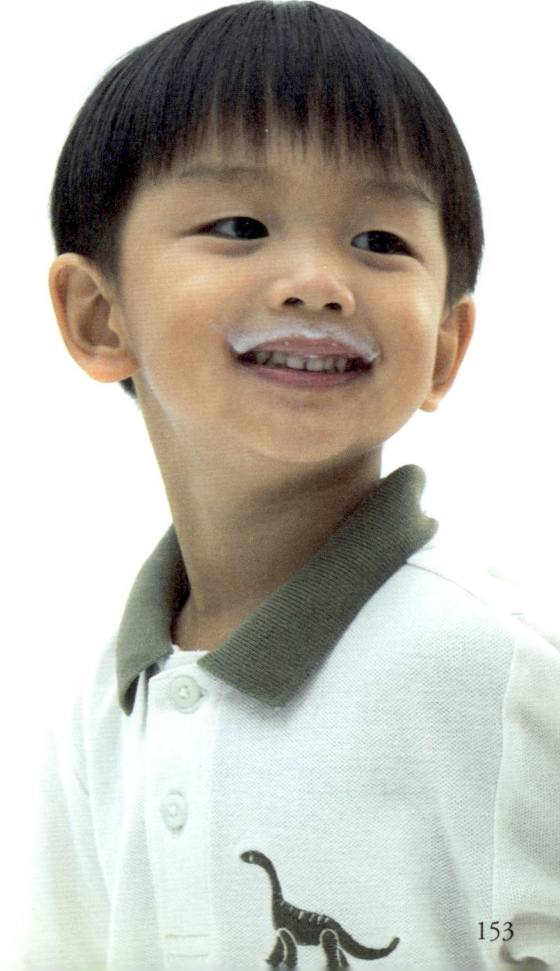

우유 알레르기

일반 우유나 가공 및 조제 우유는 많은 아이들, 특히 영·유아들의 주요 영양 공급원이다. 그러나 우유 속 단백질은 식품 알레르기를 유발하는 비율이 가장 높은 알레르겐이다.

통계에 따르면 우유 단백질은 1세 이하 영아들에게 식품 알레르기를 일으키는 주원인이며 신생아의 15%가 우유 알레르기를 갖고 있는 것으로 나타났다. 전체 연령대를 살펴보면 전체 인구 대비 우유 알레르기 환자는 적게는 2%, 많게는 7%인 것으로 나타난다.

알레르기를 일으키는 것은 우유 속 단백질인 카제인(Casein) 또는 유청이다. 알레르기 반응은 IgE 매개성과 비IgE 매개성으로 구분되는데, 일반적으로 IgE 매개성 알레르기 반응이 좀 더 심각한 편이다. 성장과 함께 알레르기가 사라지는 경우도 있지만 IgE 매개성이 비IgE 매개성에 비해 사라지는 시간이 더 오래 걸린다. 알레르기 진단은 IgE 매개성이 상대적으로 쉬운 편이다.

IgE 매개성 알레르기 반응일 경우에는 우유에 대한 IgE 항체 유무를 확인하는 검사가 있지만, 비IgE 매개성에 대한 검사는 없다. 또한 비IgE 매개성 알레르기 반응은 별도의 특이 증상도 없기 때문에 진단이 까다롭다.

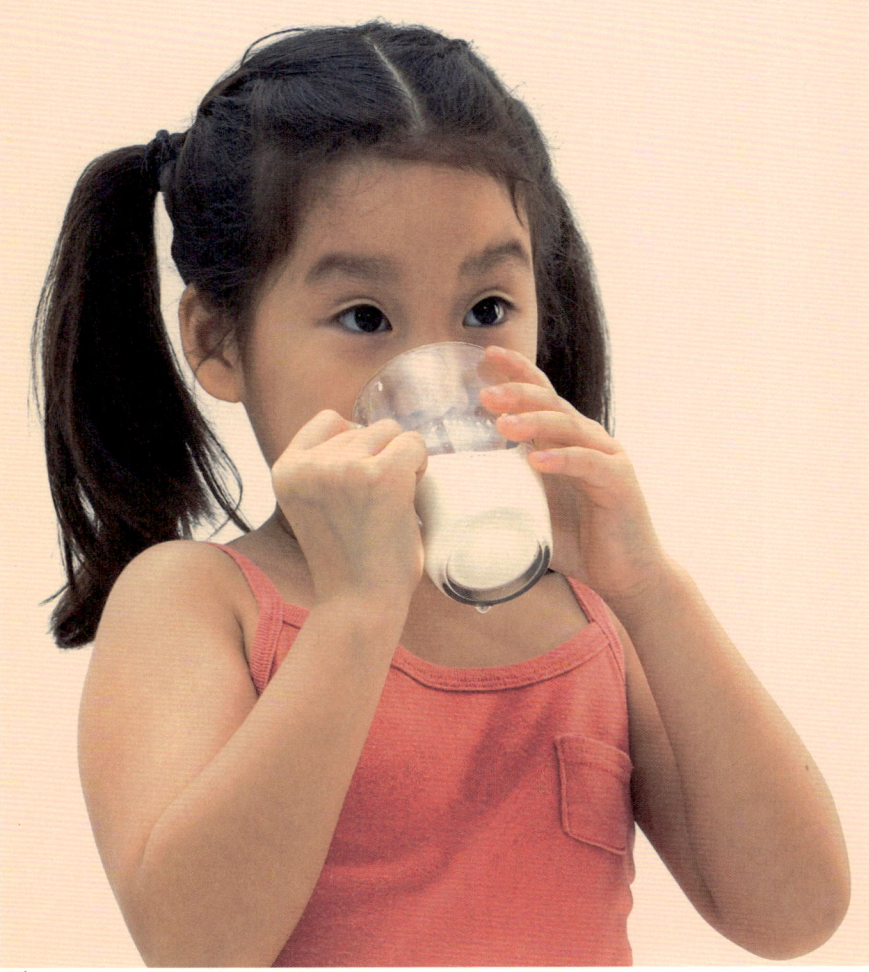

우유 알레르기의 증상

우유 알레르기에서 가장 흔히 나타나는 증상은 설사, 변비, 역류, 구토, 혈변, 두드러기와 같은 발진, 입술 및 눈꺼풀의 부종(혈관 부종), 아토피 피부염 등이고, 많은 아이들이 배앓이를 한다. 우유 알레르기가 있는 아이들 중 다수가 위의 증상 중 한 가지 이상의 증상을 보인다. 우유 알레르기의 진단이 까다로운 이유는 다른 신생아 질환 역시 위와 비슷한 증상을 보이기 때문이다. 또한 우유로 인해 아나필락시스 같은 심각한 알레르기 반응이 일어날 수도 있는데 이 경우 전신 발진, 입술 및 눈꺼풀 부종, 호흡 곤란, 의식 상실, 혈압 강하 등의 증상이 나타나며 최악의 경우 사망에 이를 수도 있다. 드물지만 모유를 먹은 아이 중에서도 우유 알레르기 반응을 보이는 경우가 있다. 분유만 먹었거나 분유와 모유를 번갈아 먹은 아이들에게서 나타나는 우유 알레르기에 비해 그 빈도가 현저히 낮기는 하나, 드물게 모유에 섞인 소량의 우유 단백질이 아이 몸속으로 들어가 알레르기 반응을 일으키기도 한다.

우유 알레르기의 진단

우유 알레르기 진단에 있어 가장 중요한 것은 알레르기 증상에 대한 아이의 병력이다. 아이가 우유를 소화시키지 못하거나, 특히 위에 언급된 증상 중 하나 이상의 증상을 보인다면 알레르기검사를 받게 하는 것이 좋다. 의사는 아이의 병력 및 여타의 알레르기 유무, 그리고 알레르기 가족력 등을 물어보게 된다. 그런 다음 실제 검사를 실시해 아이의 알레르기 반응이 우유 성분 때문인지를 알아보게 된다. 의사는 우선, 아이의 알레르기가 IgE 매개성인지 비IgE 매개성인지 확인해 그에 따라 어떤 검사를 실시할 것인지 결정한다. 그런 다음 의사는 아이의 우유 알레르기에 대한 확진을 내리게 된다. 그러나 많은 부모들이 아이의 알레르기가 비IgE 매개성이라는 사실을 모르고 IgE 매개성 검사를 받아 잘못된 결과를 얻기도 한다.

현재 우유 알레르기 유무를 100% 확실하게 알 수 있는 검사방법은 없다. 때문에 가장 좋은 방법은 식이제한법이나 식품 유발시험을 실시하는 것이다. 그러나 늘 이와 같은 방법을 추천할 수 없는 이유는 우유 알레르기가 심한 아이들에게는 이 같은 검사 방법이 위험할 수 있기 때문이다. 따라서 일반적으로 IgE 매개성 알레르기일 경우에는 피부단자검사(SPT)나 혈액검사 등을 추가로 실시해 확진을 내리게 된다. 이 검사들은 차후에 IgE 항체 농도 확인을 통해 현재 아이의 알레르기 상태를 진단하는 데도 유용하다. IgE 농도가 낮아졌다면 식품 유발시험을 통해 아이가 단계적으로 우유를 섭취하는 것을 시도해 볼 수 있다.

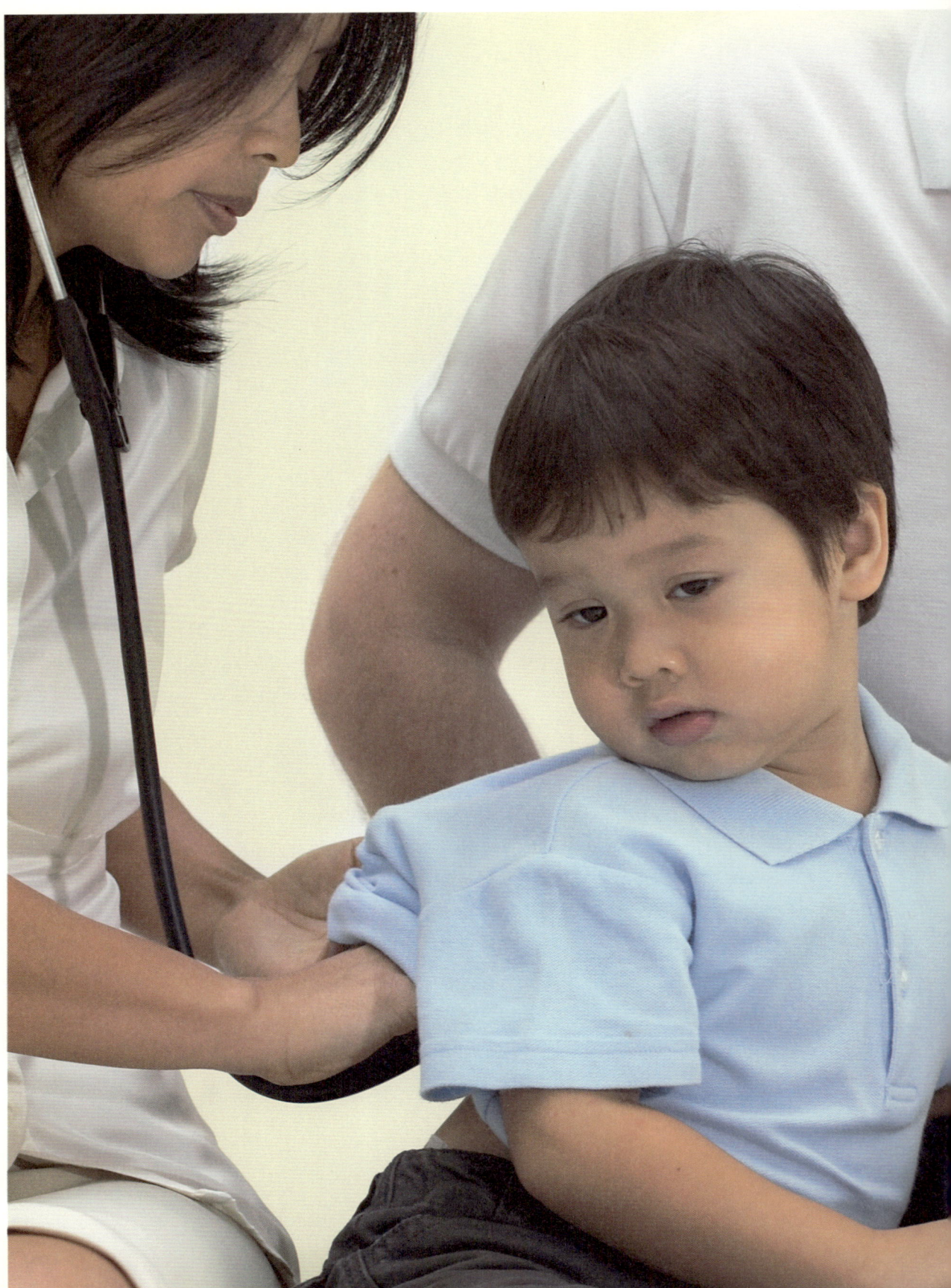

비IgE 매개성 우유 알레르기라면 진단은 더욱 까다롭다. 증상 역시 아이의 안색이 창백해진다거나 연이은 구토, 혈변 등의 심각한 증상부터 잦은 역류, 아토피 피부염, 불규칙한 용변 등에 이르는 다소 애매한 증상에 이르기까지 매우 다양하게 나타난다. 비IgE 매개성 알레르기의 증상은 문제 식품을 섭취한 지 몇 시간, 혹은 며칠 후에 나타나기도 한다. 그리고 그 기간 동안 섭취한 다른 식품 때문에 알레르기의 정확한 원인 파악이 어렵다. 더욱이 비IgE 매개성 우유 알레르기는 알레르기검사를 통해서도 확인이 불가능하다. IgE 매개성이 아니기 때문에 결과가 음성으로 나오기 때문이다. 이로 인해 많은 부모들이 검사 결과만 믿고 아이에게 알레르기가 없다고 판단해 다시 우유를 먹이는 잘못을 저지르기도 한다. 가장 좋은 방법은 아이의 식단에서 우유 및 유제품을 완전히 제외해 알레르기 증상을 피하는 것이다. 애매한 경우에는 확실한 진단을 위해서 전문가의 감독 하에 식품 유발시험을 진행하기도 한다.

우유 알레르기의 치료

현재 우유 알레르기에 대한 치료법은 없다. 그러므로 부모들은 철저하게 아이의 유제품 섭취를 제한해야 한다. 또한 실수로 섭취했을 경우를 대비한 응급처치에 대해 정확히 알고 있어야 한다. 모유 수유 중이라면 계속해서 모유만을 수유하는 것이 바람직하며, 일체의 유제품을 피해야 한다. 분유를 먹이고 있을 경우에는 우유 알레르기가 있는 유아를 위한 특수 분유를 추천한다(우유의 안전한 대체 식품에 대한 자세한 정보는 152~153쪽 참고).

앞으로의 전망

한 가지 반가운 소식은 우유 알레르기로 인해 나타나는 증상의 대부분은 아이가 성장함에 따라 사라진다는 점이다. 다만, 아이의 알레르기가 IgE 매개성일 경우에는 증상이 다소 더디게 사라지는 편이다. 그러므로 중간에 피부단자검사나 혈액검사를 실시해 아이에게 우유의 식품 유발시험을 실시해도 좋은지 알아보는 것이 좋다. 비IgE 매개성은 경우에 따라 차이는 있지만 보통 6개월~2년 동안 우유에 대한 식이 제한이 이루어진 뒤 의사의 감독 하에 식품 유발시험을 실시하는 것이 일반적이다.

>> 콩

콩 및 콩 식품에 대한 알레르기 역시 유아에게 흔히 발생한다. 콩류는 아시아 지역 국가의 식단에 자주 오르지만, 최근에는 서구 지역에서도 널리 섭취하는 식품이다.

알레르기를 유발하는 콩 성분

콩은 대두의 부산물로 콩과에 속하는데, 바로 이 대두의 단백질이 알레르기를 일으킨다. 대두 안에는 알레르기를 일으킬 수 있는 성분이 10개 이상 들어 있는 것으로 알려져 있다.

콩 가공식품 및 성분 표기

콩 식품은 매우 다양하다. 우리가 일상생활에서 자주 먹는 두부, 낫토(일본식 생청국장), 된장, 미소(일본 된장), 콩가루, 간장, 콩기름, 두유 등이 대표적인 콩 식품이다. 뿐만 아니라 많은 가공식품에는 유화제나 단백질 보충제 형태로 콩 성분이 함유되어 있다. 이처럼 콩은 우리의 식단에 광범위하게 이용되는 식품이다. 따라서 콩 알레르기가 있는 아이를 둔 부모라면 콩 성분의 다양한 명칭을 알아두어야 한다. 알레르겐을 피하기 위해서는 식품의 라벨을 정확히 읽는 것이 매우 중요하다. 다음은 식품 라벨에 표시되는 콩 성분의 여러 명칭이다.

- 간장
- 대두(Soy Beans)
- 대두 소맥분(Soy Flour)
- 대두 쇼트닝(Soy Shortening)
- 소이검(Soy Gum)
- 대두 알부민(Soy Albumin)
- 대두 레시틴(Soy Lecithin)
- 식물성 가수분해 단백질(Hydrolysed Vegetable Protein, HVP)
- 식물성 조직 단백질(Textured Vegetable Protein, TVP)

콩 대체 식품의 안전성

대두유는 가공 과정에서 콩 단백질을 제거해 콩 알레르기가 있는 아이들에게 안전한 식품이다. 그러나 건강 식품점에서 찾아볼 수 있는 냉압착식 대두유에는 소량의 단백질이 남아 있는 경우가 있으므로 되도록 피하는 것이 좋다. 가벼운 콩 알레르기에서는 간장 등 콩 성분이 소량 포함된 식품을 섭취해도 괜찮은 경우가 있으나 반드시 사전에 의사와 상의를 한 뒤에 먹여야 한다.

≫밀

밀은 아이들이 매일 섭취하는 탄수화물 식품이다. 밀 알레르기는 유아 사이에서 가장 흔하게
볼 수 있는 알레르기로 대개 5세 정도가 되면 사라진다.

알레르기를 유발하는 밀 성분

밀은 곡류의 일종으로 밀에 함유된 알부민, 글로불린, 글리아딘, 글루텐 등의 밀 단백이 알레
르기 반응을 일으킨다. 이 중에서도 알부민과 글로불린이 알레르기의 주원인이다.

> **TIP**
>
> ### 밀 알레르기와 글루텐 불내성
>
> 밀 알레르기는 소아 지방변증으로도 알려진 글루텐
> 불내성과 구분된다. 소아 지방변증 환자는 밀 단백
> 중 오직 글리아딘에 대해서만 불내성을 갖고 있다.
> 글리아딘은 글루텐의 주성분으로 밀뿐만 아니라 귀
> 리, 보리, 호밀 등에도 존재한다. 지방변증이 있는 아
> 이들이 글리아딘이 함유된 식품을 섭취하면 장내에
> 염증이 생긴다. 하지만 이것은 알레르기 반응이 아
> 닌 염증으로, 더부룩함, 구토, 설사 등의 증상이 나타
> 나고 그대로 방치할 경우 체중 감소, 발육 부진, 빈혈
> 등으로 이어지기도 한다. 지방변증은 알레르기가 아
> 니기 때문에 알레르기검사 결과는 당연히 음성으로
> 나온다. 현재까지 확실한 치료방법이 없어 평생 동안
> 글루텐 섭취를 피하는 것이 최선의 방법이다.

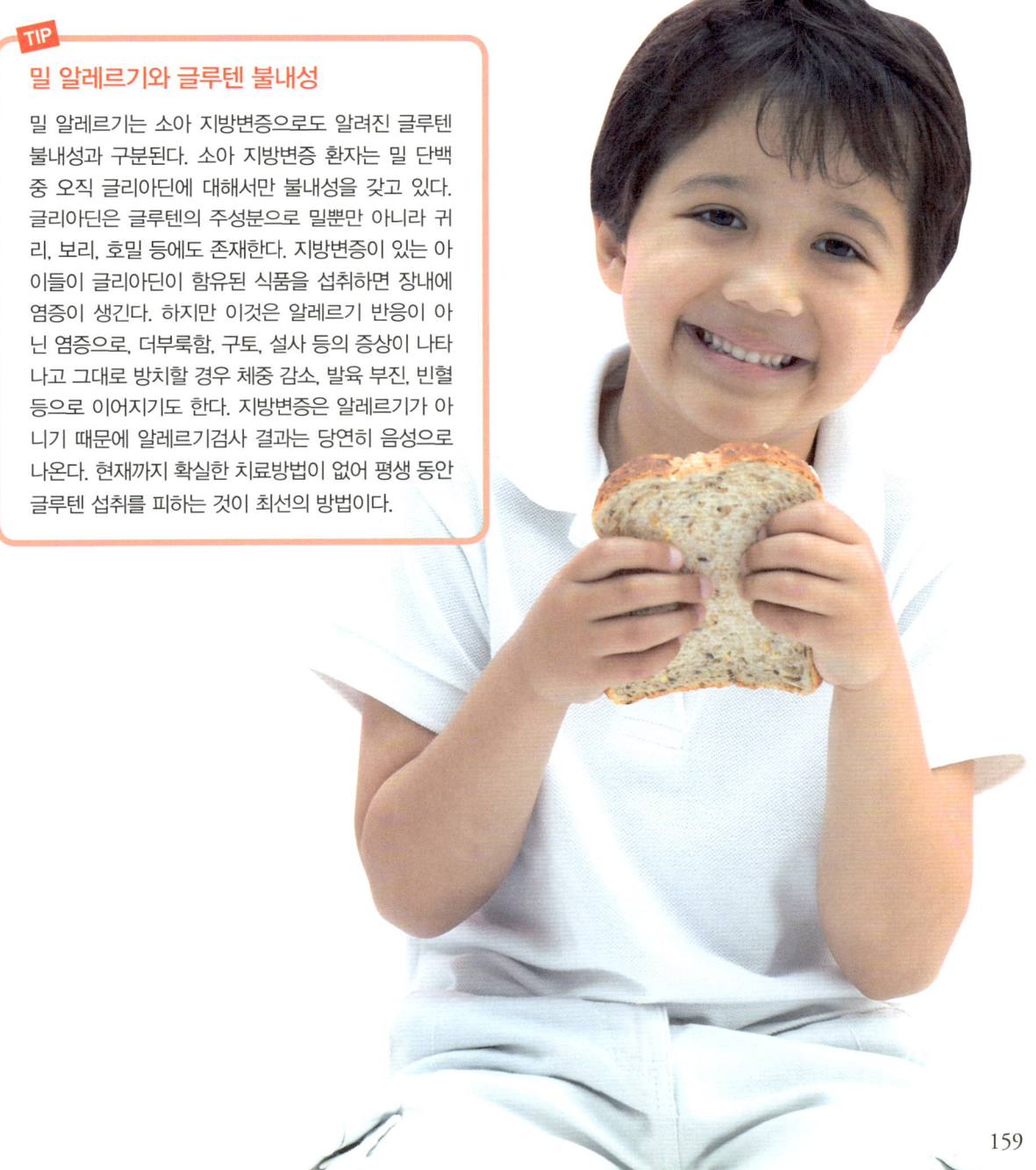

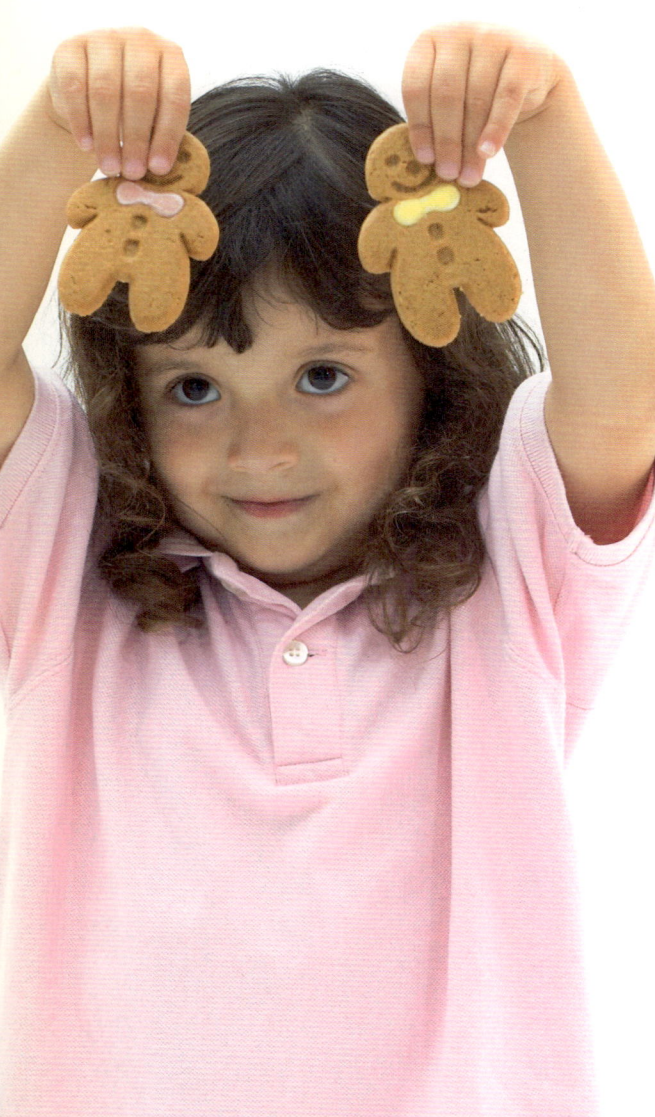

밀 가공식품

밀은 **빵**, 파스타, 케이크, 시리얼, 과자 등의 주원료이다. 그러나 핫도그, 케첩, 간장, 게살 스틱 등 해산물 가공식품, 밀이나 콩 등으로 만든 채식용 고기 등의 식품에도 사용된다. 또한 대량 생산되는 각종 소스, 푸딩, 디저트에도 밀 성분이 함유되어 있다.

알레르기를 피하기 위해서는 식품의 성분 표시를 정확히 읽는 것이 매우 중요하다. 다음은 식품 라벨에 표시되는 밀 성분의 여러 명칭이다.

- 스펠트(Spelt, Triticum Spelta)
- 카뮤(Kamut, Triticum Poloncium)
- 쿠스쿠스(Couscous)
- 밀기울(Bran)
- 세몰리나(Semolina, 밀가루의 한 종류. 마카로니, 푸딩용)
- 맥아(Wheat Germ)
- 전분(Starch)
- 식물성 가수분해 단백(HVP)
- 식물검, 식물성 전분
- 곡류 혼합물, 곡류 단백질

밀 대체 식품의 안전성

밀을 대체할 수 있는 재료는 많다. 옥수수, 콩, 감자, 쌀, 메밀, 병아리콩, 렌틸콩 등을 가루 형태로 만들어 케이크, 빵, 과자를 만들거나 소스, 수프의 농도 조절 등에 사용하면 된다. 그러나 귀리, 보리, 호밀 등의 단백질은 밀 단백과 성분이 유사하기 때문에 아이에게 밀 알레르기가 있다면 위 곡물의 섭취 역시 제한할 필요가 있다. 또한 위 곡물을 섭취하기 전에 반드시 의사와 상의해야 한다.

≫달걀

달걀은 양질의 단백질 공급원으로 아이들이 좋아하는 음식에 다양한 형태로 들어간다. 또한 달걀의 일부 성분은 백신을 만들 때 쓰이기도 한다. 다행히 달걀 알레르기는 자라면서 사라지는 경우가 대부분이다.

알레르기를 유발하는 달걀 성분

알레르기를 유발하는 단백질은 달걀흰자와 노른자 둘 다에 있다. 하지만 알레르기를 일으키는 것은 주로 달걀흰자로 오브알부민(Ovalbumin, 난백 알부민)이라는 성분 때문이다. 또한 조리한 달걀보다는 날달걀을 섭취했을 때 알레르기 반응이 나타나는 경우가 더 많은데, 이는 익히는 과정에서 단백질의 구성이 알레르기를 일으키지 않는 방향으로 바뀌기 때문이다.

달걀 가공식품 및 성분 표기

달걀은 빵, 케이크, 비스킷, 와플, 팬케이크 등 제과류의 주성분이다. 국수, 파스타, 마요네즈 등의 소스류, 시럽류, 소시지나 런천 미트 같은 가공식품 등 우리가 일상적으로 먹는 많은 식품에 달걀이 들어간다.

알레르기를 피하기 위해서는 식품의 라벨을 정확하게 읽는 것이 매우 중요하다. 다음은 식품 라벨에 표시되는 달걀 성분의 여러 명칭이다.

- 알부민(Albumin)
- 알부미네이트(Albuminate)
- 달걀 레시틴(Egg Lecithin)
- 리베틴(Livetin)
- 글로불린(Globulin)
- 비텔린(Vitellin)
- 그 외 오보글로불린(Ovoglobulin), 오보비텔린(Ovovitelin), 오브알부민(Ovalbumen), 오보뮤우신(Ovomucin), 오보뮤코이드(Ovomucoid) 등과 같이 오보(Ovo), 오바(Ova)로 시작하는 명칭

달걀 알레르기가 있는 아이들은 메추리 알이나 오리 알 역시 먹어서는 안 된다. 이러한 난류는 달걀과 유사한 단백질 성분을 함유하고 있기 때문이다. 그렇지만 달걀 알레르기가 있는 아이들은 대부분 별 문제없이 닭고기를 먹을 수 있다. 하지만 드물게 '새알 증후군'이 있는 아이도 있는데, 이 경우에는 달걀뿐 아니라 닭고기를 섭취해도 알레르기 반응을 일으킨다. 이는 달걀 및 닭고기에 있는 알파 리베틴(Alpha-Livetin, 닭혈청알부민)이라는 단백질 성분 때문이다. 아이가 이 특정 단백질 성분에 알레르기를 일으킨다면 달걀과 닭고기 모두에 알레르기 반응을 보이므로 섭취를 제한해야 한다.

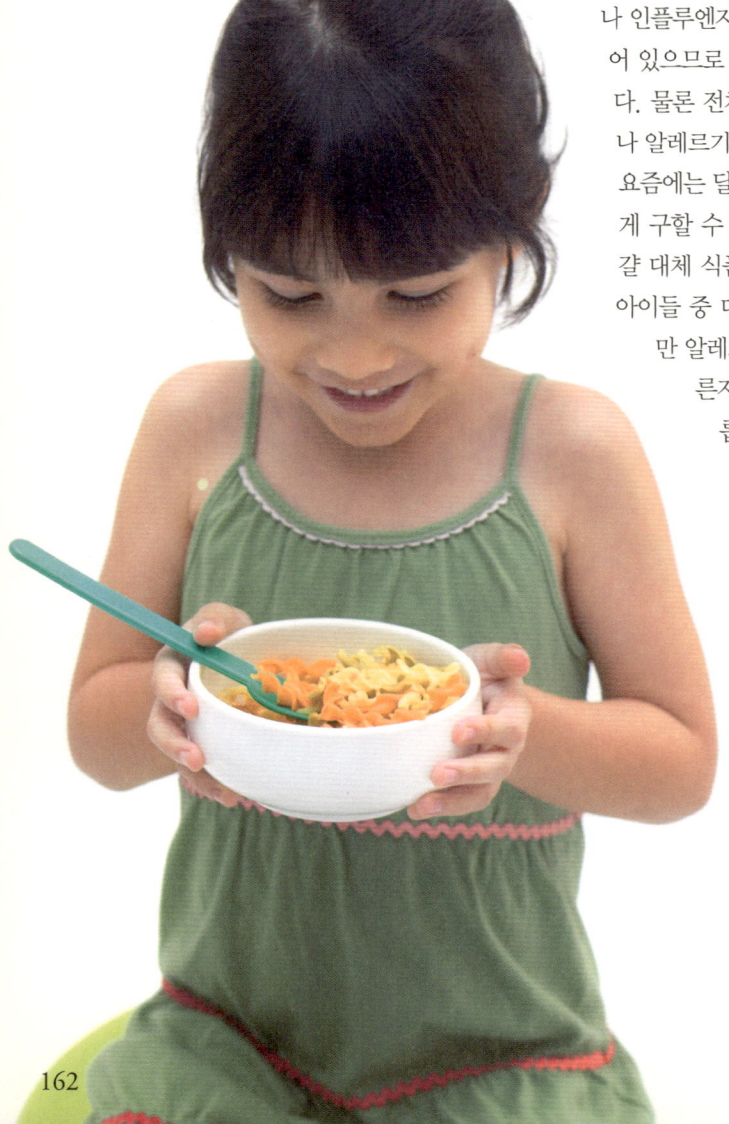

흔히 MMR이라고 표기되는 홍역(Measles), 볼거리(Mumps), 풍진(Rubellas) 및 인플루엔자의 백신은 닭의 배아에서 배양하기 때문에 소량의 달걀 성분이 포함되어 있을 수 있다. 그러나 광범위한 연구를 실시한 결과 백신 내의 달걀 성분은 극소량이기 때문에 알레르기 반응을 일으키지 않는 것으로 밝혀졌다. 그러므로 달걀 알레르기가 있어도 MMR 백신 접종에는 아무 문제가 없다. 그러나 인플루엔자 백신에는 상대적으로 다량의 달걀 성분이 함유되어 있으므로 달걀 알레르기가 있는 아이에게 접종해서는 안 된다. 물론 전체 함량으로 따져보면 아주 적은 양이지만 만에 하나 알레르기 반응을 일으킬 수 있기 때문이다.

요즘에는 달걀이 들어가지 않은 파스타, 쿠키, 케이크 등을 쉽게 구할 수 있다. 홈베이킹을 할 때는 전분과 효모로 만든 달걀 대체 식품을 사용해도 좋을 것이다. 달걀 알레르기가 있는 아이들 중 대다수가 닭고기를 먹을 수 있다. 또한 달걀흰자에만 알레르기가 있다면 노른자는 먹여도 괜찮다. 그러나 노른자를 흰자와 완전히 분리하는 작업은 상당히 까다롭다. 만약 아이의 알레르기가 심각하지 않다면 완전히 익힌 달걀 성분이 함유된 쿠키, 파스타, 케이크 등을 소량 먹는 정도는 괜찮을 수 있다. 그러나 반드시 의사와의 상의를 거친 다음 먹이도록 하자.

>>조개류

조개류 알레르기는 상대적으로 연령이 높은 아이들이나 성인에게 흔히 발생한다. 조개류는 바다 밑바닥에 서식하는 딱딱한 껍질을 가진 생물을 총칭한다. 조개, 홍합 등의 조개류와 새우, 바닷가재, 게 등의 갑각류가 여기에 속한다. 그중에서도 가장 흔하게 알레르기를 일으키는 것은 새우다.

알레르기를 유발하는 조개류 성분

조개류에는 알레르기를 일으키는 여러 종류의 단백질이 들어 있다. 그중에서도 가장 일반적으로 알레르기를 일으키는 단백질은 트로포미오신(Tropomyosin)으로, 주로 조개류 및 갑각류의 살에서 발견된다. 이외의 다른 단백질도 알레르기를 일으키지만 상대적으로 드물다.

조개류 가공식품

갑각류 및 조개류에 있는 알레르겐은 유사하기 때문에 그중 한 가지 식품에 알레르기가 있다면 조개류 식품 전체에 알레르기를 일으킬 위험이 높다. 그러므로 아이에게 조개류 알레르기가 있다면 조개류 및 갑각류 전체의 섭취를 피하는 것이 바람직하다. 다음은 흔히 볼 수 있는 조개류 및 갑각류 식품이다.

조개류

- 전복
- 대합
- 홍합
- 굴
- 달팽이
- 한치(오징어)
- 새조개
- 문어
- 가리비

갑각류

- 게
- 바닷가재(랍스터)
- 참새우
- 가재
- 잔새우
- 새우

조개류와 조개류 대체 식품의 안전성

조개류 알레르기가 심한 아이들은 수산시장 같이 공기 중에 미량의 조개 성분이 떠다니는 곳을 방문하거나 생물을 살짝 만지는 것만으로도 알레르기를 일으킬 수 있다. 따라서 아이에게 심한 조개류 알레르기가 있다면 수산시장이나 해산물 레스토랑과 같은 장소는 피하는 것이 좋다. 또한 해산물 레스토랑 등에서 외식을 할 때는 조개류와 접촉했을 확률이 있는 식재료를 먹지 않도록 주의한다. 식당에서는 대부분 조개류와 어류를 함께 보관하기 때문에 조개류의 성분이 일부 생선에 닿았을 수 있기 때문이다. 또한 조개류를 조리할 때 사용된 기름 등이 다른 요리에 재사용되는 경우도 있다. 생선 육수나 생선 가공식품, 천연 조미료 및 색소 등에 조개류 성분이 소량 함유되어 있는 경우도 있으므로 주의하자.

조개류 중 한 가지 식품에 대한 알레르기가 있는 아이들은 조개류 전체의 섭취를 피해야 하는 것이 일반적이지만, 드물게 다른 조개류 식품에는 알레르기가 나타나지 않는 경우도 있다. 조개류의 특정 단백질에 알레르기를 일으키는 아이가 그 단백질이 없는 다른 조개류를 먹을 때는 알레르기 반응이 일어나지 않기 때문이다. 아이가 먹을 수 있는 식품에 대한 정확한 정보를 얻으려면 반드시 의사와 상의한 다음 알레르기검사를 시행해야 한다.

흥미로운 점은 어류와 조개류의 알레르겐이 완전히 다르다는 것이다. 그러므로 조개류 알레르기가 있더라도 어류 알레르기가 없다면 생선을 섭취할 수 있다.

어유(Fish Oil)나 글루코사민 등의 건강 보조제 역시 안전하다. 어유는 조개류가 아닌 어류에서 추출하기 때문이다. 글루코사민은 갑각류의 껍질로 만드는데, 조개류 알레르겐은 껍질이 아닌 살에 분포하기 때문에 역시 안전하다. 그렇지만 이러한 보충제를 먹이기 전에 반드시 라벨에 있는 성분 표시를 체크하는 것이 좋다.

조개류에는 요오드 성분이 풍부하다. 그러나 조개류에서 알레르기를 일으키는 것은 요오드 성분이 아니므로 요오드에 대한 알레르기 반응은 일어나지 않는다.

TIP

조개류 · 집먼지진드기 · 바퀴벌레의 공통점

조개류의 주 알레르겐인 트로포미오신은 집먼지진드기와 바퀴벌레에도 있다. 이 때문에 집먼지진드기나 바퀴벌레에 대한 알레르기가 있는 아이들이 조개류에도 알레르기 반응을 일으키기도 한다.

〉〉어류

어류는 아주 중요한 영양원이다. 어류로 만든 기름인 어유에는 아이의 성장에 필수적인 오메가-3 지방산, 에이코사펜타에노산(EPA), 도코사헥사엔산(DHA) 등이 함유되어 있다. 어류 알레르기는 흔히 볼 수 있는 알레르기가 아니며 아시아 지역보다는 서구 국가에서 더 흔하다.

알레르기를 유발하는 어류 성분

어류의 살에 있는 파브알부민(Parvalbumin)이라는 단백질이 알레르기를 유발한다. 이 단백질은 심해어, 열대어, 난류성 및 한류성 어종을 포함한 거의 모든 어종에서 발견된다. 파브알부민 외에도 알레르기를 유발하는 단백질은 존재하지만, 90% 이상의 어류 알레르기가 이 파브알부민에 의해 발생한다.

어류 가공식품

일반적으로 어류 알레르기가 있는 아이들은 모든 종류의 어류를 피해야 한다. 대부분의 어종에 파브알부민 성분이 있기 때문이다. 어류 알레르기가 있다면 담수어, 해수어, 심해어 등 모든 어종의 섭취를 피하는 것이 좋다. 또한 어류 성분은 태국식 생선 소스, 시저 드레싱, 우스터(Worcetershire) 소스, 생선 육수, 어묵, 캐비어, 젤라틴 등 다양한 식품에 함유되어 있다.

대부분의 식당에서 어류를 다른 식자재와 함께 보관하거나 같은 기름을 사용해 음식을 조리한다. 따라서 외식을 할 때 생선 요리가 아닌 다른 요리를 주문해도 어류 성분이 들어 있을 수 있다.

어류 알레르기가 있는 아이들은 생선을 만지거나 냄새를 맡는 것만으로도 알레르기 반응을 일으키므로 아이와 함께 해산물 레스토랑 등에서 외식할 때는 각별히 주의해야 한다.

어류 대체 식품의 안전성

앞서 말했듯이 대부분의 아이들이 한 어종에 대한 알레르기가 있다면 다른 어종에 대해서도 알레르기 증상을 보인다. 그러나 아이가 특정 단백질에 대해서만 알레르기를 보인다면 그 단백질이 없는 어류는 섭취해도 안전하다. 그러나 이는 극히 예외적인 경우이기 때문에 다른 어류를 먹이기 전에 반드시 담당 의사와 상의를 해야 한다.

통조림 등 가공한 어류는 알레르기를 일으킬 위험이 낮다는 연구 결과도 있다. 따라서 어류 알레르기가 있더라도 일부 아이들은 문제없이 참치 통조림이나 연어 통조림을 먹기도 한다. 의사와 상의하여 아이에게 통조림 등의 가공 어류를 먹여도 되는지 알아보는 것이 좋다.

TIP
어류 속 기생충에 대한 알레르기 반응

어류 속 기생충에 대한 알레르기 반응은 어류 자체에 대한 알레르기 반응과 상당히 유사하다. 고래 회충이라는 기생충은 어류 및 해산물을 숙주로 존재하는데, 이 고래 회충에 대한 알레르기가 있는 사람들은 이 기생충에 감염된 어류를 섭취했을 때 심각한 알레르기 반응을 보인다. 그러나 이는 어류 자체에 대한 알레르기가 아니기 때문에 어류 알레르기 검사는 음성으로 결과가 나온다.

≫땅콩

단백질이 풍부한 땅콩은 전 세계 모든 국가에서 흔히 사용되는 식재료이지만 또 가장 흔한 알레르겐이기도 하다. 땅콩을 먹은 뒤 나타나는 알레르기 증상은 매우 심각하며, 아이가 성장한 후에도 알레르기가 남아 있는 경우가 많고, 한 번 증상이 나타나면 사라지지 않는다.

알레르기를 유발하는 땅콩 속 성분

땅콩은 땅속에서 자라는 콩과의 작물이다(캐슈넛 등 나무에서 열리는 견과류와 구분된다). 알레르기를 일으키는 것은 땅콩에 함유된 단백질이며, 그중에서도 Ara h1 또는 비실린(Vicilin)이라는 단백질이 주 알레르겐이다. 대부분의 땅콩 알레르기 환자가 이 특정 단백질에 알레르기 반응을 보인다.

땅콩의 안전성

땅콩은 땅콩버터, 초콜릿, 비스킷, 시리얼 등의 식품에 들어 있다. 이 밖에도 그래놀라 바, 마지팬(Marzipan, 견과류를 으깨 설탕과 버무려 만든 과자), 샐러드드레싱 등에도 함유되어 있다. 땅콩은 낙화생(Arachis)이라는 명칭으로도 표기되므로 식품 라벨을 체크할 때 주의해야 한다. 낙화생유(Arachis oil)라고 적힌 성분은 땅콩기름이다.

견과류가 땅콩 알레르기가 있는 아이들에게 알레르기 반응을 일으키는 경우도 있다. 땅콩 알레르기가 있는 아이의 절반 이상이 견과류에 대해서도 알레르기를 일으킨다. 그러므로 따로 알레르기검사를 실시해 안전하다고 밝혀진 경우가 아니라면 땅콩 알레르기가 있는 아이들은 견과류 역시 피하는 것이 좋다.

땅콩은 콩과 작물이기 때문에 땅콩 알레르기가 있는 아이들은 콩, 완두콩 등 다른 콩과 작물에 알레르기 반응을 보이기도 한다. 이는 콩과 식물에 공통적으로 들어 있는 단백질 성분 때문이다. 그러나 이러한 경우는 드문 편으로, 대부분의 아이들이 별 문제없이 콩을 먹을 수 있다. 아이가 콩을 먹어도 좋은지 알고 싶다면 의사와 상의하는 것이 바람직하다.

정제한 땅콩기름은 이론적으로는 알레르기를 유발하는 단백질이 들어 있지 않으므로 안전하다. 그러나 제조 과정에서 땅콩 성분이 섞이는 경우가 있으므로 예방 차원에서 아이의 땅콩기름 섭취를 제한하는 것이 좋다. 건강 식품점에서 판매하는 압착식 혹은 정제식 땅콩기름에도 일부 땅콩 성분이 포함되어 있기 때문에 알레르기 반응을 일으킬 수 있다. 다른 식품을 섭취할 때도 접촉으로 인해 통해 땅콩 성분이 묻은 것은 아닌지 꼼꼼히 살펴야 한다. 특히 땅콩 관련 식품과 동일한 제조 시설에서 만들어지는 가공식품을 주의해야 한다. 이러한 식품은 대부분 라벨에 '땅콩 성분이 포함되어 있을 수 있음'이라는 표시가 되어 있다. 외식을 할 때도 땅콩 요리 시 사용했던 조리기구, 식기, 기름 등에 땅콩 성분이 있을 수 있기 때문에 주의가 필요하다. 태국, 인도네시아, 베트남, 인도, 아프리카 레스토랑에서는 다양한 요리에 땅콩이 사용되므로 각별히 주의해야 한다. 알레르기가 심한 아이들은 땅콩과 접촉하거나 공기 중의 땅콩 분자를 흡입하는 것만으로도 알레르기 반응을 일으키기도 한다. 한 예로 비행기에서의 상황을 들 수 있다. 비행기 내에서 옆 좌석 승객이 땅콩 스낵 봉지를 개봉했는데, 그 순간 땅콩 분자가 공기 중에 흩어져 아이에게 알레르기 증상이 나타나는 경우가 있었다. 그렇기 때문에 부모들은 땅콩을 먹은 뒤 아이와 접촉하지 않도록 주의해야 한다.

죽음의 키스

심각한 땅콩 및 견과류 알레르기가 있는 아이들은 땅콩을 먹은 사람과 입을 맞추는 것만으로도 알레르기 증상을 일으킨다. 미국에서는 땅콩 알레르기가 있는 여학생이 땅콩이 들어 있는 초코바를 먹은 남자친구와 키스를 한 뒤 치명적인 알레르기 증상으로 사망한 사례도 보고된 바 있다. 입안을 꼼꼼히 헹구거나 양치를 한 후에도 땅콩 성분이 아직 입속에 남아 있기 때문이다. 그러므로 만일 아이에게 땅콩 알레르기가 있다면 부모도 땅콩을 먹지 않는 것이 안전하다. 그러나 어쩔 수 없이 땅콩을 먹었다면 반드시 입안을 꼼꼼히 헹구고 양치를 하는 것이 좋다. 또한 땅콩을 먹은 뒤 최소한 두 세끼 정도 식사를 한 뒤에 아이에게 키스를 하는 것이 아이의 안전을 위해 바람직하다.

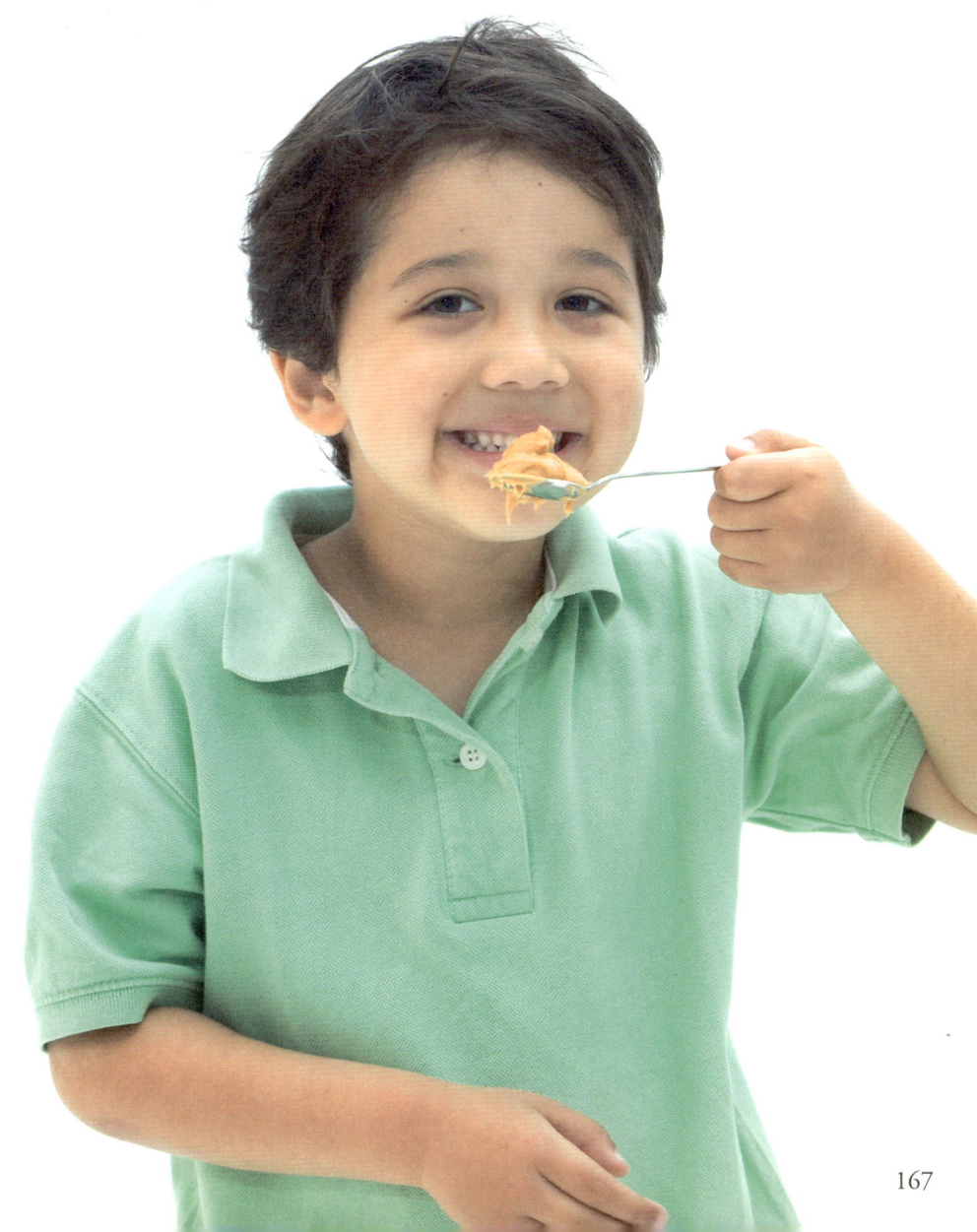

>>견과류

견과류 역시 매우 흔한 식품 알레르겐이다. 나무에서 열리는 견과류는 땅에서 자라는 땅콩과는 구별된다. 하지만 땅콩과 견과류는 유사한 단백질을 갖고 있기 때문에 땅콩 알레르기가 있는 아동의 절반 정도가 견과류에도 알레르기 반응을 보인다. 반대의 경우 역시 마찬가지이다.

견과류의 종류

- 아몬드
- 브라질호두
- 비치넛(너도밤나무 열매)
- 캐슈넛
- 밤
- 헤이즐넛(개암나무 열매)
- 히코리 열매
- 마카다미아
- 피칸
- 잣
- 피스타치오
- 호두

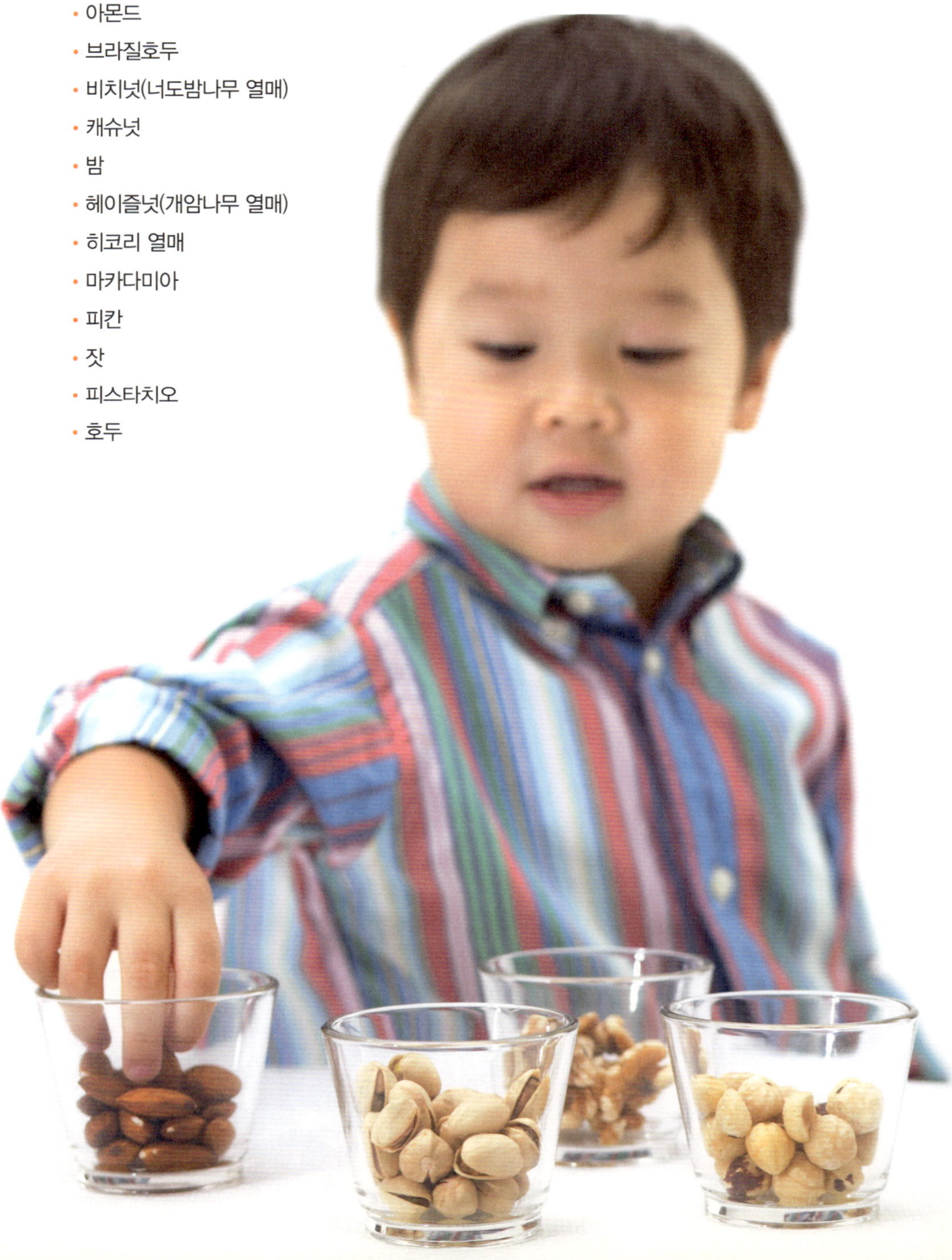

알레르기를 일으키는 것은 견과류에 함유된 단백질이다. 견과류에 속하는 식품의 단백질은 성분 면에서 유사하기 때문에 보통 한 가지 열매에 알레르기가 있다면 다른 견과류 열매에도 알레르기 반응을 보이게 된다.

견과류의 안전성

견과류는 씨리얼, 그래놀라 바, 초콜릿, 아이스크림, 누텔라와 같은 초콜릿 스프레드, 누가(견과류, 버찌 등이 들어 있는 씹어 먹는 사탕), 마지팬(아몬드, 설탕, 달걀을 섞은 것) 등의 식품을 만들 때 이용된다. 견과류 기름 역시 압착식이나 정제식 모두 알레르기 반응을 유발할 수 있다. 크림이나 보습제 같은 화장품에 아몬드 오일 등 견과류 추출물이 함유된 경우도 있으므로 사용 전 반드시 라벨을 주의 깊게 살펴야 한다.

보통 한 가지 종류의 견과류에 알레르기가 있는 아이들에게는 모든 견과류를 섭취해서는 안된다는 진단을 내리는 것이 일반적이다. 하지만 견과류 알레르기가 있더라도 알레르겐인 견과류를 제외한 다른 견과류는 먹어도 괜찮은 경우가 있는데, 이러한 경우라도 반드시 사전에 알레르기검사를 통해 안전성을 확인해야 한다.

견과류 알레르기가 있는 아이들 중 일부는 땅콩 알레르기도 갖고 있다. 검사를 받아 땅콩 알레르기가 없음을 확인한 경우가 아니라면, 견과류 알레르기가 있는 아이는 땅콩 섭취 역시 피하는 것이 좋다.

너트(Nut)라는 명칭이 모두 견과류를 의미하는 것은 아니다. 코코넛(Coconut)이나 넛맥(Nutmeg) 등은 이름에 너트라는 단어가 들어가지만 견과류가 아니므로 먹어도 무방하다. 또한 특별한 경우를 제외하면 참깨, 해바라기씨, 양귀비씨, 겨자씨, 카놀라 및 각각의 열매에서 채유한 기름을 섭취해도 괜찮다.

땅콩 알레르기와 마찬가지로 견과류 알레르기 역시 다른 음식에 섞여 있는 견과류를 주의해야 한다. 특히 '견과류 성분이 포함되어 있을 수 있음' 이라는 표시가 있는 가공식품은 피해야 한다. 아시아나 아프리카 음식을 먹을 때는 특별히 더 주의해야 한다. 이 지역 음식에는 각종 견과류가 들어가기 때문이다. 견과류가 전혀 들어가지 않은 음식을 주문했더라도 견과류를 조리하는 데 사용된 식기류, 조리대, 기름 등을 사용했다면 음식에 견과류 성분이 포함될 수 있다. 견과류를 만지거나, 견과류를 먹은 사람과 키스를 하는 경우에도 알레르기가 발생할 수 있다.

흡입 알레르겐

대부분의 알레르기는 우리가 호흡할 때 몸속으로 들어오는 알레르겐에 의해 발생하는데, 이를 흡입 알레르겐이라고 한다.

공기 중에 떠다니는 흡입 알레르겐은 육안으로 확인이 불가능하다. 알레르기가 없는 사람이 흡입 알레르겐에 노출되면 우선 코에서 문제 물질을 걸러낸다. 간혹 흡입 알레르겐이 기도나 폐 내부로 유입된 경우에는 기침을 통해 이 물질을 몸 밖으로 배출한다. 그러나 흡입 알레르기가 있는 사람은 알레르겐과 접촉했을 때 코와 폐 등에서 알레르기 반응이 일어나 재채기, 콧물, 천명, 호흡곤란 등의 증상을 보인다. 경우에 따라 피부나 눈 등에 알레르기 증상이 나타나기도 한다.

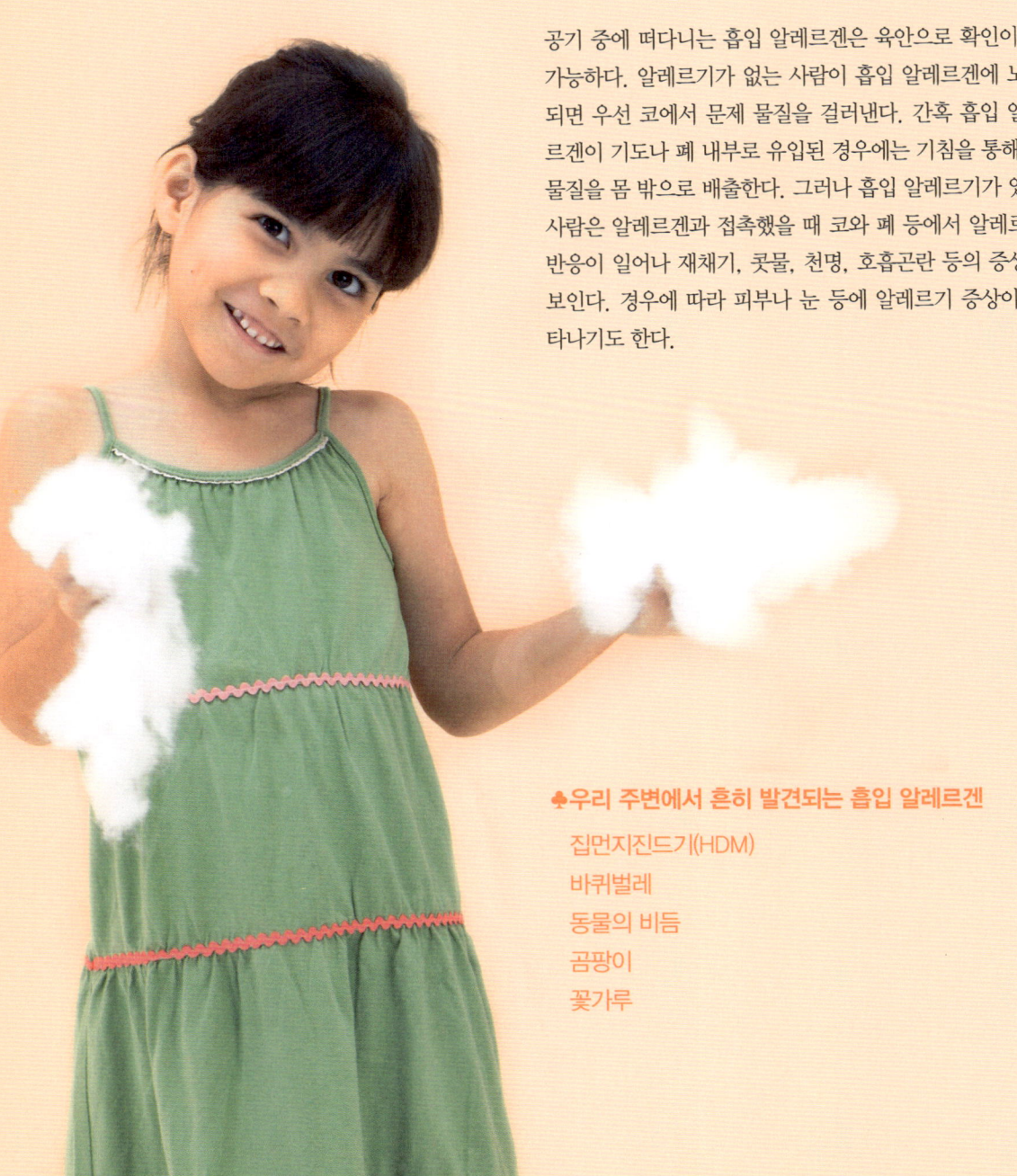

♣우리 주변에서 흔히 발견되는 흡입 알레르겐

집먼지진드기(HDM)
바퀴벌레
동물의 비듬
곰팡이
꽃가루

>>집먼지진드기

집먼지진드기는 덥고 습한 지방에 서식하는 아주 작은 곤충이다. 특히 열대성 기후의 국가에 널리 분포한다. 종류는 열 가지가 넘지만 열대 지방에서 가장 많이 발견되는 집먼지진드기는 블로미아 트로피칼리스(Blomia Tropicalis), 세로무늬먼지진드기, 큰다리먼지진드기 세 종류이다. 집먼지진드기는 주로 매트리스 깊숙한 곳, 베개, 담요, 카펫, 부드러운 인형과 장난감, 커튼 등에 서식한다. 집먼지진드기의 수명은 6주 정도인데 이 기간 동안 사람의 몸에서 떨어진 살비듬을 먹으며 80개의 알을 낳는다. 이 알들은 부화한지 4주가 되면 성충으로 성장한다. 이러한 왕성한 번식력 탓에 불과 몇 주만에 수천, 수만 마리로 늘어나게 된다.

집먼지진드기는 전 세계에서 가장 흔한 알레르겐이다. 추운 지방에도 서식하지만 주로 덥고 습한 지방에 많이 분포하며 천식, 알레르기 비염, 아토피 피부염 등을 일으킨다.

집먼지진드기와 알레르기

흔히 말하는 먼지 속에는 집먼지진드기뿐만 아니라 미세한 섬유질, 깃털, 박테리아, 꽃가루, 곰팡이, 동물의 비듬 등 수많은 물질들이 포함되어 있다. 그중에서도 공중에 떠다니는 집먼지진드기의 사체나 배설물들이 집먼지진드기 알레르기 환자에게 재채기, 기침, 발진 등의 알레르기 증상을 유발한다. 특히 이런 물질들은 집먼지진드기가 주로 서식하는 베개나 이불을 사용해 잠을 잘 때 코와 입을 통해 아이의 몸으로 유입된다.

집먼지진드기 박멸

집먼지진드기를 완전히 박멸하는 일은 거의 불가능하다. 집먼지진드기의 박멸이 어려운 이유는 우선, 집먼지진드기는 거의 모든 곳에 서식하기 때문이다. 그리고 한번 번식하기 시작하면 순식간에 개체 수가 수백만 마리로 증가하기 때문에 박멸이 어렵다. 또한 주로 매트리스 깊숙한 곳에 서식하기 때문에 청소기로 꼼꼼하게 매트리스를 청소해도 전체 개체 수의 10% 정도만 제거할 수 있을 뿐이다. 대부분의 집먼지진드기를 박멸했더라도 번식 속도가 빠른 집먼지진드기는 불과 몇 주 만에 다시 엄청난 숫자로 증식하고 만다. 무엇보다 죽은 집먼지진드기의 사체 및 배설물 역시 알레르겐이므로 박멸한 후에도 이러한 미세 물질을 모두 제거해야 하는데, 이 역시 쉬운 일이 아니다. 하지만 진드기의 개체 수만 줄여도 알레르기 증상이 상당히 호전된다는 점을 기억해두자.

효과적인 집먼지진드기 제거 방법

아래 그림은 실내에서 흔히 사용하는 물건들이다. 다음을 통해 효과적인 집먼지진드기 제거 방법을 알아보자. 이는 모든 집먼지진드기 알레르기가 있는 아동들의 증상 완화에 도움이 되는 방법이다.

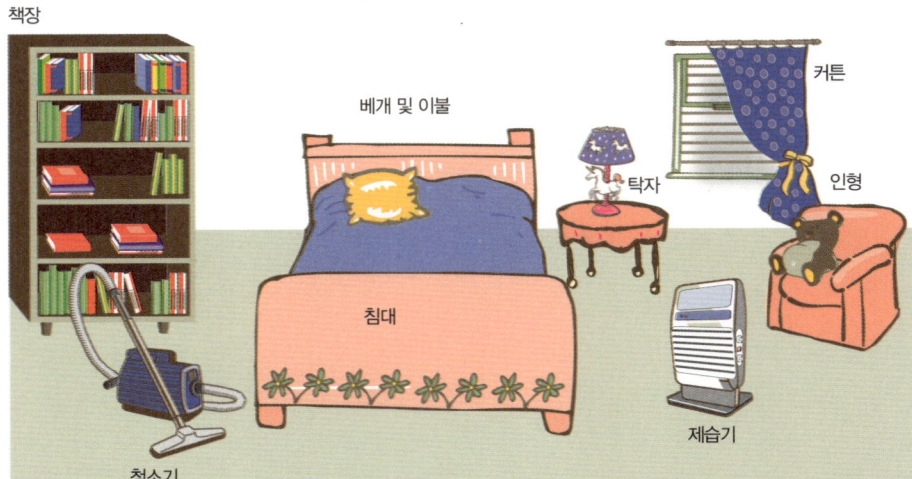

- 책은 여닫이문이 있는 책장에 보관한다.
- 무겁고 두꺼운 커튼은 치운다.
- 베개 및 이불에 집먼지진드기 방지용 커버를 덧씌워 사용한다.
- 침대 시트 및 베개 커버를 60℃ 이상의 뜨거운 물로 세탁한다. 또는 주기적으로 몇 시간 정도 따뜻한 햇볕을 쪼인다. 60℃ 이하에서는 집먼지진드기가 죽지 않는다.
- 인형 등은 24시간 이상 냉동실에서 얼리면 안에 있는 진드기가 죽는다.
- 미세 입자 제거용 고효율 필터를 장착한 청소기를 사용한다.
- 방에 제습기를 두어 습기를 제거한다.
- 마른 수건 대신 젖은 수건으로 선반, 탁자, 책장 등을 닦는다.

효과가 없는 방법

- 살비제 : 스프레이나 로션 타입의 살비제 사용은 집먼지진드기 제거에 큰 효과는 없는 것으로 알려져 있다.
- 공기 청정기 : 집먼지진드기는 상대적으로 무거운 알레르겐이기 때문에 공기 중에 떠다니지 않는다. 때문에 공기 청정기는 집먼지진드기 제거에 큰 도움이 되지 못한다.
- 물청소용 진공청소기 : 물청소용 진공청소기는 카펫이나 매트리스에 습기를 더하기 때문에 오히려 집먼지진드기가 서식하기 좋은 환경을 만든다.

≫바퀴벌레

바퀴벌레는 전 세계 모든 국가에서 발견되는 곤충이지만 특히 덥고 습한 기후에서 많이 서식한다. 그중에서도 독일 바퀴와 미국 바퀴(이질바퀴)가 가장 흔한 종이다. 바퀴벌레는 주로 주방 또는 쓰레기가 있는 곳에 서식하며, 암컷 한 마리가 400개 정도의 알을 낳는다. 바퀴벌레는 야행성으로 밝은 곳을 싫어하기 때문에 집 안에서 바퀴벌레 한 마리를 발견했다면 보이지 않는 곳에 수백 마리의 바퀴벌레가 서식하고 있을 확률이 높다.

많은 사람들이 '바퀴벌레'라는 단어만 들어도 몸서리를 치곤 하는데, 이러한 바퀴벌레가 열대 지방에서는 가장 흔한 알레르겐 중 하나라는 사실을 아는 사람은 많지 않다. 바퀴벌레는 피부 발진, 알레르기 비염 등의 증상을 유발하는 알레르겐으로, 특히 천식 증상을 악화시킨다. 연구 결과에 따르면 천식과 바퀴벌레 알레르기가 모두 있는 아이의 경우 천식 발작을 더 자주 일으키며, 집먼지진드기 알레르기나 고양이 알레르기보다 바퀴벌레 알레르기가 천식에 더욱 악영향을 주는 것으로 나타났다.

바퀴벌레와 알레르기

바퀴벌레 알레르기가 있는 사람이 바퀴벌레의 몸통, 배설물, 침 등과 접촉했을 때 알레르기 반응이 일어난다. 바퀴벌레는 집 안 구석구석에 서식하니 바퀴벌레 알레르기가 있다면 주의해야 한다.

바퀴벌레 박멸

안타깝게도 일단 집 안에 서식하기 시작한 바퀴벌레를 박멸하는 일은 매우 어렵다. 한 마리의 바퀴벌레를 보았다면, 보이지 않는 곳에 더 많은 바퀴벌레들이 살고 있을 확률이 높다. 바퀴벌레의 빠른 번식 속도 또한 바퀴벌레 박멸을 어렵게 만드는 요인이다. 바퀴벌레는 많은 사람들이 모여 사는 도심 주거 지역에서 주로 발견된다. 그렇기 때문에 자신의 집에서 바퀴벌레를 박멸하는 데 성공했다 하더라도 곧 이웃집에서 다른 바퀴벌레들이 다시 이동해 올 수 있다.

집 안의 바퀴벌레 개체 수 줄이는 방법
· 식사가 끝나면 사용한 식기류를 바로 설거지한다.
· 식사 시 흘린 식품 부스러기나 찌꺼기를 곧바로 처리한다.
· 주방을 정기적으로 청소한다.
· 음식은 밀봉된 용기에 보관한다.
· 쓰레기를 밀봉하여 보관한다.
· 바퀴벌레 약이나 덫 등을 사용한다. 단 아이들의 손에 닿지 않도록 주의한다.
· 정기적으로 해충 구제 서비스를 받는다.
· 특히 어둡고 축축하고 먼지가 쌓인 집 안 구석구석을 정기적으로 청소한다.
· 물이 새는 수도꼭지나 파이프 등을 수리하여 집 안에 습기가 차지 않도록 한다.

>>동물의 비듬

개나 고양이의 몸에서 떨어져 나온 죽은 세포 조각들을 말한다. 동물의 피부는 죽은 세포가 새로운 세포로 바뀌는 재생 과정을 거치는데, 이 과정에서 죽은 세포들이 동물의 몸에서 떨어져 나오게 된다. 이 죽은 세포들이 알레르겐이 되는 것이다.

집에서 키우는 애완동물 또한 알레르기의 원인이 될 수 있다. 햄스터나 새 등도 알레르기를 일으킬 수 있지만 애완동물 알레르기를 일으키는 동물 중 가장 흔한 것은 개와 고양이다. 현재 선진국 인구의 10~40% 정도가 개나 고양이 등의 애완동물에 알레르기를 나타내는 것으로 집계되고 있다. 많은 집에서 개와 고양이를 기르기 때문에 개와 고양이에 의한 알레르기 역시 흔한 편이다. 애완동물을 기르지 않는 집에서도 알레르겐이 발견되는 경우가 있는데, 이는 매우 미세하고 끈끈한 알레르겐의 특성상 거의 모든 물체의 표면에 묻어서 쉽게 이동할 수 있기 때문이다. 벽, 바닥, 카펫, 가구, 매트리스, 베개 등의 사물에 쉽게 묻을 뿐더러 개나 고양이와 접촉한 사람의 옷에 붙어서 전파되기도 한다. 애완동물 알레르기는 주로 애완동물의 비듬에 의해 발생한다.

동물 비듬과 알레르기

동물의 비듬 이외에도 타액과 소변 역시 알레르기 반응을 일으킨다. 동물이 털을 핥거나 소변을 볼 때 알레르겐이 털에 묻었다가 마르면서 공기 중에 떠다니게 된다.

동물 알레르겐 박멸

많은 사람들이 애완동물을 가족의 일원으로 생각한다. 그렇기 때문에 가족 중 한 명이 애완동물에 대해 알레르기가 있을 경우 많은 고민을 하게 된다. 동물 알레르기를 해결하는 가장 좋은 방법은 애완동물을 다른 곳으로 보내는 것이지만, 그것 역시 쉬운 일은 아니다. 또한 애완동물을 보낸다고 하더라도 집 안의 알레르겐이 모두 사라지기까지 최소 6개월의 시간은 지나야 한다. 애완동물을 다른 곳으로 보낼 수 없다면 차선책으로 실내에서 키우던 애완동물을 밖에서 기르는 것을 고려해 볼 수 있다. 그러나 이 방법만으로는 실내의 알레르겐 농도를 크게 줄일 수 없다. 애완동물 알레르겐은 매우 가볍고 끈끈해서 마당에서 기르는 애완동물의 알레르겐도 쉽게 집 안으로 유입될 수 있기 때문이다.

애완동물을 키우면서 동물 알레르겐 농도를 낮추는 방법

- 카펫, 두꺼운 커튼, 오래된 매트리스, 침대보, 소파 커버 등을 새것으로 교체하자. 알레르겐은 주로 이러한 물건에 많이 묻어 있다.
- HEPA 필터가 내장된 진공청소기로 집 안을 자주 청소하자.
- HEPA 필터나 정전기 필터가 내장된 공기 청정기로 공기 중에 떠다니는 알레르겐을 제거하자.
- 애완동물의 털을 빗길 때는 실외에서 하되, 너무 자주는 하지 않도록 하자. 털을 빗길 때마다 비듬이 떨어져 공기 중으로 흩어지기 때문이다.
- 최소한 일주일에 2회 이상 애완동물을 목욕시키자.
- 애완동물을 침실에 들이지 말자.

>>곰팡이

미세한 곰팡이 분자를 뜻하며, 따뜻하고 축축하고 어두운 곳에서 잘 번식한다. 알레르기를 유발하는 곰팡이로는 알터나리아(Alternaria), 페니실린(Penicillium), 클라도스포륨(Cladosporium), 아스페르길루스(Aspergillus) 등이 있으며 주로 주방, 화장실, 지하실, 다락, 세탁실 등의 어두운 곳이나 에어컨 내부에 많이 생긴다. 축축한 잔디나 풀밭 등 실외에 생기기도 한다.

곰팡이와 알레르기

포자를 통해 번식하는 곰팡이는 식물이나 동물의 표면에 내려앉아 증식하는데, 바로 이 떠다니는 포자들이 알레르기를 일으키는 것이다.

곰팡이 박멸

곰팡이는 주로 따뜻하면서 축축하고 어두운 곳에서 자라므로 화장실, 주방, 지하실, 세탁실 등에서 서식하는 곰팡이를 중점적으로 제거해야 한다.

곰팡이를 박멸하는 방법

- 곰팡이가 자라기 쉬운 장소를 미세 입자 제거용 고효율 필터가 내장된 진공청소기로 청소한다.
- 축축한 곳을 중심으로 자주 환기시키자. 에어컨 청소도 자주한다.
- 오래된 카펫이나 매트리스 등은 버리자. 사용하는 카펫이나 매트리스는 세탁 후 완전히 말려서 사용한다.
- 샤워 부스 안의 곰팡이를 없앤다.
- 물이 새는 수도꼭지나 파이프를 수리해 실내에 습기가 차는 것을 방지한다.
- 축축한 곳은 곰팡이가 자라기 좋은 환경이다. 습한 곳에 살고 있다면 제습기를 사용한다.
- 마당에 있는 풀밭을 청소하자. 깎은 잔디나 나뭇잎을 오래 쌓아두면 곰팡이가 생기므로 곧바로 처리한다.

≫꽃가루

식물, 꽃, 잔디, 잡초 등은 꽃가루를 통해 번식한다. 꽃가루는 일 년 중 봄에 주로 날리기 때문에 대부분의 알레르기 증상 역시 봄과 여름에 집중적으로 발생한다.

꽃가루와 알레르기

바람을 통해 이동하는 꽃가루를 흡입하게 되면 코와 폐에서, 몸에 닿으면 눈과 피부에서 알레르기 반응이 일어난다.

꽃가루 제거

꽃가루를 완전히 없애는 것은 불가능하므로 최대한 피하는 것이 최선책이다. 원래 주거하는 지역에 꽃가루 농도가 높을 때에는 다른 지역으로 가는 것도 하나의 방법이 될 수 있다. 꽃가루 농도가 높은 대부분의 국가에서는 일일 꽃가루 농도 수치를 발표하는데, 꽃가루 알레르기가 있는 아이를 둔 부모들은 이 뉴스를 참고할 필요가 있다. 꽃가루 농도가 높은 날에는 외출을 삼가고, 부득이 외출을 할 경우에도 각별한 주의를 기울여야 한다.

꽃가루 농도가 높을 때의 대처 방법
- 집 안의 창문을 모두 닫자.
- 외출 시 마스크나 선글라스를 착용하자.
- 꽃가루 농도가 특히 높은 오전에는 외출을 되도록 피하자.
- 이동 시 창문을 열어 놓지 않은 대중교통을 이용하자.
- 야외 활동이나 운동을 피하자.

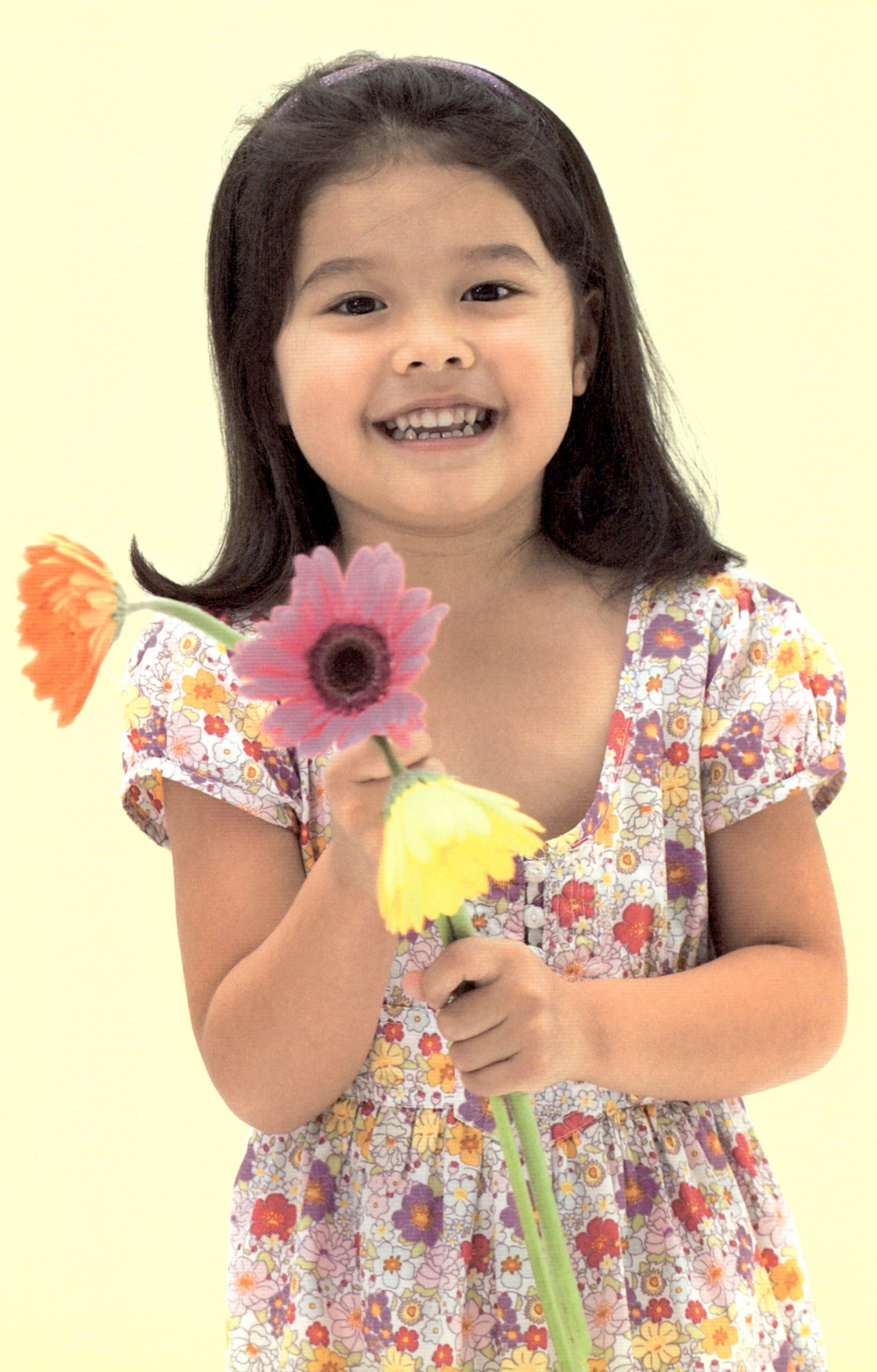

곤충독 알레르겐

곤충에 물렸을 때 발생하는 곤충독 알레르기는 발병률은 낮지만 목숨을 잃을 수도 있는 매우 위험한 알레르기이다.

곤충독 알레르기는 곤충의 독 속에 함유된 단백질에 반응해 나타난다. 다음 세 종류의 곤충이 가장 흔한 곤충독 알레르겐을 갖고 있다. 이 밖에 모기나 빈대 등이 알레르기를 유발하는 경우도 있지만 이는 매우 드물다.

- 말벌류 – 땅벌, 말벌, 쌍살벌
- 꿀벌류 – 호박벌, 꿀벌
- 개미류 – 불개미, 불독 개미, 수확 개미

>>곤충독 알레르기의 빈도

전체 인구의 1~3% 정도가 심각한 곤충독 알레르기를 갖고 있다. 아이들은 주로 물린 부위에 증상이 국한되는 반면, 성인은 몸 전체에 걸쳐 알레르기 반응이 나타나는 것이 일반적이다.

>>곤충독 알레르기의 증상

곤충독 알레르기 증상은 국소 부위에 한정되어 발생할 수도 있고 몸 전체에 걸쳐 나타날 수도 있다. 증상이 심한 경우에는 아나필락시스 반응이 나타날 수도 있다. 국소 부위 반응은 물린 직후 바로 나타나거나 하루나 이틀 후에 나타나기도 한다. 이때 해당 부위의 피부가 붉게 부어오르는데, 물린 자국은 직경이 수센티미터에 달할 만큼 크게 부어오르기도 해 피부 감염으로 보이기도 한다. 보통 일주일이면 증세가 가라앉지만 아이가 물린 부위를 긁게 되면 감염이 일어나 아무는 시간이 더 오래 걸린다. 심한 경우에는 아문 후에도 해당 부위에 갈색으로 색소 침착이 일어나기도 한다.

아나필락시스는 곤충에 물린 지 몇 초에서 몇 분 사이에 발생한다. 가벼운 발진에서 순식간에 호흡곤란이나 혈압강하 등으로 증상이 악화되고, 심지어 사망하는 경우도 있다. 따라서 곤충에 물렸다면 즉시 치료를 받아야 한다.

〉〉곤충독 알레르기의 진단

곤충독 알레르기는 벌레에 물리고 난 뒤 나타난 반응으로 1차 진단을, 이후 알레르기검사의 결과를 토대로 최종 진단이 내려진다. 아이를 쏘거나 문 벌레를 잡았다면 이 역시 의사에게 가지고 간다. 알레르기검사로는 '피부단자검사'나 곤충독에 대한 IgE 항체 유무를 확인하기 위한 '혈액검사'를 실시한다.

〉〉곤충독 알레르기의 치료

꿀벌, 말벌, 불개미 등에 알레르기가 있다면 곤충독 면역치료를 시도해볼 수 있다. 면역치료는 곤충독에 심한 알레르기 증상을 보이거나 야외활동 시간이 많아 곤충에 쏘일 위험이 높은 경우에만 한정적으로 실시한다. 면역치료를 통해 곤충독에 대한 면역력을 높이면 이후 곤충에게 쏘이더라도 심한 알레르기 반응이 일어나지 않는다.

현재는 피부조직 아래에 주사를 놓는 피하면역치료(SCIT)법만이 효과가 있는 것으로 알려져 있다. 아이의 곤충독 알레르기가 심각한 정도가 아니라면 면역치료는 불필요하다. 관리만 잘한다면 곤충에 쏘이는 위험을 줄일 수 있고, 쏘일 경우에 대비해 상비약을 갖고 다니면 된다.

곤충에 쏘이는 것을 예방하는 방법

- 무채색의 옷을 입자. 곤충들은 화려한 색상의 옷을 좋아한다.
- 향수 등 향이 짙은 화장품을 사용하지 말자.
- 야외 활동을 할 때는 긴팔, 긴바지를 입어 신체 노출을 최소화하자.
- 살충제를 사용하자.
- 잔디밭 등 풀이 무성한 곳을 맨발로 다니지 말자. 개미 등의 작은 벌레에 물리기 쉽다.
- 곤충을 함부로 건드리거나 잡으려고 하지 말자. 곤충은 위협을 느끼면 본능적으로 위협 대상을 쏘게 된다.
- 야외에서 달콤한 음료를 마시는 것을 자제하자. 곤충은 당분 주위에 모여드니 음식은 뚜껑을 꼭 닫아 용기에 보관하고 주변에 쓰레기를 두지 말자.
- 집 안 구석구석에 곤충의 집이나 서식지가 생겼는지 정기적으로 체크하자.

- 곤충의 침이 피부에 박혔다면 이를 즉시 제거하자.
- 비누와 물로 물린 부위를 부드럽게 씻기자.
- 부기를 가라앉히기 위해 얼음찜질을 해주자.

국소 반응의 경우

- 얼음찜질을 해주자.
- 코르티코스테로이드(Corticosteroid) 크림을 발라주자.
- 적열, 부종, 가려움증 등을 완화하기 위해 항히스타민제를 투여하자.

전신 반응 또는 반응의 정도가 심각할 경우

- 즉시 의료기관을 찾아 응급처치를 받자.
- 의사가 처방해준 비상약이 있다면 즉시 투약하자.

>>응급 상황

이전에 곤충독으로 인해 심각한 알레르기 증상을 겪은 적이 있는 아이들은 비상약을 늘 갖고 다녀야 한다. 특히 야외활동을 할 경우에는 더욱 철저하게 응급 상황에 대비하는 것이 좋다. 아이의 증상의 경중에 따라 의사가 처방한 스테로이드 크림, 항히스타민제, 에피네프린 주사 등을 항시 휴대하고 다니도록 한다. 심각한 곤충독 알레르기 반응이 나타날 때에는 즉시 응급 처치를 받아야만 한다.

라텍스 알레르겐

라텍스는 파라고무나무에서 얻은 말랑말랑한 천연 고무를 일컫는다.

라텍스는 우리가 일상생활에서 흔히 사용하는 물건의 원료이다. 장난감인 고무공이나 고무풍선, 생활용품인 고무 매트, 고무장갑, 고무젖꼭지 등의 생활용품과 유아용품에서부터 수술용 장갑 같은 의료용품에 이르기까지 다양한 분야에서 사용된다. 이렇듯 라텍스가 광범위한 분야에서 다양한 용도로 사용되는 만큼 라텍스 알레르기가 있는 사람은 피해야 할 물건도 많아지는 셈이다.

>>라텍스 알레르기의 역사

천연 고무는 서기 1600년대부터 메소포타미아 지역에서 사용하기 시작했다. 멕시코의 고고학자들은 당시 사용되던 것으로 추정되는 고무공 12개를 발굴했는데, 이 고무공은 카스티야 엘라스티카(Castilla Elastica)라는 고무나무에서 추출한 고무를 사용한 것으로 보인다.
라텍스 알레르기가 최초로 보고된 것은 1927년으로 치과에서 수술을 받던 환자가 고무로 된 수술기기에 노출된 직후 발진 및 호흡곤란 등의 증상을 일으킨 일이 있었다. 1979년에는 평소 아토피 피부염이 있던 34세 가정주부가 새 고무장갑을 개봉해 사용한 지 5분 만에 양손에 심한 가려움증이 나타났다는 기록이 남아 있다.
이후 1984년에는 라텍스 알레르기로 인해 생명을 위협할 수 있는 아나필락시스 반응이 최초로 일어났다. 첫 번째는 제왕절개 수술을 받던 임산부였으며 두 번째는 수술 전 소독 단계에서 고무로 된 의료기기에 닿아 아나필락시스 반응을 일으킨 사람이었다.

>>라텍스 알레르기의 발생 빈도

라텍스 알레르기 환자는 전체 인구의 1%에도 채 미치지 못한다. 그러나 고무로 된 물건에 자주 노출되는 어린아이들 사이에서는 발병률이 약간 더 높다. 특히 여러 차례 수술을 받았거나 도뇨관 등의 고무 제품을 정기적으로 사용하는 아이들에게서 많이 발생한다. 다른 알레르기 질환을 가지고 있는 아이들은 라텍스 알레르기 발병 확률이 더 높은 것으로 알려져 있다.

〉〉라텍스 알레르기의 증상

라텍스 알레르기의 증상은 고무와 접촉한 부위만 한정적으로 나타나는 경우(국소 증상)도 있고 몸 전체에 나타나는 경우(전신 증상)도 있다.

국소 증상

고무와 접촉한 부분이 붉어지고 부어오르며 가렵다. 심할 경우에는 물집이 잡히기도 한다. 이와 같은 증상은 고무와 접촉한 부위에 한정적으로 발생한다.

전신 증상

알레르기 반응이 몸 전체에 걸쳐서 나타나는 경우도 있다. 가려움증, 눈물, 재채기, 코막힘, 호흡곤란, 천명 등의 증상이 나타날 수 있으며 심한 경우 아나필락시스 반응이 나타나 혈압 강하 등의 반응을 보인다. 심한 경우 사망에 이르기도 한다.

〉〉라텍스 알레르기의 진단

다른 알레르기와 마찬가지로 라텍스 알레르기의 진단 역시 '라텍스 알레르기에 관한 아이'의 병력과 '라텍스에 대한 IgE 항체 유무 검사' 결과를 바탕으로 내려진다. 둘 중 하나만 양성으로 나왔다면 확진을 내릴 수 없다. 예를 들어 알레르기검사에서는 양성 반응이 나왔는데 실제 고무와 접촉했을 때에는 알레르기 반응이 나타나지 않는다면 라텍스 알레르기로 진단을 내리지 않는다.

라텍스에 대한 IgE는 피부단자검사나 혈액검사를 통해 확인한다. 알레르기검사 결과가 명확하지 않을 경우에는 라텍스 유발시험을 실시하기도 한다. 라텍스 유발시험에서는 아이에게 고무장갑 등을 끼워보게 해 알레르기 증상이 나타나는지 체크한다.

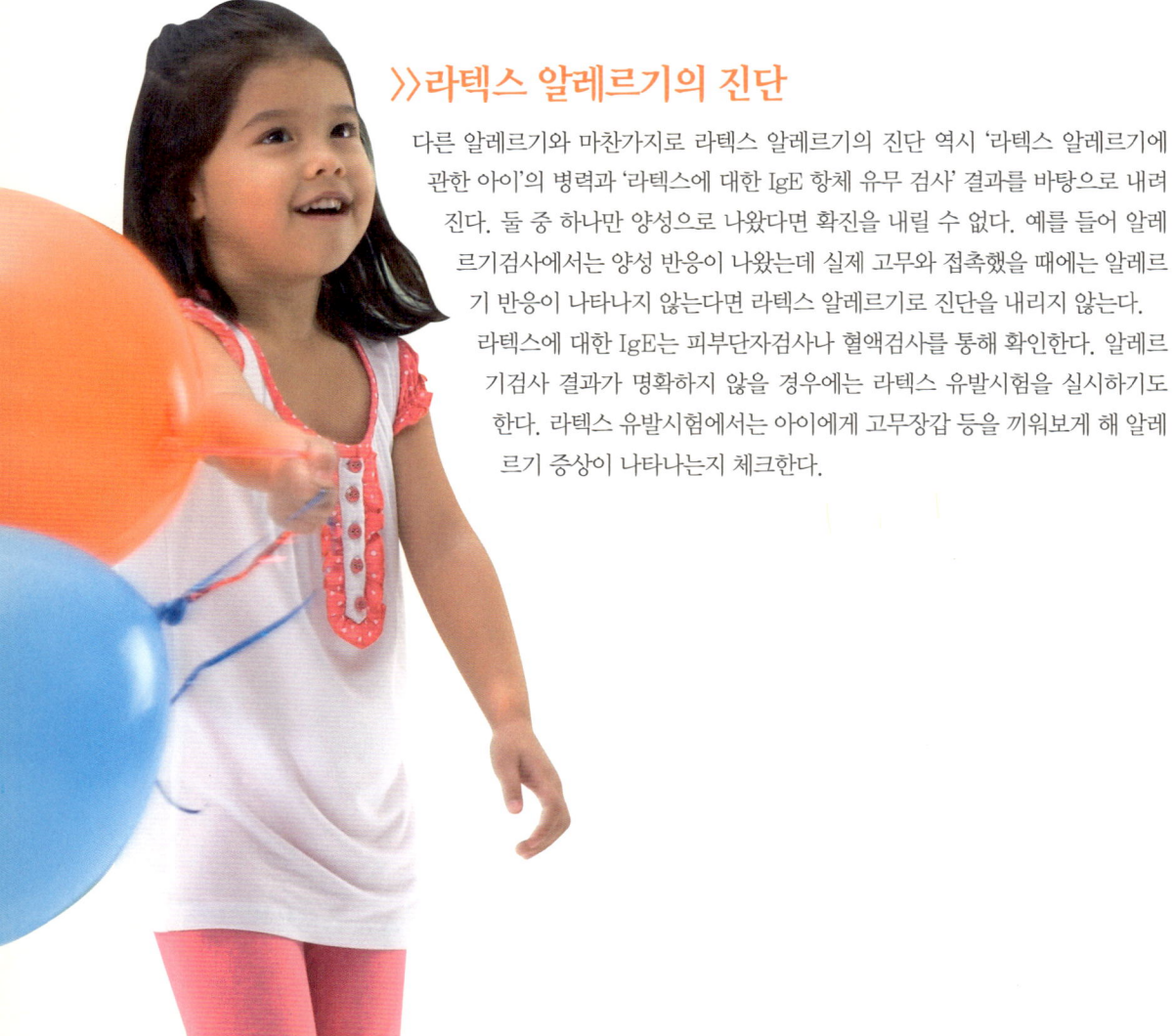

>>라텍스 알레르기의 치료

현재로서는 라텍스 알레르기에 대한 뚜렷한 치료법이 나와 있지 않다. 따라서 고무 제품과의 접촉을 피하는 것이 최선의 방법이다. 하지만 라텍스는 매우 많은 분야에서 이용되므로 이를 완전히 차단하는 일은 쉽지 않다.

일상생활에서 흔히 볼 수 있는 고무 제품

- 젖병 윗부분
- 카펫 뒷면
- 옷에 달린 고무 소재 밴드
- 가짜 젖꼭지
- 붕대 및 반창고
- 우비
- 고무 밴드
- 고무 장갑
- 고무 매트
- 고무 장난감
- 신발
- 바퀴

병원에서 사용되는 의료기기들

- 호흡 튜브
- 도뇨관
- 탄력 붕대
- 마스크
- 혈관 주사의 라텍스 부분
- 의약용 고무마개
- 수술용 장갑
- 수술용 마스크
- 주사기 마개

특히 수술을 받아야 할 경우에는 의사에게 아이의 라텍스 알레르기를 반드시 알려야 한다. 그럴 경우 의사는 특별히 고무 소재의 수술 도구를 사용하지 않고 수술을 진행한다. 또한 착용이 용이하도록 수술 장갑 겉면에 바르는 탈크(파우더)에 라텍스 알레르겐이 묻어 공기 중을 떠다닐 수 있으므로 탈크 처리가 안 된 수술 장갑을 사용해야 한다.

설하면역치료도 라텍스 알레르기 치료법 중 하나로 연구가 진행 중이다. 설하면역치료는 효과적인 알레르기 치료법으로 각광받고 있으나 라텍스 알레르기에 대한 상시 치료법으로 이용되기 위해서는 추가적인 연구가 필요하다.

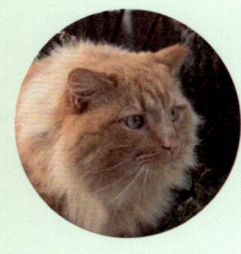

감기로 잘못 알았고 있었던
케빈의 고양이 알레르기

이름   케빈
진단명 동물 알레르기

나의 아들 케빈은 어릴 때 뇌성마비를 앓아 언어 장애 및 인지 장애가 있다. 장애가 있긴 하지만 캐빈은 매일 3시간 이상은 유치원에서 보낸다. 아이는 친구들과 어울리며 즐겁게 시간을 보냈으며, 다른 아이들처럼 가끔은 감기와 같은 가벼운 병치레를 하기도 했다.

그러나 지난 2007년 모든 것이 바뀌었다. 그해 초부터 아이는 잦은 기침과 감기에 시달렸다. 거의 두 달에 한 번 꼴로 감기를 앓았는데, 시간이 갈수록 증상 또한 심해졌다. 그럴 때마다 나는 아이를 소아과에 데려가 약을 먹이고 치료를 받게 했다. 요즘 들어 아이가 감기를 자주 앓는 이유를 물을 때마다 의사는 아이의 소아마비, 혹은 건강하지 못한 면역 체계가 원인이라고 답했다. 그래서 감기 치료에 더해 면역 체계를 강화시키는 약물을 처방받기도 했다.

2007년 중반 무렵에는 케빈에게 첫 천식 증상이 나타났다. 천식 증상을 다스리기 위해 연무기, 경구 스테로이드, 항히스타민을 비롯한 여러 치료제를 사용했다. 케빈이 집먼지진드기와 곰팡이에 대해 알레르기가 있다고 판단한 나는 대대적으로 집 안 구석구석을 청소해 알레르겐을 제거했다. 하지만 이러한 노력에도 불구하고 케빈의 천식은 호전되기는커녕 더욱 악화되었다.

2008년에 들어 케빈의 천식은 더욱 심해졌다. 밤에는 천명 증상이 너무 심해 제대로 잠을 자지 못했다. 그러던 중 친척 한 분의 조언을 듣고 케빈을 알레르기 전문의에게 데려가 보았다. 그곳에서 케빈은 정확한 알레르겐의 파악을 위해 피부단자검사를 받았다. 우선 집먼지진드기와 곰팡이를 검사 대상에 포함시켰으며, 케빈이 지난 3년간 유치원에서 고양이와 함께 놀았다는 사실을 감안해 고양이 비듬 알레르겐 역시 포함시키기로 했다.

검사 결과 놀랍게도 케빈은 집먼지진드기나 곰팡이 같은 알레르겐이 아닌, 고양이 비듬에 심각한 알레르기 반응을 보였다. 검사 결과를 받은 후 나는 케빈을 어린이집에 보내는 것을 중단했다. 또한 고양이 비듬 알레르겐이 케빈에게 묻어서 집으로 옮겨왔을 수 있다는 의사의 조언에 따라 아이의 옷과 가방 등 소지품과 집 안 전체를 꼼꼼히 청소했다.

우리는 거기에서 그치지 않고 아이가 유치원에 자주 입고 갔던 옷, 장난감, 가방 등을 모두 내버렸다. 침대 매트리스와 침구류도 새것으로 교체했다. 다른 옷들과 인형, 장난감도 모두 깨끗하게 세탁하고 건조기를 이용해 건조한 뒤 사용하게 했다(고양이 비듬은 60℃ 이하로 말리면 사라지지 않기 때문이다).

검사 결과가 나온 뒤에도 약 4개월 동안 케빈의 천식은 계속됐다. 하지만 증상은 점차 빠르게 호전되기 시작했고 2008년 3월 중순부터는 천식 증상이 완전히 사라졌다. 아이에게 천식을 일으키는 진짜 원인을 알게 되어 얼마나 다행인지 모른다. 알레르기검사가 아니었다면 케빈은 지금까지도 계속 천식을 앓고 있을지 모른다.

엄마가 일터에서 돌아오는 시간이면
더욱 심해졌던 아들의 알레르기

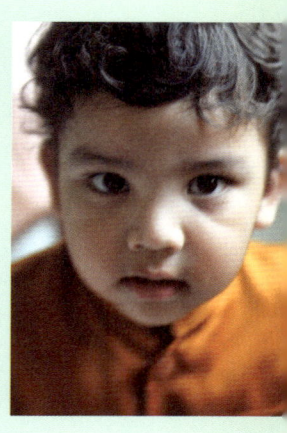

이름　　이스라프

진단명　라텍스 알레르기

이스라프는 나의 둘째 아들로, 현재 4살이다. 이전의 어느 날 친구 생일파티에 다녀온 이스라프는 발진 증상을 보였다. 발진은 빠르게 몸 전체로 퍼졌고 눈꺼풀 위까지 번졌다. 이전까지 아이는 아주 건강했고 알레르기를 앓은 적이 없었기 때문에 나는 아이의 발진이 무엇 때문인지 알 수 없었다. 일단 나는 항히스타민제를 먹였고 그러자 아이의 발진은 사라졌다.

그러나 그날 이후 아이에게는 발진이 자주 생기기 시작했다. 발진은 내가 일터에서 돌아온 저녁 시간에 더욱 심해졌다. 나는 원인이 무엇인지 도무지 알 수 없었다. 새로운 식품을 먹였거나 애완동물을 키우기 시작한 것도 아니었다. 아이를 알레르기 전문의에게 데려가 검사를 받아보았지만 모든 식품 및 흡입 알레르겐에 대해 알레르기 음성 반응을 보였다. 그러던 어느 날 이스라프는 충치 치료를 위해 치과를 방문했다. 의사가 치료를 위해 의료 장갑을 착용하자마자 이스라프에게 발진 증상이 나타나기 시작했다. 그제야 나는 이스라프가 라텍스 알레르기라는 사실을 깨달았다. 병원에서 일하는 나는 늘 장갑을 착용하는데, 내가 묻혀온 라텍스 성분, 그리고 이스라프가 친구의 생일파티에서 가지고 놀았던 고무풍선이 이스라프에게 문제가 되었던 것이다.

이후 알레르기검사를 통해 이스라프의 라텍스 알레르기를 확인했고, 아이의 주변에서 고무로 된 물건이나 장난감을 모두 제거했다. 나 역시도 병원에서 탈크 처리가 되어 있지 않은 장갑을 사용하기 시작했고, 아이와 놀기 전에 반드시 샤워를 하고 옷을 갈아입었다. 치과에 가야 할 경우에는 의사에게 아이의 라텍스 알레르기를 알려 고무가 아닌 다른 재질의 의료기기 및 장갑을 사용하도록 했다. 미스터리에 싸여 있었던 아이의 알레르겐은 바로 고무였다.

Chapter 2

알레르기검사

아이가 알레르기를 갖고 있다면 어떤 알레르겐에 반응하는지 파악하는 것이 가장 중요합니다. 현재 시행되고 있는 알레르기검사는 많지만 과학적으로 실제 효과가 검증된 알레르기검사는 한정되어 있습니다. 알레르기의 발생 원인을 파악하는 것은 아이의 건강 개선을 위한 첫걸음이지요. 그러나 검증되지 않은 알레르기검사를 실시하게 되면 불필요하게 특정 물질을 피하는 일이 발생할 뿐만 아니라 결과적으로 아이의 건강을 해칠 수도 있다는 점을 꼭 기억하세요.

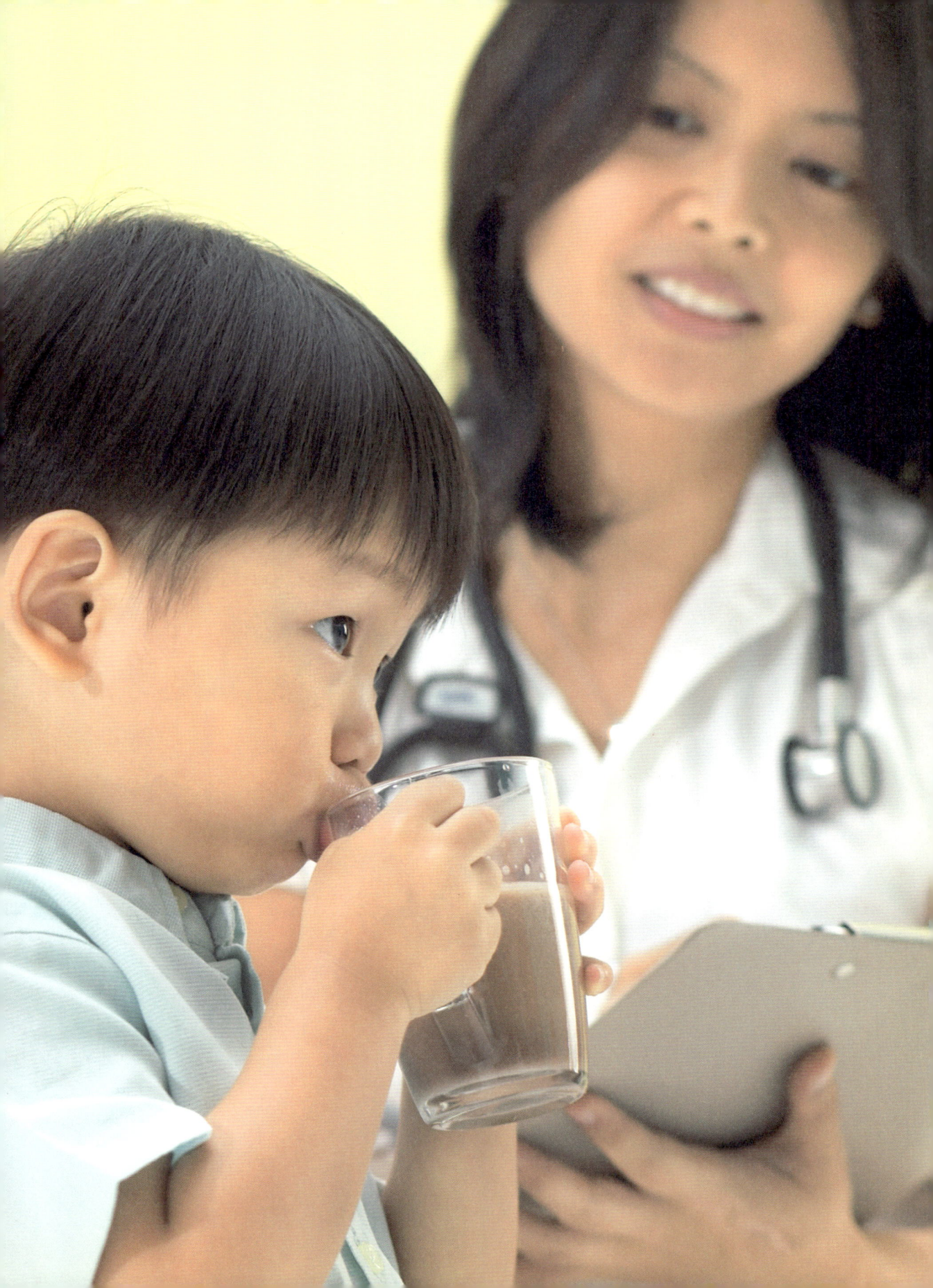

알레르기검사

알레르기검사를 통해 아이가 앓고 있는 알레르기의 원인을 파악할 수 있다.

알레르기 반응은 신체의 면역체계가 매우 민감하게 활성화되어 나타나는 현상이다. 알레르기 검사는 이와 같은 비정상적인 면역체계의 반응을 탐지하여 진단을 내리는 데 활용된다.

검사는 반드시 전문의가 적합성을 평가한 후에 이루어져야 한다. 전문의는 먼저 아이가 알레르기를 갖고 있는지 아닌지에 대한 판단을 내린다. 식품 불내성이나 식중독 등의 증상이 알레르기 증상과 매우 유사하기 때문이다. 이 경우 알레르기검사를 수행할 필요가 없기 때문에 전문의는 먼저 아이에게 알레르기가 있는지 진단하고 그 이후 어떤 알레르기검사가 아이에게 가장 알맞는지를 판단하게 된다.

현재 알레르기검사의 종류는 매우 다양하다. 어떤 검사들은 인터넷으로도 쉽게 찾을 수 있다. 하지만 이 중 실제 과학적 검증을 받은 검사는 극소수이기 때문에 주의할 필요가 있다.

알레르기검사의 세 가지 방법

과학적으로 검증된 검사

활용할 수 있는 피부검사

과학적으로 검증되지 않은 검사

TIP

아이의 알레르기 파악에 알맞은 알레르기검사를 위한 확인 사항

- 우선 아이의 증상이 알레르기에 의한 것인지를 확실히 해야 한다.
- 적합한 알레르기검사의 선정은 전문의에게 맡긴다.
- 과학적으로 검증이 되지 않은 검사를 받지 않는다.

과학적으로 검증된 검사

철저한 검증을 거쳐 알레르기 탐지 효과가 입증된 알레르기검사에 대해 알아보자.

♠과학적으로 효과가 입증된 알레르기검사

피부단자검사(Skin Prick Test, SPT)
IgE 항체 탐지를 위한 혈액검사
유발시험

〉〉피부단자검사

피부단자검사는 현재 실시하는 알레르기검사 중 가장 빠르고 간편하다. 또한 통증 없이 효과적으로 알레르기를 탐지할 수 있는 검사이기도 하다.

검사 원리

알레르기가 있는 아이들은 체내에 특정 물질을 알레르겐으로 인식하는 IgE를 갖고 있다. 이를 특정 알레르겐에 대한 IgE 항체라고 부른다. IgE는 체내뿐 아니라 피부 표면에도 존재한다. 피부단자검사(SPT)는 소량의 알레르겐을 피부로 투여하는 검사이다. 투여된 알레르겐에 알레르기가 있다면, 아이의 피부에 있는 IgE 항체가 알레르겐이 투여된 피부 주변으로 염증 유발 물질을 분비한다. 이로 인해 마치 모기에 물린 자국처럼 피부가 붉게 변하고 붓는 증상이 나타나는 것이다.

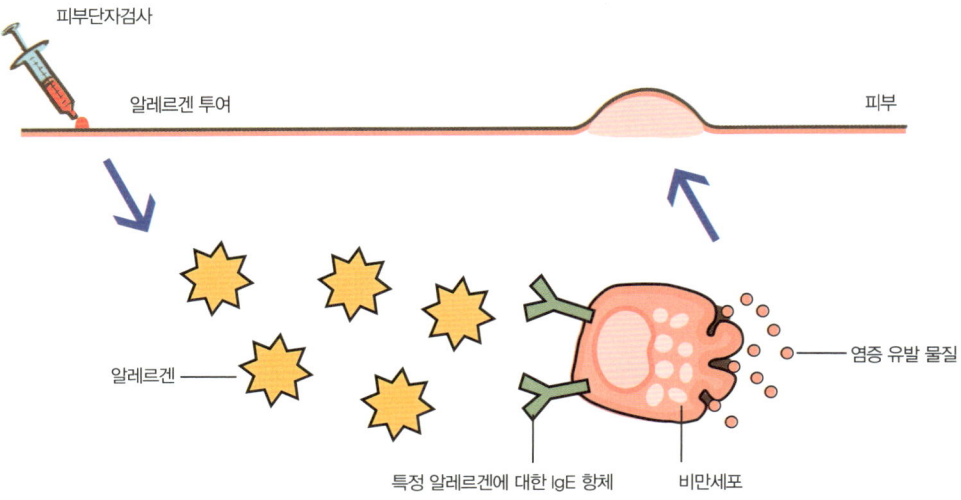

피부단자검사는 피부로 알레르겐을 투여한 뒤 반응을 살피는 검사이다. 체내에 해당 알레르겐을 인식하는 IgE 항체가 있다면 이것이 알레르겐과 결합하여 피부 속에서 염증 유발 물질이 분비된다. 이로 인해 피부 표면에서는 두드러기 등의 증상이 나타난다.

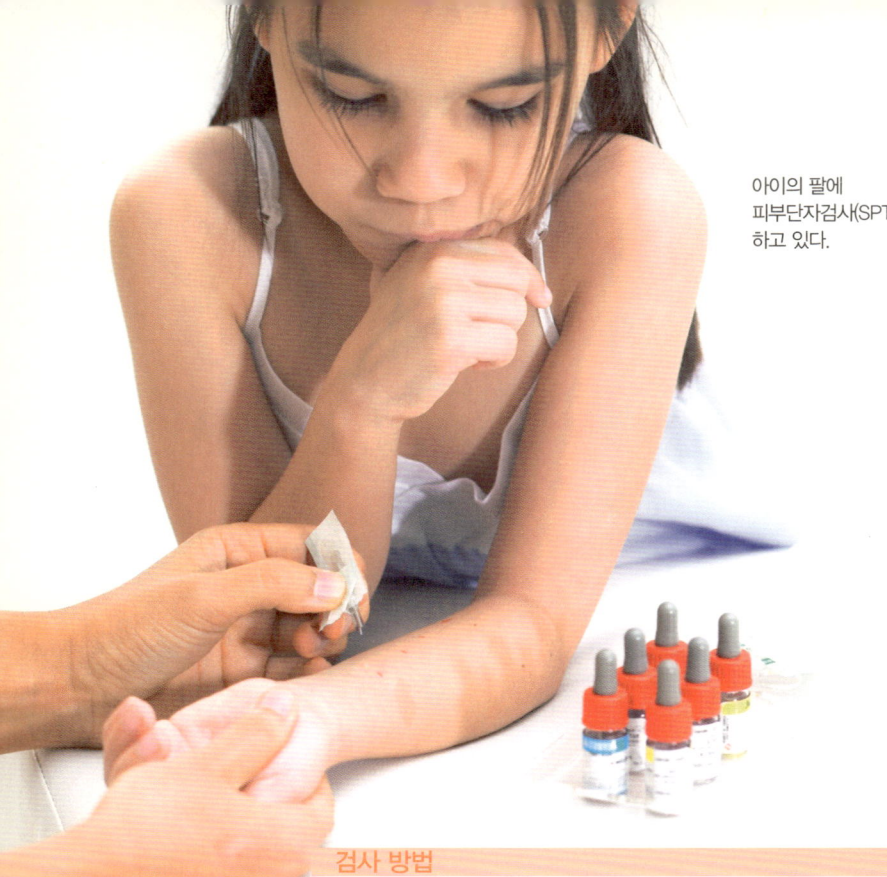

아이의 팔에
피부단자검사(SPT)를
하고 있다.

검사 방법

알레르겐을 몇 방울 피부에 떨어뜨린다(어린이의 경우 팔이나 등에 주로 시행한다). 이후 주사
바늘을 이용해 피부 표면에 알레르겐이 스며들 수 있게 한다. 이 과정은 통증이 없으며 출혈을
유발하지도 않는다. 약 15분 후에 피부를 관찰하여 알레르기 반응 여부를 판단한다. 양성이라
면 피부 표면이 붉게 변했거나 부은 부분이 있을 것이다. 아무 반응이 없다면 알레르기가 없는
것으로 판단할 수 있다. 검사 대상자는 피부단자검사를 받기 최소 3일 전부터는 항히스타민제
를 복용하지 않아야 한다. 항히스타민제가 염증 반응을 억제해 알레르기가 있어도 음성 반응
으로 나올 확률이 있기 때문이다.

장점

피부단자검사는 빠르고 안전하며, 통증을 유발하지 않는다. 따라서 영·유아에게도 실시할 수
있다. 또한 15분 내로 검사 결과를 알 수 있다.

단점

피부단자검사는 전신에 아토피 피부염이 심한 아이들에게는 적합하지 않을 수도 있다. 이러한
아이들은 검사를 실시할 만한 부위가 마땅치 않기 때문이다. 드물지만 피부단자검사를 받은
아이들에게 아나필락시스 병력이 있을 경우 심각한 알레르기 반응이 유발되기도 한다. 이에
대해서는 전문의가 아이에게 피부단자검사가 적합한지 판단하여 알려줄 수 있을 것이다.

정확성

피부단자검사는 IgE 매개성 알레르기 확인에 있어 신뢰도가 매우 높은 검사다. 아이의 병력이
나 기타 검사를 함께 활용한다면 더욱 정확한 결과를 얻을 수 있다.

≫IgE 항체 확인을 위한 혈액검사

특정 알레르겐에 대한 IgE 유무를 확인하는 혈액검사 역시 알레르기 진단에 유용하다.

검사 원리

알레르기를 앓고 있는 아이는 체내에 특정 알레르겐을 인식하는 IgE 항체를 갖고 있다. 이를 특정 알레르겐에 대한 IgE 항체라 부르는데, 이 IgE는 체내뿐 아니라 혈액에도 존재한다. 이 검사를 통해 혈액 내에 특정 알레르겐에 반응하는 IgE 항체가 존재하는지 확인할 수 있다.

검사 방법

살균된 주사기로 팔이나 손등에서 채혈한다. 검사에 필요한 알레르겐의 양에 따라 채혈량이 달라질 수 있다.

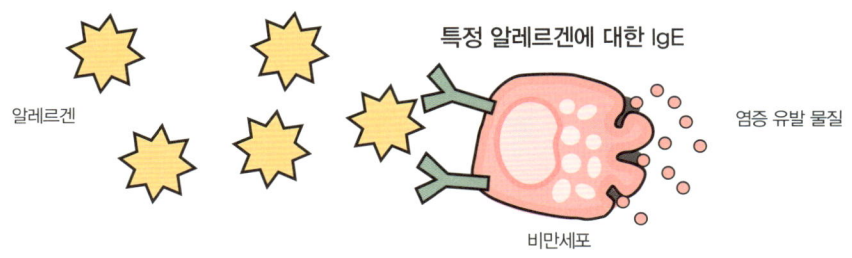

특정 알레르겐에 반응하는 IgE의 모습

장점

검사 대상자가 검사를 받기 전 항히스타민의 복용을 중단할 필요가 없다. 또한 혈액검사는 심각한 아토피 피부염이나 아나필락시스 병력이 있어 피부단자검사를 받을 수 없는 아이들에게도 실시할 수 있다.

단점

채혈 과정에서 통증이 있을 수 있고 주사를 무서워하는 아이들에게는 검사가 어렵다는 단점이 있다. 더불어 채혈했던 자리에 멍이 들거나 통증이 있을 수도 있다. 또한 혈액검사는 피부단자검사보다 검사 비용이 많이 들고 검사 결과가 나오기까지의 시간도 더 길다.

정확성

혈액검사는 피부단자검사에 비해 정확도가 떨어지기는 하지만, 혈류에 존재하는 IgE 항체 농도를 측정할 수 있다. 이 IgE 항체 농도를 토대로 아이가 알레르겐에 노출되었을 때 알레르기 반응이 나타날 확률을 예측할 수 있다.

>>유발시험

유발시험은 알레르기 진단 중 가장 신뢰할 수 있는 결과를 보여준다. 그럼에도 알레르기 반응 탐지에 유발시험을 적극적으로 활용하지 않는 이유가 있는데, 이는 유발시험에 많은 시간이 필요하고 경우에 따라 위험할 수 있기 때문이다.

검사 원리

유발시험은 환자를 알레르기 반응의 원인으로 의심되는 알레르겐에 노출시키는 검사이다. 검사는 물론 의사의 감독 아래 이루어져야 한다. 한 가지 예를 들어, 우유 알레르기가 있는 것으로 의심되는 아이의 경우, 알레르기 반응이 나타나는지 확인하기 위해 아이에게 우유를 조금 먹여보는 것이다. 유발시험은 알레르기 진단에 있어 가장 정확한 방법이라 할 수 있다.

그렇다면 가장 신뢰할 수 있는 검사인 유발시험 대신 다른 알레르기검사를 실시하는 이유는 무엇일까. 유발시험은 때에 따라 위험할 수 있으며, 어떠한 경우에는 불필요한 검사일 수 있기 때문이다. 예를 들어 우유를 마시고 심각한 알레르기 반응을 보인 적이 있는 아이에게 유발시험을 실시해 우유를 준다면 매우 위험한 결과로 이어질 수 있다. 이 경우 유발시험보다는 피부단자검사나 혈액검사를 통해 알레르기 진단을 내리는 것이 훨씬 바람직하다. 의사는 아래와 같은 경우 유발시험을 실시한다.

유발시험을 실시하는 경우

- 앞서 나왔던 진단이 확실하지 않은 경우. 병력이 불분명하고 다른 알레르기검사에서 음성 반응이 나온 경우, 전문의는 아이가 알레르기를 갖고 있는지 파악하기 위해 유발시험을 실시할 수 있다.
- 아이가 성장하면서 알레르기가 사라졌다고 의사가 판단한 경우. 실제 몇몇 알레르기는 아이가 성장하면서 사라지기도 한다. 이 경우 알레르기검사를 통해 아이의 알레르기가 완치되었는지 확인할 수 있다. 알레르기검사 결과를 통해 알레르기 반응 수위가 낮아지는 것을 확인할 때 의사는 유발시험을 실시해 성장과 함께 알레르기가 사라졌는지를 확인하게 된다.

검사 방법

유발시험은 환자에게 실제 알레르기 의심 음식 또는 플라시보(의심 음식과 모양이나 맛이 비슷한 음식)를 주는 식으로 진행한다. 그 후 환자의 반응을 관찰하며 검사를 진행한다. 유발시험은 환자와 의사 모두 주어진 음식이 실제 알레르기 의심 식품인지 플라시보인지를 알고 있는 '개방적 형태' 또는 환자와 의사 모두 어떤 것이 실제 알레르기 의심 식품인지 플라시보인지 모르는 상태에서 진행하는 '이중 맹검법'의 형태로 진행될 수 있다. 이중 맹검 위약검사는 식품 알레르기 진단의 표준적 검사방법이라 할 수 있다.

흡입 알레르기검사에서는 호흡을 통해 알레르겐을 체내로 들어가게 한 뒤의 반응을 관찰한다. 이는 보통 피부단자검사나 혈액검사만으로 알레르기 진단이 내려지는 경우가 많기 때문에 굳이 유발시험을 실시하는 경우는 드물다.

장점

유발시험은 알레르기 진단에 가장 정확한 검사방법이다. 유발시험 결과가 양성이면 의심 알레르겐이 알레르기를 일으켰다고 판단할 수 있다.

단점

유발시험 진행에는 시간이 많이 소요된다. 유발시험을 받기 위해서는 병원에서 최소 하루를 보내야 한다. 유발시험은 알레르겐 투여량을 점진적으로 늘려야 하고 아이가 알레르기 반응을 보이는지 수시로 확인해야 하기 때문에 검사 진행이 더딜 수밖에 없다.

또한 유발시험은 위험할 수도 있다. 만약 아이가 아나필락시스와 같은 심각한 알레르기 반응을 보인 적이 있다면, 유발시험 도중 위험한 상황이 벌어질 수 있다는 점을 기억하자.

정확성

유발시험은 알레르기 진단에 있어 교과서적 표준이라 할만큼 높은 정확도를 자랑하는 검사이다. 이러한 장점을 이용해 이전에 수행된 알레르기검사의 정확성을 판단하는 기준이 되기도 한다.

활용할 수 있는 피부 검사

패치테스트와 피내반응검사 등이 있다.

>>패치테스트

패치테스트는 알레르겐을 바른 천 조각을 피부 위에 올려놓고 며칠간 피부의 반응을 관찰하는 검사이다. 이 검사는 금속 알레르기 같이 몇몇 특정한 알레르기 확인에 유용한 검사 방법이다. 그러나 천식과 같은 호흡기 알레르기나 알레르기 비염 등에는 효과적이지 않다.

>>피내반응검사

피내반응검사는 피부에 알레르겐을 투여한 후의 반응을 관찰하는 검사이다. 피부단자검사보다 정확하지만 통증이 심하고 심각한 부작용이 발생할 위험이 높다. 그러나 약물 알레르기와 같이 몇몇 특정 알레르기 확인에 유용할 수 있다. 이 경우 역시 전문의가 아이의 알레르기 확인에 적절한 검사인지 알려줄 것이다.

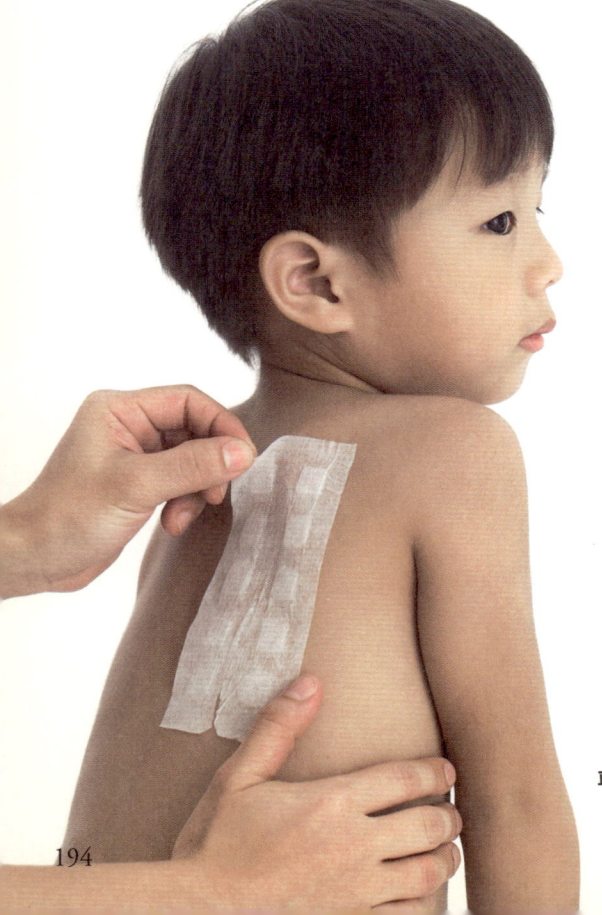

패치테스트

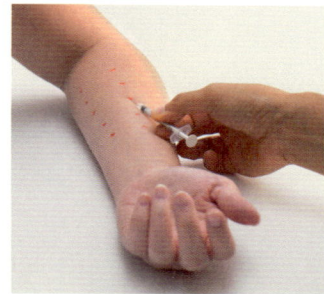

피내반응검사

과학적으로 검증되지 않은 검사

알레르기검사 중에는 아직 효과가 입증되지 않은 검사가 적지 않다. 이 중 대부분은 정확성이 떨어진다는 사실이 증명되었지만, 많은 사람들이 검증되지 않은 검사 방법을 이용하고 있다.

호주에서만 매년 수억 달러가 의학적으로 검증되지 않은 검사를 하는 데 쓰이는 것으로 추정된다. 이와 같은 낭비를 막으려면 검사방법을 선택하기 전에 받고자 하는 검사가 어떤 검사인지, 어떤 알레르기 진단에 효과적인지, 믿을 수 있는 검사인지 확인하는 것이 매우 중요하다. 더불어 검증되지 않은 검사를 받을 경우 많은 부작용이 따를 수 있음을 기억하자. 검증되지 않은 검사는 비용 낭비일 뿐만 아니라, 부정확한 검사 결과로 인해 불필요하게 특정 식품의 섭취를 피하게 되어 결과적으로 아이의 건강과 성장에 악영향을 미칠 수도 있기 때문이다. 그러므로 검증되지 않은 검사에서 양성 반응이 나왔더라도 이 결과를 맹신해서는 안 되며, 앞서 살펴본 검증된 검사를 통해 정확한 진단을 내려야 한다. 따라서 이와 같은 방법으로 검사를 실시해서는 안 된다.

♣과학적으로 검증되지 않은 알레르기검사

IgG 선별검사
경구유발검사와 중화검사
소변 또는 머리카락 분석
운동요법
ALCAT(Antigen Leukocyte Cellular Antibody) 검사
베가 검사

》IgG 선별검사

IgG는 음식이나 흡입 물질에 노출되었을 때 체내에 생성되는 항체이다. IgG 생성은 정상적으로 나타나는 반응이다. 따라서 IgG의 생성은 우리 몸이 어떤 물질에 노출되었다는 사실을 나타낼 뿐 그것이 알레르기 반응이라는 것을 의미하지는 않는다. 한 예로, IgG 선별검사를 받은 아이들 중 대부분이 유제품 알레르기에 대해 양성 반응을 보인다. 이는 아이가 태어난 후 몇 년간 우유를 주식으로 섭취했기 때문에 유제품에 대한 IgG 수치가 높기 때문에 나타나는 현상이다. 이 IgG 검사에 대해, 호주 알레르기 및 임상면역 협회는 "IgG 항체 생성을 측정하는 것은 식품 알레르기나 아나필락시스 진단을 내리는 데 효과적이라는 말은 신뢰할 만한 근거가 부족하다."라고 밝힌 바 있다.

≫경구유발검사와 중화검사

이 검사는 희석된 알레르겐을 환자에게 직접 투여하거나 혀 밑에 두어 실시하는 검사다. 적절한 희석 농도를 찾아 환자가 알레르겐에 반응하기 직전 이 희석된 알레르겐을 섭취하면 된다. 그러나 연구 결과 이 검사는 효과가 없는 것으로 판명됐다.

≫소변 또는 머리카락 분석

소변이나 머리카락에 잔존해 있는 물질을 토대로 알레르기를 탐지하는 것은 불가능하다.

≫운동요법

이 검사는 여러 음식에 노출되었을 때 근육이 약화되는 정도를 파악하는 검사다. 그러나 근육 약화를 통해 알레르기를 탐지할 수 있는 근거는 없다.

≫ALCAT검사

ALCAT(Antigen Leukocyte Cellular Antibody)검사는 혈액검사의 일종으로, 세포독성 검사(브라이언 검사)로도 알려져 있다. 혈액 샘플과 식품을 섞은 뒤 백혈구를 채취하여 식품에 대한 반응으로 혈액에 변화가 생겼는지 분석하는 검사다. 그러나 알레르기 반응이 이러한 형태로 확인 가능하다는 것을 뒷받침해주는 근거는 없다.

≫베가검사

이 검사는 여러 음식에 노출되었을 때 피부의 전기 저항에 대한 변화를 탐지하는 검사로 알레르기 진단에 효과가 없다는 것이 증명되었다.

Q&A

 Q 알레르기검사는 왜 받아야 하나요?

 A 첫째로 알레르기검사를 통해 알레르기의 원인을 파악하면 이에 대한 노출을 피함으로써 알레르기 증상을 호전시킬 수 있습니다. 예를 들어 아토피 피부염이 있는 아이가 알레르기 검사를 통해 우유 알레르기도 있는 것으로 파악되었다면 가급적 우유 섭취를 피함으로써 아토피 피부염의 증상 완화도 꾀할 수 있는 것이지요.

둘째로 아이가 성장한 이후에도 알레르기가 발병할 위험이 있는지 파악할 수 있습니다. 예를 들어 아토피 피부염이 있으면서 식품 알레르기에 양성 반응을 보인 아이는 성장한 후에 천식 등 다른 알레르기 질환을 앓을 확률 또한 높습니다.

마지막으로 면역치료가 알레르기 치료에 적합한지 판단할 수 있습니다. 만약 아이가 꽃가루나 집먼지진드기로 인한 알레르기 비염을 앓고 있다면 면역치료가 치료요법으로 활용될 수 있습니다.

Q 의사는 아이에게 어떤 알레르기검사가 가장 알맞은지 어떻게 결정하나요?

A 아이에게 실시할 알레르기검사를 결정할 때에는 일반적으로 두 가지를 고려해봅니다.

- 검사의 정확성 및 유효성
- 아이가 가진 알레르기 유형에 적합한 검사

알레르기검사는 검사 대상자의 병력 및 의사의 검사 결과를 토대로 적합성 여부를 판단한 다음 실시되어야 합니다. 알레르기의 상태, 성격, 반응은 매우 복잡하므로 알레르기검사 결과만으로 알레르기를 진단하는 것은 위험할 수 있습니다. 예를 들어 우유 알레르기의 경우 IgE 매개성일 수도, 비IgE 매개성일 수도 있습니다. 비IgE 매개성 우유 알레르기일 경우, 우유 알레르겐에 대한 IgE 항체를 확인하기 위한 검사는 부정확할 수밖에 없습니다. 그러므로 비IgE 매개성인 경우에는 의사의 감독 하에 아이에게 우유를 조금씩 먹이며 반응을 관찰하는 유발시험을 실시하는 것이 가장 좋습니다. 또한 전문의에게 아이가 어떤 병력을 갖고 있는지 설명하면 어떤 검사가 최적인지를 판단하는 데 도움이 됩니다.

잘못된 알레르기 진단으로 힘들었던 시간들

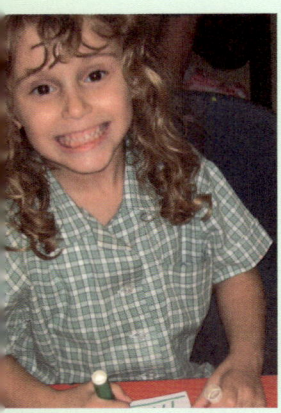

이름   마리아

마리아는 나의 큰딸이다. 나는 보건 분야에서 일하고 있어 식품 알레르기에 대해 조금이나마 알고 있었다. 하지만 마리아가 처음 알레르기 반응을 보였을 때, 나는 너무 당황해 무엇을 어떻게 해야 할지 알 수 없었다. 아이에게 땅콩버터를 바른 빵을 조금 먹인 직후, 아이의 얼굴에 두드러기가 났고 눈과 입술이 붓기 시작했으며 곧이어 얼굴이 창백해졌다. 나는 서둘러 아이를 데리고 병원을 찾았다.

병원에서 아이에게 심각한 땅콩 알레르기가 있다는 진단을 받았다. 며칠 후 우리는 알레르기 검사를 권했던 의사 선생님을 다시 찾아가 검사를 받았다. 의사 선생님은 혈액검사를 실시하면서 이 검사를 통해 땅콩 알레르기가 확실한지 알 수 있을뿐만 아니라 아이가 먹어서는 안 되는 다른 식품도 알 수 있다고 설명하였다. 그러나 검사 결과가 나온 후 나는 의아하지 않을 수 없었다. 검사 결과 아이는 견과류에는 알레르기가 없고, 오히려 여태까지 아무 문제없이 먹어왔던 우유와 달걀, 그리고 몇 가지 과일과 야채를 섭취해서는 안 되는 것으로 나왔기 때문이다. 또한 병원에서는 견과류를 식단에 포함시킨 식이요법을 시작할 것을 권했다. 아이의 알레르기 반응을 유발한 것이 땅콩이라고 확신하고 있던 나로서는 결과에 의문을 가졌고, 결국 나는 다른 알레르기 전문의를 찾아 다시 한번 소견을 들어보기로 결정했다.

그곳에서 나는 아이가 이전에 받은 혈액검사가 의학적으로 검증되지 않은 검사였다는 사실을 알게 되었다. 따라서 제대로 된 알레르기 진단을 위해 피부에 침을 놓는 피부단자검사를 받았다. 이 검사를 통해 아이가 땅콩뿐 아니라 캐슈넛, 아몬드, 호두 등 다른 견과류에도 알레르기가 있다는 사실을 확인할 수 있었다. 이전 검사만을 믿고 새로운 식이요법을 시작하지 않은 것은 정말 다행이었다! 현재 마리아는 우유나 달걀 등의 음식을 아무 문제없이 잘 먹고 있다.

이전에 아이가 땅콩 부스러기가 묻어 있는 비스킷을 모르고 먹은 적이 있는데, 아이의 얼굴이 순식간에 빨갛게 부어올랐다. 이 사고를 통해 다시금 아이의 땅콩 알레르기를 확인할 수 있었다. 나는 그때 알레르기검사에 대한 나의 직관을 따랐던 것이 정말 다행이었다고 생각한다. 검증되지 않은 검사 결과만을 믿고 딸아이에게 견과류를 주었더라면 무슨 일이 벌어졌을지, 상상만 해도 끔찍하다.

아이가 좋아하는 우유를 먹을 수 있게 되었다

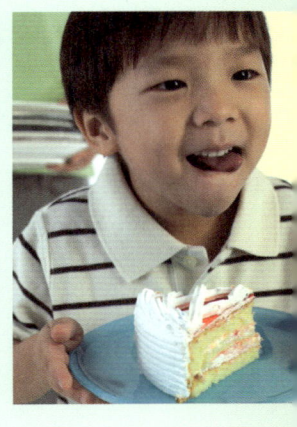

이름　　어니스트

나의 아들 어니스트는 세살 때부터 하루에 한 번씩 꼭 심한 재채기를 하곤 했다. 아침에 일어나면 코 막힘, 콧물 등의 증상이 나타났고 하루 종일 눈과 코를 비볐다. 가끔씩 한밤중에 깨면 코 막힘으로 인해 다시 잠에 들지 못할 때도 많았다.

나는 아들이 힘들어 하는 모습에 가슴이 아팠다. 아이의 증상을 완화시키는 방법을 찾아 인터넷에 검색도 해보고, 주변의 친구들과도 많은 이야기를 나누었다. 그러던 중 한 친구가 어니스트에게 있을 수 있는 알레르기를 진단하는 데 혈액검사가 좋을 것 같다고 추천했다.

혈액검사를 받은 후, 나는 정말 놀라지 않을 수 없었다. 아이가 좋아하는 우유뿐 아니라 밀과 달걀, 심지어는 마늘, 고추, 양파에도 알레르기가 있다고 나왔기 때문이다. 너무나 막막해 무엇을 어떻게 해야 할지 가닥이 잡히지 않았지만, 일단 식단 조절을 해보기로 결정했다. 아들이 먹을 수 있는 것이라고는 밥, 야채, 고기 조금밖에 없었다. 그러나 세 달 가량 식단 조절을 시행한 후에도 아이의 상태는 전혀 나아지지 않았다. 코 막힘 현상은 그대로였고 몸무게마저 줄었다. 게다가 좋아하는 음식을 못 먹어서인지 아이는 많이 예민해지기까지 했다.

그러던 중 남편이 알레르기 전문의에게 상담을 받아볼 것을 권유했다. 알레르기 전문의와의 상담 후, 나는 예전에 받은 혈액검사가 신뢰성이 떨어지는 검사였다는 사실을 알게 되었다. 의사 선생님과 함께 여러 차례 피부단자검사를 실시한 결과, 이전의 검사는 완전히 잘못됐다는 사실을 확인할 수 있었다. 검사 결과 아이는 집먼지진드기 알레르기만을 가지고 있는 것으로 나타났기 때문이다.

이후 몇 달간 약물치료를 받으면서 우리 가족은 아이의 주변 환경에서 집먼지진드기를 모두 제거했다. 그러자 아이의 증상이 점차 호전되기 시작했고, 다시 잠도 잘 자게 되었다. 식단을 조절하며 제외시켰던 식품들을 다시 먹여 봐도 아이의 증상이 악화되지 않았다. 코 막힘 등의 증상이 식품 때문이 아니었다는 사실이 증명된 것이다. 그 동안 비용도 많이 들었고 여러 모로 힘들었지만 이제는 아이의 상태가 많이 좋아졌고, 아이가 좋아하는 음식도 먹일 수 있게 되어 기쁘다.

Chapter 3

면역치료

면역치료는 인체에 알레르기 반응을 유발하는 알레르겐을 민감소실시키는 치료를 말합니다. 면역치료를 통해 알레르기 환자는 알레르기에 대한 내성을 갖게 되지다. 면역치료는 1900년대 초반 이후부터 이어져 왔으며 지금도 알레르기 치료에 효과적인 치료법으로 활용되고 있습니다. 면역치료는 문제의 근원을 해결하는 치료로, 알레르기를 완전히 치료할 수 있는 유일한 치료법이라는 점입니다.

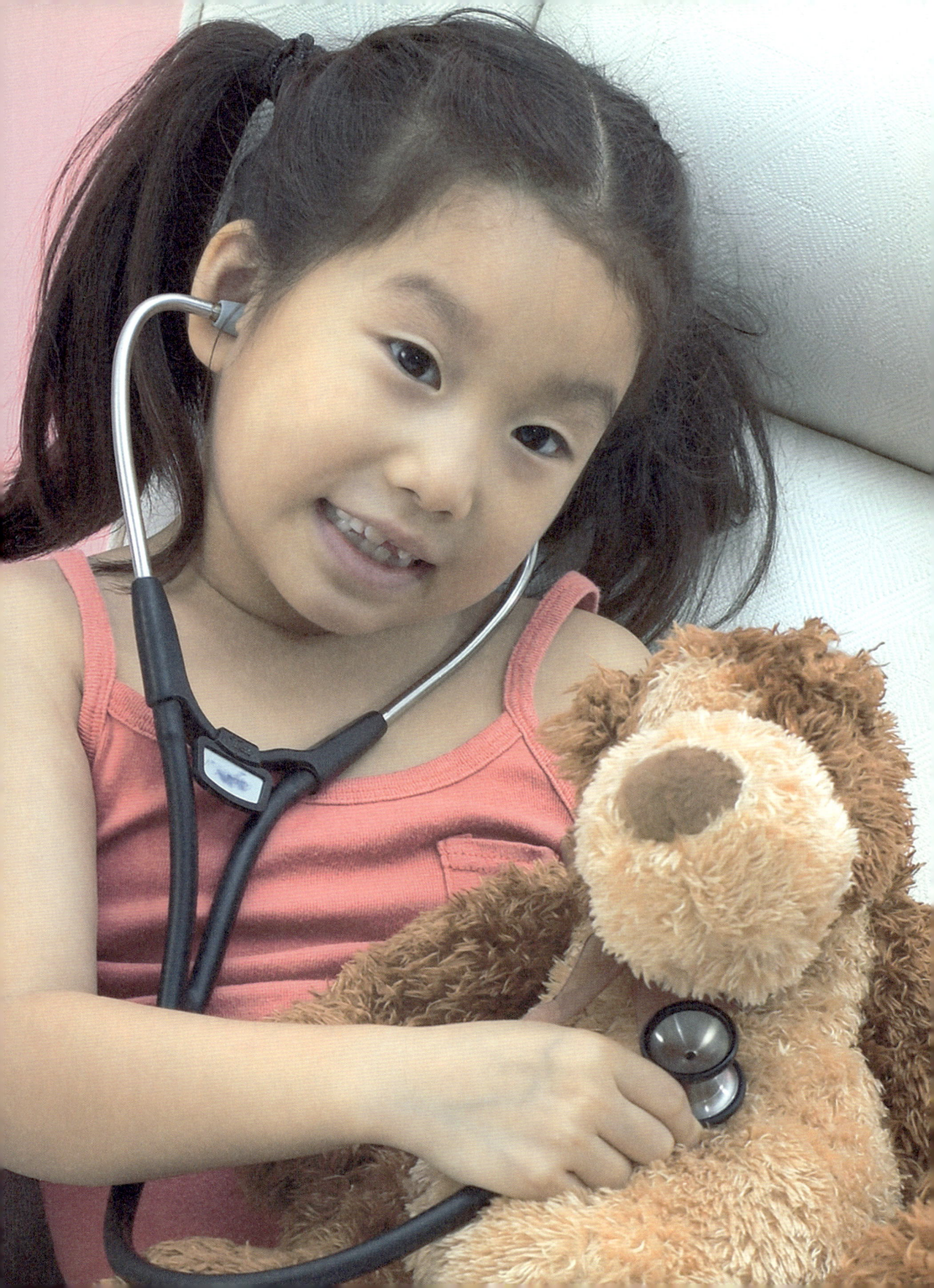

면역치료

알레르기 백신 또는 알레르겐 민감소실로도 알려진 면역치료는 알레르기에 대해 신체가 내성을 갖게 만드는 치료법이다.

면역치료의 역사

면역치료를 받은 첫 번째 환자는 꽃가루로 인한 알레르기 비염을 앓고 있었다. 1911년 런던에 살던 레오나르드 눈(Leonard Noon) 박사는 알레르기 환자 체내에 꽃가루를 투여한 후 환자의 증상이 완화되었음을 발견했다. 이후 면역치료는 꽃가루, 먼지, 동물 비듬 알레르기 치료에 유용하게 활용되었다.

면역치료의 원리는 알레르겐을 체내에 투여하거나 혀 밑에 두어 세포가 알레르겐을 흡수하게 하고, 이를 통해 신체가 알레르겐에 대한 내성을 키우게 하는 것이다. 면역치료에서는 알레르기 반응을 일으키지는 않으나 내성이 생길 정도의 알레르겐을 체내에 투여한다. 이후 투여량을 점진적으로 늘려 알레르겐에 대한 내성이 천천히 길러질 수 있게 한다. 내성이 생기면 알레르겐에 노출되어도 알레르기 반응이 나타나지 않게 된다.

이론적으로 면역치료는 모든 종류의 알레르기 치료에 활용될 수 있지만 실제로는 소수의 알레르기 치료에만 이용된다. 이는 알레르기 반응을 유발하지 않고 내성을 기를 수 있을 정도의 알레르겐 양이 어느 정도인지를 판단하는 것이 어렵기 때문이다.

현재 면역치료의 효과가 입증된 알레르기

◎	집먼지진드기, 동물의 비듬, 꽃가루, 곰팡이, 풀로 인한 알레르기 비염과 천식
○	곤충독 알레르기
○	흡입 알레르겐으로 인한 아토피 피부염
?	라텍스 알레르기
?	식품 알레르기

◎ 효과성에 대한 확실한 근거가 있음
○ 효과성에 대한 근거가 있음
? 현재 연구 진행 중

현재 진행 중인 연구에 따르면 면역치료는 식품 및 라텍스 알레르기 치료에 효과적일 수 있으나 이에 관한 더욱 알맞은 알레르겐 투여량과 절차는 아직 연구 중에 있다. 좋은 소식은 연구가 조만간 마무리될 것으로 보인다는 점이다. 따라서 가까운 시일 내에 면역치료를 통해 치료될 수 있는 알레르기가 더 많아질 것으로 보인다.

면역치료의 필요성

면역치료는 현재 알레르기의 근본 원인을 치료하는 유일한 알레르기 치료법이다.

면역치료는 알레르기의 근본 원인을 다스리는 치료법이다. 다른 모든 유형의 알레르기 치료는 증상만을 다루기 때문에 치료를 중단하면 알레르기 증상이 다시 나타난다는 단점이 있다. 따라서 겉으로 나타나는 증상만을 치료하는 대증요법은 알레르기 증상만을 통제할 뿐 알레르기의 근본 치료에는 효과가 없다.

>> 면역치료 대상자

면역치료를 통해 모든 알레르기를 치료할 수 있는 것은 아니기 때문에 알레르기 전문의와의 상담을 통해 면역치료가 아이에게 적합한지 판단하는 것이 중요하다. 또한 치료 기간이나 비용 역시 염두에 두어야 한다. 자세한 사항은 전문의와의 상담을 통해 결정하도록 하자.

면역치료가 적합한 경우

- 아이의 알레르겐을 일상에서 피할 수 없는 경우. 예를 들어 야외 활동을 좋아하는 아이가 벌독 알레르기를 갖고 있거나 수의학과 학생이 동물의 비듬에 알레르기가 있는 경우가 해당된다.
- 알레르기 치료를 위해 약물을 최대한 사용하고 있음에도 알레르기 증상이 나타나는 경우.
- 현재 투약 중인 약물로 인해 부작용을 겪고 있는 경우.

면역치료가 적합하지 않은 경우

- 예를 들어 해산물 알레르기처럼 아이의 알레르겐과 주변 환경을 고려했을 때 면역치료의 효과 및 안전성을 확신할 수 없는 경우.
- 아이가 주사를 거부하거나 설하면역치료 역시 불가능한 경우. 너무 어린 아이들은 의사의 지시를 따를 수 없으므로 면역치료는 보통 3~4세 이후부터 가능하다.
- 아이가 여러 알레르기를 갖고 있는 경우. 동시에 치료할 수 있는 알레르기가 한정되어 있기 때문에 면역치료를 실시하는 것이 어렵다. 치료를 통해 특정 알레르겐에 대한 내성을 갖게 되더라도 다른 알레르겐에 대한 면역이 생긴 것은 아니므로 증상이 크게 나아지지 않는다.
- 아이가 심한 천식을 앓고 있는 경우. 면역치료의 부작용으로 천명이나 천식 발작이 발생할 수 있는데, 예고 없이 천식 발작을 일으킬 정도로 심각한 천식을 앓고 있는 아이에게 면역치료를 시행하면 오히려 천식 발작을 일으킬 위험이 높아진다. 따라서 천식이 어느 정도 통제 가능한 수준으로 완화되었을 때 면역치료를 고려해 볼 수 있다.

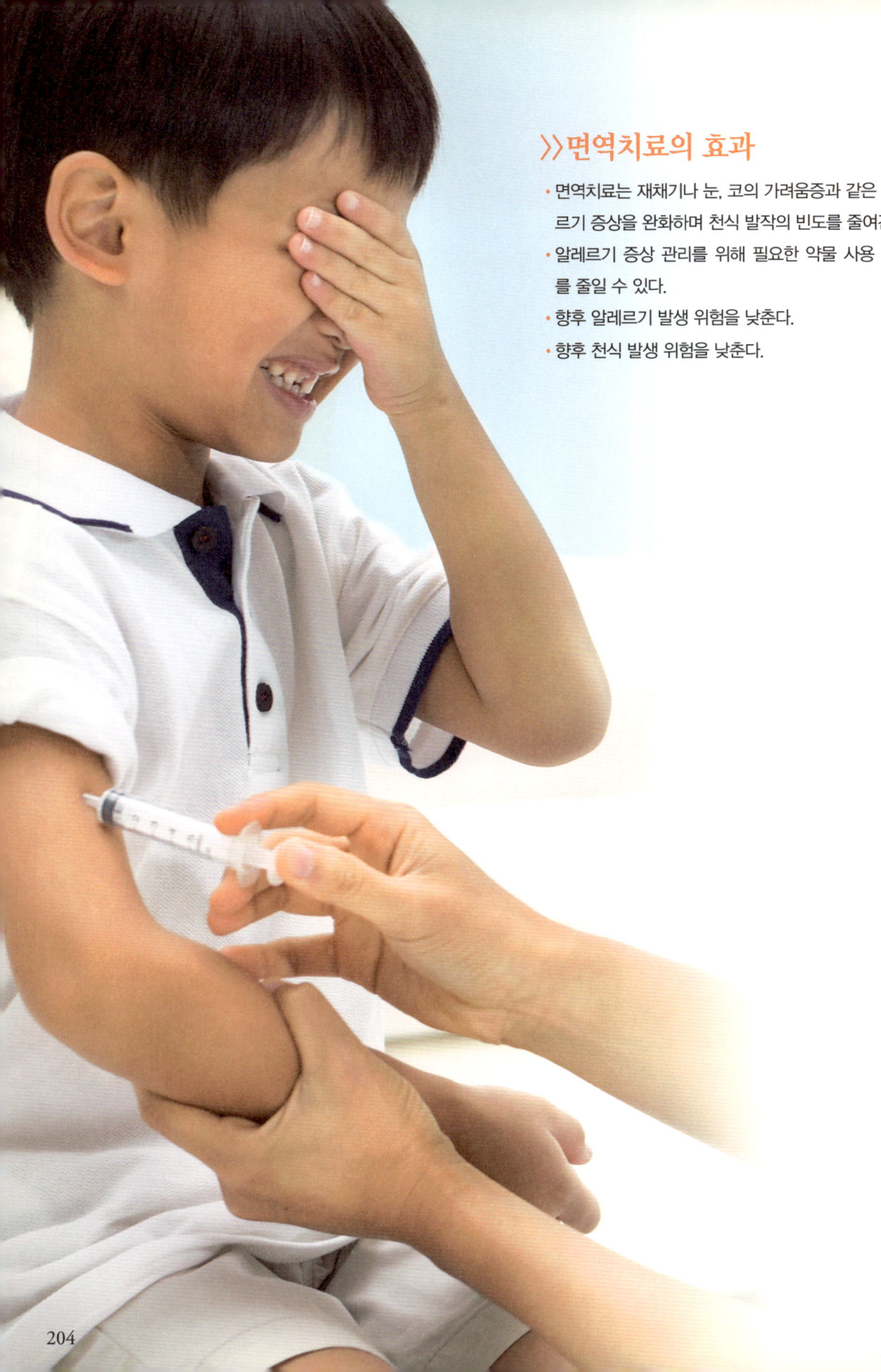

≫면역치료의 효과

- 면역치료는 재채기나 눈, 코의 가려움증과 같은 알레르기 증상을 완화하며 천식 발작의 빈도를 줄여간다.
- 알레르기 증상 관리를 위해 필요한 약물 사용 횟수를 줄일 수 있다.
- 향후 알레르기 발생 위험을 낮춘다.
- 향후 천식 발생 위험을 낮춘다.

면역치료의 시행

면역치료 시행에 앞서 알레르기검사를 통해 아이에게 있는 알레르기가 무엇인지 먼저 파악해야 한다. 알레르기검사 결과에 따라 의사는 면역치료에 이용할 알레르겐을 결정하게 된다.

♣면역치료의 두 가지 치료요법

피하면역치료
설하면역치료

≫피하면역치료(SCIT, Subcutaneous Immunotherapy)

'알레르기 주사'로도 알려진 피하면역치료(이하 SCIT)는 피부 내부에서 이루어지는 면역치료를 의미한다. SCIT 시술에서는 작은 주사기로 소량의 알레르겐을 피부의 지방층에 투여하게 된다. 보통 팔꿈치와 어깨 사이에 알레르겐을 투여하는데, 아나필락시스의 위험이 있으므로 반드시 병원에서 시행해야 한다. 알레르겐 투여가 끝나면 최소 30분 동안 상태를 관찰한다.

SCIT는 두 단계로 구성된다. 첫 번째는 초기 투여 단계, 두 번째는 투여량 유지 단계이다. 초기 투여 단계에서는 알레르겐 투여량을 조금씩 늘리면서 최대 6개월간 1주일에 수차례 알레르겐을 투여한다. 투여량이 이상적 수준에 도달하면 한 달에 한 번씩만 투여한다. 이 기간을 투여량 유지 단계라고 하며 3~5년 정도 지속된다.

SCIT는 집먼지진드기, 곰팡이, 바퀴벌레, 풀, 꽃가루와 같은 흡입 알레르겐이 유발하는 알레르기 치료에도 활용될 수 있다. 또한 곤충독 알레르기를 갖고 있는 경우에도 효과적이다. 그러나 현재까지는 식품 알레르기나 라텍스 알레르기 치료에 SCIT를 시행하지 않는다.

피하면역치료의 부작용

SCIT는 알레르겐을 체내에 직접 주입하기 때문에 아나필락시스 등 심각한 알레르기가 유발될 수 있다. 이 때문에 가정에서도 시술이 가능한 SLIT와는 달리 SCIT는 반드시 병원에서 시술해야 한다. 또한 SCIT는 알레르겐 주입 후 최소 30분 동안은 상태를 면밀히 관찰해야 한다. 알레르겐 주입 부위 주변에 통증이나 부기가 생기거나 두드러기, 천명 등의 가벼운 부작용이 나타날 수 있다.

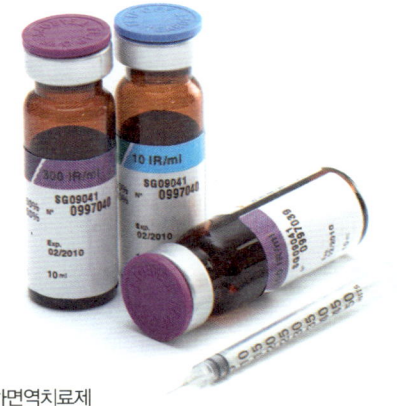

피하면역치료제

≫설하면역치료(SLIT, Sublingual immunotherapy)

설하면역치료(이하 SLIT)는 말 그대로 혀 밑에서 이루어지는 면역치료를 의미한다. SLIT는 알레르겐을 액체나 사각형 형태로 만들어 혀 밑에 둔 뒤, 몇 분 후에 삼키게 하여 시행한다. SLIT는 심각한 부작용이 나타날 위험이 거의 없기 때문에 가정에서도 충분히 시행 가능하다. SLIT 역시 초기 투여 단계와 투여량 유지 단계로 나누어 이루어진다. SLIT의 경우 초기 단계에서 소요되는 기간이 SCIT보다 훨씬 짧다. 적정량이 파악될 때까지 매일 조금씩 알레르겐 양을 늘려 혀 밑에 두는데, 초기 단계에서 유지 단계로 넘어가기까지 보통 2~3주 정도의 시간이 소요된다. 이후 유지 단계에서는 3~5년간 매일 적정량의 알레르겐으로 SLIT를 실시한다.

SLIT는 집먼지진드기, 풀, 곰팡이, 동물의 각질과 같은 흡입 알레르겐 치료에 활용될 수 있다. 현재 라텍스와 식품 알레르기 치료에도 활용될 수 있는지에 대한 연구가 진행 중이다. 하지만 SLIT는 곤충독 알레르기 치료에는 적합하지 않다.

설하면역치료의 부작용

SLIT의 경우 심각한 부작용은 없는 편이다. 가장 흔하게 나타나는 부작용으로는 혀 밑의 가려움증 또는 가벼운 부종 등을 들 수 있다. 일부 환자는 눈이나 코의 가려움증, 재채기, 복통, 천명 등의 부작용을 경험하기도 한다. 적정량의 알레르겐 투여 시 아나필락시스가 유발된 사례는 아직까지 없는 것으로 파악되고 있다.

SLIT를 할 때에는 알레르겐을
혀 밑에 두고 2분간 기다린다.

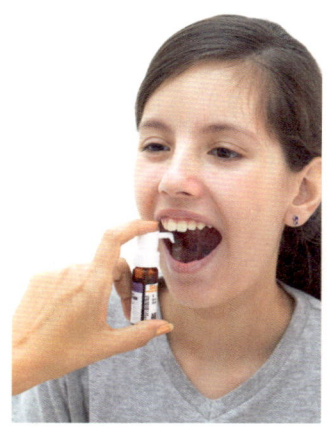

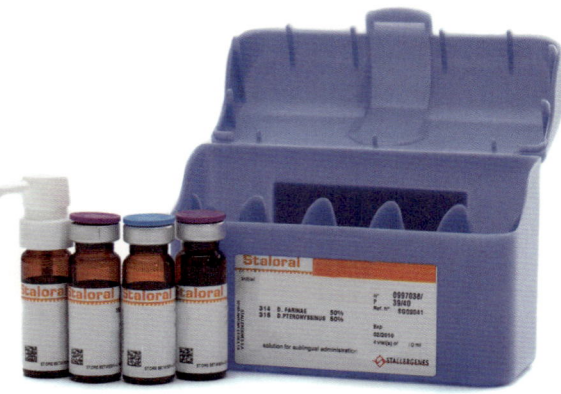

설하면역치료제

피하면역치료와 설하면역치료 차이

앞서 살펴본 두 가지 면역치료 중 어떤 것이 아이에게 더 적합할까. SCIT는 치료의 역사가 더 길고 매우 효과적인 치료법이지만 과민반응이 나타날 위험성 역시 높다. 또한 아이들의 경우 주사에 거부감을 가지고 있을 수 있기 때문에 SLIT가 더 선호된다. 아래의 방법으로 치료를 할 때는 반드시 알레르기 전문의와 상담해야 한다.

	피하면역치료(SCIT)	설하면역치료(SLIT)
개발 시기	1910년대	1980년대
시술 방법	피하 주사, 의사가 직접 1주일이나 1달에 한 번씩 투여	고체나 액상 형태로 혀 밑에 둠 가정에서도 시술 가능
활용법	흡입 알레르겐에 효과적 곤충독 알레르기에 효과적 식품 알레르기에 효과 없음 라텍스 알레르기에 효과 없음	흡입 알레르겐에 효과적 곤충독 알레르기에 효과 없음 식품 알레르기에 효과적일 수 있음(연구 진행 중) 라텍스 알레르기에 효과적일 수 있음(연구 진행 중)
부작용	아나필락시스 위험	가벼운 부작용
비용	의사가 시술을 하기 때문에 비용이 대체적으로 높은 편	의사를 자주 방문할 필요가 없어 비용이 대체적으로 낮은 편

면역치료의 성공률

성공적인 알레르기 치료에 있어 가장 중요한 것은 면역치료가 아이의 알레르기에 효과적이고 적합한 방법인지를 정확하게 파악하는 것이다. 면역치료가 모든 알레르기 치료에 적합한 것은 아니기 때문이다. 가장 좋은 방법은 알레르기 전문의와의 상담 후 면역치료요법을 실시할 것인지 결정하는 것이다.

면역치료를 받은 아이들은 보통 6개월~1년 정도가 지나면 증세가 호전되기 시작한다. 상태가 호전되면 약물 복용량을 줄여도 알레르기 증상이 완화될 수 있다. 면역치료를 시작 후 2~3년 정도가 지나면 증상은 더욱 완화된다.

면역치료의 지속성

이는 알레르기 환자에 따라 다르다. 어떤 환자의 경우 면역치료 후 10년 이상 알레르기 증상을 겪지 않았다고 한다. 그러나 알레르기 증상 관리를 위해 수년마다 면역치료를 받아야 하는 경우도 있다. 면역치료를 받는 기간이 길수록 알레르기 증상이 완화되는 기간 역시 길어진다. 백신 접종에서 백신 횟수에 관계없이 항체가 생기지 않는 환자들이 있는 것처럼 면역치료의 경우도 시술 중에 아무 반응이 나타나지 않는 환자도 있다. 또한 면역치료는 알레르기 증상의 완화 외에도 천식과 알레르기 발병을 예방하는 효과가 있다.

Q&A

Q 아이가 몇 살 정도되면 면역치료를 받을 수 있나요?

A 3~4세 이상의 아이라면 면역치료를 받을 수 있습니다. SLIT의 경우 아이가 액상 형태의 알레르겐을 삼키지 않고 혀 밑에 2분 정도 두어야 하기 때문에 의사의 지시를 따를 수 있는 인지력을 갖고 있어야 합니다. 전문의들은 '알레르기 행진(Allergic March)' 및 천식을 예방할 수 있다는 점에서 조기에 면역치료를 시작하는 것이 이롭다고 말합니다.

Q 면역치료의 장점과 단점은 무엇인가요?

A 장점
- 현재로서는 알레르기를 치료할 수 있는 유일한 치료법입니다.
- 알레르기의 근본 원인을 다스립니다.
- 장기적 약물 복용의 필요성을 낮춥니다.

단점
- 치료에 많은 비용이 들 수 있습니다.
- 장기간 치료를 받아야 합니다(3~5년간 치료).
- 부작용이 나타날 수 있습니다(SLIT의 경우 가벼운 부작용이 나타날 수 있음).

Q 3년이 되기 전에 면역치료를 중단해도 되나요?

A 효과적 면역체계 형성을 위해서는 최소 3년 정도 치료받을 것을 권장합니다. 만약 3년이 되지 않은 시점에 치료를 중단하면 알레르기 증상의 완화가 지속되지 않을 수도 있습니다. 일반적으로 치료를 오래 받을수록 증상 완화 기간 역시 늘어납니다.

Q 아이에게 여러 가지 알레르기가 있는 경우에도 치료가 가능한가요?

A 여러 가지의 알레르기를 동시에 갖고 있는 경우에는 한두 가지의 알레르기만 있는 아이들에 비해 면역치료의 효과가 떨어집니다. 따라서 알레르기 전문의와의 상담을 통해 어떤 치료가 적합한지 판단하는 것이 중요합니다.

면역치료가 끝난 지 1년이 지났는데 다시 증상이 나타납니다. 어떻게 된 것인가요?

 알레르기 반응 재발에는 아래 두 가지 이유가 있을 수 있습니다.
- 정기적인 면역치료가 필요한 아이일 수 있습니다. 백신 추가접종과 마찬가지로 면역치료도 시간이 지나 내성이 약해지면 추가 치료를 통해 내성을 강화해야 합니다. 내성이 유독 빠르게 약화되는 경우도 있습니다.
- 다른 알레르기가 생겼을 수 있습니다. 이 경우 알레르기 전문의를 찾아 알레르기검사를 받고 새로운 알레르기가 생겼는지 확인해보세요.

 면역치료 중 여행을 가도 되나요?

일주일을 넘기지 않는 단기 여행이라면 잠시 치료를 중단했다가 재개해도 됩니다. 그러나 면역치료를 장기간 중단한다면 처음 단계로 돌아가 치료를 다시 시작해야 할 수도 있습니다. SLIT의 경우라면 액상 알레르겐을 챙겨 가면 됩니다. 이 경우 얼음과 함께 보관해 온도를 유지합니다. 비행기 탑승 시 전문의의 소견이 담긴 서류를 준비해두면 문제없이 탑승할 수 있을 것입니다.

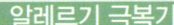
설하면역치료을 통해 되찾아가는
벤자민의 건강

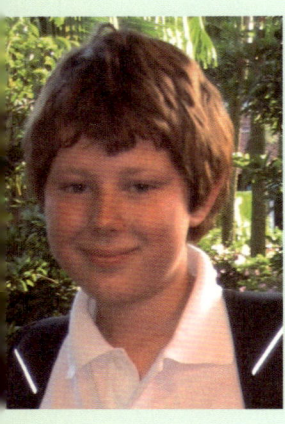

이름   벤자민
치료 방법 알레르기 비염에 대한 면역치료

나의 아들인 벤자민은 우리 가족이 인도네시아에 거주할 때 환경적 알레르기라는 진단을 받았다. 아이가 6~7살 정도 됐을 때였다. 증상은 감기와 비슷했고 눈과 코 주변의 가려움증, 콧물 등의 증상도 함께 나타났다. 벤자민은 매일 아침 일어나면 재채기를 3번 정도 했는데, 재채기 소리를 듣고 아이가 일어났다는 것을 알 수 있을 정도였다. 벤자민을 낫게 하기 위해 나는 아이에게 약을 먹였다. 그러던 어느 날 아들의 학교 선생님이 아이가 수업 시간에 자꾸 잠을 자니 밤에 잘 잘 수 있게 해달라는 말을 전해왔다. 알고 보니 벤자민은 약의 부작용으로 그동안 계속 졸음에 시달려온 것이었다. 나는 그런 아이를 보면서 마음이 너무 아팠다. 또 부모로서 벤자민의 치료와 건강한 생활이라는 두 마리 토끼를 잡아야 하는 점에 대해서도 많은 스트레스를 받았다.

아들이 8살이 되었을 때 우리 가족은 싱가포르로 이사를 했다. 이사 후 가족 주치의가 벤자민을 알레르기 전문의에게 데려가 보라고 권했다. 그곳에서 알레르기검사를 받았고, 검사 결과를 통해 아이에게 집먼지진드기와 바퀴벌레 알레르기가 있는 것을 알게 되었다. 알레르기 전문의는 어떤 치료가 아이에게 가장 적합한지 설명해주었다. 당시 벤자민은 비염치료를 위해 세 가지 종류의 약물을 복용하고 있었는데, 그중 하나만 중단해도 알레르기 증상이 나타날 수 있는 상황이었다. 당시 의사 선생님은 면역치료가 아이의 알레르기를 다스리는 데 적합할 것 같다는 소견을 내놓았다. 치료 비용이 많이 들기는 했지만 아들의 알레르기가 완치될 수 있다면 그 정도는 감수할 수 있다고 생각했다.

설하면역치료를 시작한 지 2년 반이 지난 지금, 벤자민의 알레르기는 아주 많이 좋아졌다. 과거에는 코에 가려움증이 너무 심해 자면서 코를 긁어 밤마다 코에서 피가 났지만 지금은 1년 동안 그러한 증상 없이 숙면을 취할 수 있게 되었다. 또한 예전에는 눈이 자주 붓고 다크서클도 심했으며 늘 감기 걸린 사람처럼 기운이 없었지만 이제 벤자민은 건강하고 활동적인 아이로 성장하고 있다. 지금은 비염치료를 위한 약물 한 가지만 복용하고 있다. 6개월 후에는 지금 복용 중인 약도 중단할 수 있게 되길 바란다!

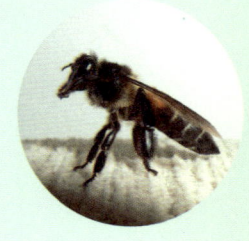

가족 모두 야외활동을
즐길 수 있는 날을 기다린다

이름   프랭크
치료 방법 벌독 알레르기에 대한 면역치료

그전까지 내 아들 프랭크가 벌에 쏘인 것을 본 적 없었기 때문에 그날 말벌에 쏘인 것도 대수롭지 않게 넘겼다. 저녁에 보니 벌에 쏘인 발목 부근이 부어 있어 발목에 얼음찜질을 해주자 부기가 곧 가라앉았다. 다음날 아침에도 부기가 남아 있긴 했지만 전날과 비교해 심해보이지는 않았다. 그러나 시간이 조금 지나자 아이의 입술이 붓기 시작했고, 한 시간 후에는 얼굴을 못 알아볼 정도로 부종이 심해졌다. 다행히 부종과 부어오른 부위의 가려움증 외에 다른 증상은 없었다. 나는 아이에게 항히스타민제를 먹였고, 부종은 약간 가라앉았다.

다음날 나는 프랭크와 함께 알레르기 전문의를 찾았다. 부기가 아직 완전히 가라앉지 않은 상태였기 때문에 먼저 주사를 맞도록했으며, 그러자 부기는 곧 가라앉았다.

전문의는 아이의 증상이 말벌독 때문이라고 판단해 이에 대한 알레르기검사를 제안했다. 알레르기 원인 파악을 위해 팔에 침을 놓는 검사를 받았고, 검사 결과 아들이 꿀벌, 말벌, 불개미 독에 알레르기를 갖고 있다는 사실을 알게 되었다. 다행스러웠던 점은 곤충독에 대해 면역력을 키울 수 있는 치료법이 존재한다는 사실이었다.

의사는 곤충독에 대한 면역치료를 추천했다. 5년여에 걸쳐 곤충독을 정기적으로 신체에 투여함으로써 면역력을 기르는 치료법이었다. 또한 이 면역치료를 하며 투여량과 기간을 단계적으로 늘려나가면 곤충독에 대한 내성을 갖게 될 확률이 90%라고 설명해주었다.

그래서 2005년 말부터 일주일에 한 번씩 주사를 맞으러 병원을 찾았다. 내원할 때마다 4회씩, 약 1년 동안 치료를 받았다. 2007년 2월부터는 격주로 병원을 방문했다. 일 년 후부터는 4주에 한 번씩 주사를 맞았다. 과민 증상이 나타나는 것을 막기 위해 주사를 맞기 한 시간 전에 아이에게 항히스타민제를 먹였다. 거의 매번 주사 맞은 자리가 붉게 변하고 부어올랐지만, 발적이 심하지 않았고 부기도 동전보다 작은 정도였다.

우리 가족은 모두 야외활동을 즐기기 때문에 프랭크의 치료가 잘 끝나기를 온 가족이 바라고 있다. 지금까지는 치료가 잘 진행된 것처럼 5년 동안의 치료 과정이 모두 끝나면 아이가 곤충독에 대해 완전히 면역력이 생기기를 바란다.

병원에서 알려주지 않는

[우리 아이]
[알레르기]

1판 1쇄 | 2012년 6월 20일
지 은 이 | 던　림
감　　수 | 박용민
옮 긴 이 | 이미소
발 행 인 | 김인태
발 행 처 | 삼호미디어
등　　록 | 1993년 10월 12일 제21-494호
주　　소 | 서울특별시 서초구 반포1동 718-8 ㉾137-809
　　　　　www.samhomedia.com
전　　화 | (02)544-9456(영업부) / (02)544-9457(편집기획부)
팩　　스 | (02)512-3593

ISBN 978-89-7849-463-2 13510

이 도서의 국립중앙도서관 출판시도서목록(CIP)은
e-CIP 홈페이지(http://www.ni.go.kr/cip.php)에서 이용하실 수 있습니다.
CIP제어번호 : CIP2012002376